醫藥資訊網
1

健康補給站

陳世傑・曾菊英 編著

文興出版事業有限公司

Contents

Contents

目錄

Contents

推薦序

　　廿一世紀是預防醫學的年代，身體的健康、生命的活力和延續與飲食、運動及規律的生活作息，有著密不可分的關係。哲學家蘇格拉底曾說：「知識是唯一的寶藏，無知是唯一的罪惡。」如何透過當前高科技的方法，更精確地瞭解膳食營養；進而我們運用這些營養學的知識，來改善、增進個人之健康，已然成為現代人共同追求的目標。

　　世傑君在本校中國醫藥大學藥學系求學期間，勤奮學習、敦品勵學，以品學兼優取得藥學學士學位，並順利考取高考藥師執照後；隨即以優異的成績，考進中國藥學研究所，更以卓越的研究成果，榮獲藥學碩士學位；之後在國軍台中總醫院從事藥學的臨床工作年餘，轉任仁德醫護專校講師；數年來，在臨床及教學工作上，所累積的經驗及蒐集的資料，實為寶貴，彙編成書——「健康補給站」，此書之宗旨係針對市售健康食品一一分析、整理而完成，期許能給社會大眾提供一個營養學的初級知識，進而增進個人身心的健康。

　　又此書合編著者曾菊英護理師曾在長庚、仁愛兩大教學醫院擔任護理工作多年，亦有豐富之醫護臨床心得。她與世傑君在本人見證下，共結連理、天長地久；進而相互提攜、厚生傑才，同心協力完成此書。

　　二位作者，裹持著維護社會大眾健康、節約醫療資源之信念，以期達到人人安康的理想，因為「健康永遠是人們最大的財富」，遂彙編此著作，為賀初試啼聲，樂為之序。用特推薦。

中國醫藥大學前校長　謝水村　博士

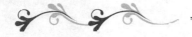

序

食療乃是食物醫療的簡稱，這是用食物來預防或治療疾病的一種醫療方法。中醫藥最初的基本知識來自於生活，「藥食同源」說明了食物、生活、藥物的相互關係；近年來，國人生活逐漸富裕，養生保健之觀念蔚為風潮，藥膳食譜相繼發行，藥膳餐廳四處林立；但在工商社會、速食文化的衝擊下，一切講求快速、方便、療效佳。所以「健康食品」便成為這個時代有保健養生觀念者的最佳選擇。

社會大眾大多具有健康食品的保健觀念，但卻普遍缺乏營養學的知識，以致造成道聽塗說、人云亦云的現象，花了大把大把的鈔票，買的健康補給品，卻不是身體所需要的營養素，不但浪費醫療資源，甚至為害身體健康。本書作者陳世傑藥師、曾菊英護理師有感於此，乃彙編此書，將基本營養素的理論整理分類，例如何謂人體所需之「六大營養素」？其功用及來源為何？需要量多少？缺乏或過盛會造成身體那些疾病？全書條列工整、生動活潑且淺顯易懂，更將目前市售暢銷之保健食品整理介紹，內容兼具理論與實際，頗適合一般大眾參考閱覽。

臺灣已逐漸邁向「長壽村」的老人社會，人們在延長壽命之外，更要保持健康的身心才有意義，否則也只是苟延殘喘、徒增家人的負擔而已。讀者若能遵照本書所載，按圖索驥，必能防患於未然、吃得營養、吃得健康，讓我們共同為打造一個「健康的長壽村」而努力。

朝陽科技大學生物技術研究所所長 　　　　謹識

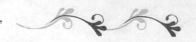

前　言

　　食物、空氣與水都是人類生存不可或缺的，而食物供應充裕或缺乏更控制了人類的生命延續。『民以食為天』這句話人盡皆知，但所攝入食物的內容，即關於食物的質與量，卻值得大家進一步的研究。因其能影響一個人的健康情況、工作能力、心理情緒及壽命的長短。

　　目前威脅人類健康的五個頭號殺手是什麼？根據世界衛生組織(WHO)的一份報告指出，威脅人類健康的因素，全球前五大死因，分別是：高血壓、抽煙、膽固醇、營養不良和不安全的性行為，其中就有三項是由食物所衍生出來的問題，足見飲食學問的重要性。

　　而人們每天所吃的食物，各具有不同的色、香、味及質地，可引起人們的食慾，滿足飢餓的感覺。如果天天懵懵懂懂的過日子，不明瞭各類食物的營養價值，對食物的選擇不當，以致營養不足或營養過盛，長期如此，輕則使人身體不適，情緒不穩，重則罹患種種疾病，嚴重地損害了健康，不可不慎。

　　但面對飲食中諸多的營養素，大家該如何選擇才能吃得健康呢？首先就要對各種營養素有基本的認識，因此本書分為二部，先介紹每一種營養素的重要及用途，進而再教大家如何選購一些市面上常見的營養食品，讓所吃的每種食物都能發揮它最大的功效。

　　現在，就讓我們來認識這些營養的基本知識吧！

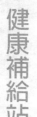

健康補給站

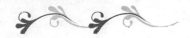

一、營　養

　　營養(nutrition)是生物體不斷地利用食物中所含的主要物質(營養素)，以供給身體進行新陳代謝、調節生理機能與生長發育所需的過程。

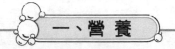

二、營　養　素

　　食物所含的物質中，提供維持生命所需的成分，謂之營養素(nutrient)。藉由不斷的研究發展獲知人體所需要的營養素有五十餘種，主要可分成六大類，即蛋白質、醣類、脂質、維生素、礦物質與水份，其中少部分體內可自行合成，絕大部分需由食物供應。

　　每一種食物均含有營養素，皆有營養價值。食物的好與壞，不在於價格高或低，而是其所含營養素之量的均衡與交互的影響。營養素之間的作用、交互影響與平衡，對健康及疾病影響甚鉅，所以吃何種食物並不重要，重要的是所吃食物的量、何時進食、與何種食物同時進食。食物含有五十餘種營養素，因身體需要全部而非其中之一，所以均衡的飲食應包含各類的食物，以提供各種適量的營養素。

健康補給站

三、營養素的分類

1.依功能分

　(1)保護性營養素：蛋白質、礦物質、維生素和水。

　(2)熱能性營養素：醣類和脂肪(蛋白質)。

2.依需要分

　(1)大型營養素：需要量較大，以公克計量，如蛋白質、
　　　醣類、脂肪和水。

　(2)小型營養素：需要量小，以毫克或微克計量，如礦物
　　　質與維生素。

四、食物營養學

　　食物是一種複雜的物質，它供給我們人體所需的各種
營養素，以維持健康與生長，所以了解各種食物的特性、
營養成份、如何選購、適當的貯存與製備是必要的。

　　食物的種類繁多，行政院衛生署依食物所含主要營養
素將食物分為六大類——

　1.奶類。

　2.主食類：五穀、雜糧，如米、大麥、小麥、燕麥、玉
　　米等。

　3.肉類：家禽、家畜、魚類、蛋類、豆類及其製品。

　4.蔬菜類。

　5.水果類。

　6.油脂類：包括植物油、動物油，如黃豆油、玉米油、
　　豬油、奶油等。

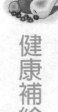

健康補給站

五、營養學發展的歷史背景
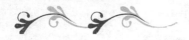

　　雖然在廿世紀才開始有組織、有系統的研究營養，但很久以前已引起人們的好奇與研究的興趣。在本世紀以前，即做出一些相當令人信服的實驗，不過沒有引起多大的注意。

　　史耐德(Schneider)將營養學發展的歷史分為四個階段：

(一)、天然食物階段(naturalistic era)，紀元前400年至紀元1750年：在此階段，人們對於食物的品質僅有一些模糊的概念。多數是關於食物的禁忌、神奇的力量及醫療的價值等。那時的人只知道食物對人的生存非常重要，並不知道各種食物有不同的價值。

(二)、化學分析階段(chemical-analytical era)，紀元1750年至1900年：在此階段，用化學分析的方法來研究營養，此法創始於拉瓦西(Lavoisier)，所以他被公認為「營養學之父」。拉瓦西研究呼吸、氧化及熱能測定法，這些都與食物產生熱能有關。

(三)、生物學的階段(biological era)，紀元1900年至1955年：這階段開始發現許多因素具有類似維生素的性質，後來陸續明瞭脂溶性維生素A與水溶性維生素B群中尚有若干成分。到了1940年，有四種脂溶性和八種水溶性維生素均被認為是人類飲食中所必需的，另有數種是其他動物所必需的。同時，分析飲食中不可燃燒的部分或礦物質，發現大約有十七種無機元素為人類膳食必需含有的，尚有若干種礦物質的重要性至今猶未確定。關於礦物質間的相互關係，例如有些礦物質可

健康補給站

以彼此代替，或一種攝入量過多導致另一種排出量增多等，均一一被研究出來。

(四)、細胞學或分子學的階段(cellular or molecular era)，紀元1955年至現在：在此階段特別注重研究高度分化的每一種細胞的營養狀況，自從一九五五年電子顯微鏡、超速離心機，微生物技術及同位素追蹤技術的發展，進一步可以研究身體內各個細胞，甚至胞器的新陳代謝及營養需要。目前，許多研究的資料累積起來，可使人類更清楚地瞭解那些錯綜複雜的細胞結構與營養素在細胞的生長發育及修護上的重要功能。細胞獲得營養是組織獲得營養的基礎，而且也是器官與全身獲得營養的基礎。因此，細胞缺乏營養即可影響全身的健康。由於對細胞的深入研究，便激發了科學家們的興趣，進而研究遺傳學在影響有機體的營養需要上所扮演的重要角色。

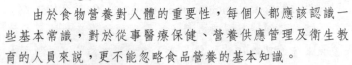

六、營養的功能

由於食物營養對人體的重要性，每個人都應該認識一些基本常識，對於從事醫療保健、營養供應管理及衛生教育的人員來說，更不能忽略食品營養的基本知識。

食物在攝取之後，經過消化、吸收，其中促進身體功能的成分就叫作『營養素』。營養素最主要的功能可概略區分為：(1)維持及修補體組織、(2)調節細胞內的化學反應、(3)提供肌肉收縮所需的能量、(4)神經衝動的傳導、(5)腺體分泌、(6)身體組織成分之合成、(7)生長及(8)生殖。

健康補給站

七、營養不良

　　世界上會有營養不良問題的發生，不只飲食欠缺，還有飲食過量；總括來說，主要問題如下：

1. 蛋白質熱量營養不良(Protein energy malnutrition)：
   蛋白質熱量不足在許多工業未開發國家，如非洲、中東、印度、中南美、東南亞等地，是5歲以下兒童很嚴重的問題，蛋白質熱量不足常伴隨貧血及維生素缺乏症，其影響層面以千萬計，死亡率高；即使存活下來，也會發生體格發育遲緩，甚至影響到智力發展。

2. 乾眼病(Xerophthalmia)：
   乾眼病主要發生在嬰幼兒，是維生素A缺乏的結果；眼角膜受到影響，常使潰瘍而引起失明。主要發生在印度、巴基斯坦和部分東南亞、非洲、中東地區。

3. 營養性貧血(Nutritional anemia)：
   鐵質缺乏的貧血遍及全世界，尤其在工業未開發、鉤蟲盛行的地區，在工業開發國家則在低收入地區，孕婦及6～18個月大之嬰兒尤其容易發生。

4. 地方性甲狀腺腫(Endemic goiter)：
   地方性甲狀腺腫的嚴重程度，依各地區碘質缺乏的程度而異，最簡單的防治方法是在食鹽中加碘。台灣地區所使用的精鹽，即為加碘鹽。

5. 肥胖(Obesity)：
   肥胖是工業開發國家最主要的營養不良問題，與許多慢性疾病的發生息息相關。

健康補給站

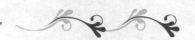

現在發現除了蛋白質、醣類與脂肪為維持正常的生長和發育所必需外，尚須攝取適量的維生素和礦物質；隨著營養知識的擴展，我們知道至少有三十五種營養要素，必須由食物供給，以維持身體的正常功能，若缺少任何一種，無論其原來所需要的量是多少，對於整個身體之正常功能的維持，都會產生重大的影響。

行政院衛生署   中華民國九十一年修訂

年齡	身高(cm)	體重(kg)	年齡	身高(cm)	體重(kg)
0月～	57.0	5.1	10歲～	男146 女150	男37 女40
3月～	64.5	7.0	13歲～	男166 女158	男51 女49
6月～	70.0	8.5	16歲～	男171 女161	男60 女51
9月～	73.0	9.0	19歲～	男169 女157	男62 女51
1歲～	90.0	12.3	31歲～	男168 女156	男62 女53
4歲～	男110 女110	男19.0 女19.0	51歲～	男165 女153	男60 女52
7歲～	男129 女129	男26.4 女26.4	71歲～	男163 女150	男58 女50

年齡	熱量(kcal)	年齡	熱量(kcal)
0月～	110～120 / 公斤	10歲～	男2200　女2250
3月～	110～120 / 公斤	13歲～	男2500　女2300
6月～	100 / 公斤	16歲～	男2700　女2150
9月～	100 / 公斤	19歲～	男2550　女2050
1歲～	1200	31歲～	男2450　女2050
4歲～	男1650　女1450	51歲～	男2300　女2050
7歲～	男2050　女1750	71歲～	男2150　女1900

健康補給站

第二部

Part 1

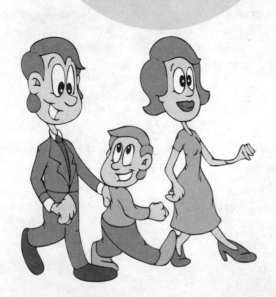

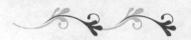

第一章、蛋白質

◇簡介：

一、蛋白質(Protein)──希臘文的原義為「第一重要之物」。

二、蛋白質為構成身體內細胞的主要成分，體內各種內臟器官、肌肉、血液或體液，其成分除水之外，蛋白質佔最大部分。

三、保護身體的皮膚、毛髮及指甲，都以蛋白質為主要成分。

四、蛋白質最重要的性質，是具有表達遺傳的特性。

五、促進新陳代謝反應的酵素、數種激素(如胰島素、生長激素)及對抗外來細菌、病毒所產生的各種抗體，都是蛋白質。

◇成分：

一、蛋白質是由碳、氫、氧、氮等元素構成的有機化合物。

二、大部分的蛋白質並含有硫、磷等元素，有些則更含有鐵或鈷等元素。

三、蛋白質中含有氮，這是與醣類、脂肪不同之處。

四、元素組成平均約為C:53%，H:7%，O:23%，N:16%，S:2%。

五、構成蛋白質的基本單位是胺基酸(amino acid)。胺基酸是一種有機化合物，每一個胺基酸均含有胺基($-NH_2$)與羧基($-COOH$)。蛋白質水解而得之胺基酸均屬 α-胺基酸，即胺基與羧基在同一個碳上，其結構式為：

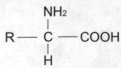

蛋白質

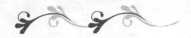

(一)胺基酸的種類：依R基的不同，分為各種性質、功用不同的胺基酸。

1.天然食物中普遍存在的胺基酸約有廿二種。

2.有些胺基酸，在體內不能自行合成，必須要由食物供給，這些胺基酸稱為人體必須胺基酸（essential amino acid；EAA），成人必須的胺基酸有纈胺酸、白胺酸、異白胺酸、離胺酸、色胺酸、羥丁胺酸、苯丙胺酸、甲硫胺酸及組織胺酸等九種。

3.甲硫胺酸能轉變成胱胺酸，但胱胺酸不能轉變成甲硫胺酸。苯丙胺酸可轉變成酪胺酸，但酪胺酸不能轉變成苯丙胺酸。飲食中含有胱胺酸及酪胺酸時，甲硫胺酸及苯丙胺酸的需要量即減少，因此胱胺酸及酪胺酸稱為半必須胺基酸(Semiessential amino acid)。

4.其餘胺基酸，可由身體合成足夠本身需要之量，稱為非必須胺基酸 (nonessential amino acid)。

(二)胺基酸的重要功用：

1.色胺酸：為菸鹼酸(niacin)及血管收縮素(serotonin)之先質。

2.苯丙胺酸：為酪胺酸之先質，二者同為甲狀腺素及腎上腺素形成所需。有些因先天遺傳障礙的人，不能將苯丙胺酸代謝成酪胺酸，此稱為苯酮尿症(Phenylketonuria；PUK)。

3.甲硫胺酸：為胱胺酸及體內許多其他含硫物質之先質。甲硫胺酸可提供甲基以供體內合成膽鹼(choline)，肌酸酐(creatinine)等。

4.酪胺酸：為形成皮膚及毛髮色素所需，即黑色素(melanine)。

蛋白質

5.精胺酸及西瓜胺酸(citrulline)：為肝臟合成尿素時所需。

6.甘胺酸：可與許多毒性物質結合，形成無毒性物，並使排出體外。甘胺酸為合成血紅素之吡咯紫質核(porphyrin nucleus)所需，同時為膽酸之成分和核酸中嘌呤類(purine)及嘧啶類(pyrimidine)合成之重要原料。

7.組織胺酸：可幫助組織胺合成；組織胺在循環系統中有助於血管擴張。

8.麩胺酸(Glutamic acid)：是神經傳導物GABA(Gamma-aminobutyric acid；γ－胺基丁酸)的前驅物；也可用以合成醯胺麩胺酸(Glutamine)，此在體內為胺基群(Amino group)的貯存處，可循環全身。

9.天門冬胺酸(Aspartic acid)：可合成醯胺天門冬胺酸(Asparagine)，此與醯胺麩胺酸功能相似，亦為胺基的重要貯存處，可循環全身，幫助非必需胺基酸的合成。

六、胺基酸大部分為中性，此乃因其同時具有一個胺基與一個羧基之故。若含有一個胺基及二個羧基者為酸性；反之，含二個胺基和一個羧者為鹼性。

七、蛋白質分子量大，可由13000至幾百萬不等；液體狀態時，為膠性溶液，不能迅速穿過生理薄膜；遇熱(約60℃)或與其他化學物質起反應，其結構遭破壞而鬆開，此種破壞作用會使蛋白質失去活性，稱為變性。

蛋白質

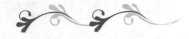

必須胺基酸			非必須胺基酸		
異白胺酸	Isoleucine	(Ile)	甘胺酸	Glycine	(Gly)
白胺酸	Leucine	(Leu)	丙胺酸	Alanine	(Ala)
羥丁胺酸	Threonine	(Thr)	絲胺酸	Serine	(Ser)
纈胺酸	Valine	(Val)	脯胺酸	Proline	(Pro)
色胺酸	Tryptophan	(Try)	羥脯胺	Hydroxyproline	(Hyp)
離胺酸	Lysine	(Lys)	天門冬胺酸	Aspartic acid	(Asp)
組織胺酸	Histidine	(His)	麩胺酸	Glutamic acid	(Glu)
甲硫胺酸	Methionine	(Met)	精胺酸	Arginine	(Arg)
苯丙胺酸	Phenylalanine	(Phe))	半必須胺基酸		
			胱胺酸	Cystine	(Cys)
			酪胺酸	Tyrosine	(Tyr)

◇種類：

一、依理化性質而分

(一)簡單蛋白質(Simple protein)

此類蛋白質水解後只產生胺基酸或其衍生物，因此稱為簡單
蛋白質。

1.白蛋白類(Albumins)：水溶性，加熱會凝固。

如奶中之乳白蛋白(Lactalbumin)、血液中之血清白蛋白
(Serum Albumin)、卵中之卵白蛋白(Ovalbumin)、豌豆中之
豆白蛋白(Legumelin)。

蛋白質

2.球蛋白類(Globulins)：不溶於水，可溶於稀酸、稀鹼液，遇熱會凝固。

　如蛋白之卵球蛋白(ovoglobulin)、血液中之血清球蛋白(serumglobulin)、豌豆中之豆球蛋白。

3.穀蛋白(Glutelins)：不溶於水，可溶於稀酸、稀鹼液、遇熱會凝固。

　如小麥中之麥穀蛋白(Glutenin)、米中之米蛋白(oryzenin)。

4.醇溶蛋白(Prolamines)：不溶於水，可溶於70～80％之酒精液。

　如玉米中之玉蜀黍蛋白(zein)、小麥中之麥膠蛋白(Gliadin)、大麥中之大麥蛋白(Hordein)。

5.硬蛋白類(Albuminoids)：不溶於中性或稀酸、稀鹼液中，亦不受酵素分解。

　如結締組織中之膠原蛋白(Collagen)，頭髮、指甲中之角蛋白(Keratin)，肌腱、動脈等之彈性纖維蛋白(Elastin)。

6.精蛋白類(Protamines)：可溶於水、稀酸，不溶於稀鹼。

　如鮭魚精子中之鮭魚精蛋白(salmine)、鱘精蛋白(sturine)。

7.組織蛋白類(Histones)：可溶於水或稀酸，不溶於稀鹼，遇熱不凝固；與核酸結合成為核蛋白而分佈於動物細胞核內。

(二)複合蛋白質(Conjugated protein)

　由簡單蛋白質與非蛋白質物質結合而成的，此類蛋白質水解後，除產生胺基酸外，還有其他物質。

1.核蛋白質(Nucleoproteins)
　簡單蛋白質與核酸結合成，如細胞核中之核蛋白。

2.醣蛋白(glycoproteins)與粘蛋白(mucoproteins)

單純蛋白質與醣類結合的蛋白質，如黏膜分泌之黏液中，所含之粘蛋白(mucin)。

3.磷蛋白(Phosphoproteins)

單純蛋白質與磷酸結合，如奶中之酪蛋白(Casein)。

4.色素蛋白(Chromoproteins)

蛋白質與非蛋白質色素結合，如血液中之血紅素(hemoglobin)、細胞色素(cytochrome)、核黃蛋白(flavoprotein)。

5.脂蛋白(Lipoproteins)

蛋白質、三酸甘油酯、磷脂質及膽固醇結合成，如血清脂蛋白(Lipoprotein)。

6.金屬蛋白質(metalloproteins)

蛋白質與金屬元素(銅、鐵、鋅等)結合成，如血鐵質(hemosiderin)、運鐵蛋白(transferrin)。

(三)衍生蛋白質(Derived protein)

是單純蛋白質或複合蛋白質之分解產物，這包括分子內之重新組合而未被破壞胜肽鍵者，總稱為衍生蛋白質，如凝血反應中所產生者；另外由蛋白質水解而成之較小分子產物亦是，如蛋白脉(Proteoses)、蛋白腖(Peptones)、多胜肽(Polypeptides)與雙胜肽(Dipeptides)。

二、依機能而分

1.酵素蛋白質：細胞色素(Cytochrome C)、轉移酵素、水解酵素、合成酵素。

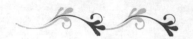

2.運輸性蛋白質：血紅素、肌紅蛋白、血清白蛋白、脂蛋白
等。

3.貯藏性蛋白質：卵蛋白、酪蛋白、玉蜀黍蛋白(Zein)。

4.收縮性蛋白質：肌凝蛋白(myosin)、肌動蛋白(actin)、運動蛋
白(Dynein)。

5.保護性蛋白質：抗體、補體。

6.結構性蛋白質：α-角蛋白、硬蛋白、膠原蛋白(Collagen)。

7.膜性蛋白質：作為攜帶體(Carrier)和接受器(Receptor)。

8.荷爾蒙：胰島素、腎上腺皮質激素、生長激素。

9.毒素：蛇毒、梭狀芽胞桿菌毒素。

三、依型態而分

1.纖維狀蛋白質
由眾多胜肽鏈以平行方式連結成直線狀，它們通常不溶於體液
中，且具有張力、韌性；如頭髮、指甲中之角蛋白、肌腱及骨
質中之膠原蛋白以及血管中之彈性纖維蛋白。

2.球狀蛋白質
由胺基酸之間的鍵成環狀且受緊密擠壓所形成之球狀或橢圓球
狀，通常可溶於體液中，如血紅蛋白、胰島素、酵素、血清白
蛋白、肌紅蛋白等。

四、依營養價值而分

1.完全蛋白質
食物中之蛋白質如含有各種人體必須胺基酸，其含量能合乎
理想模式，可維持氮之正平衡，且可促進生長發育，此種蛋

蛋白質

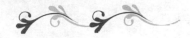

白質稱完全蛋白質，如蛋中之卵白蛋白，奶類中之酪蛋白，其他肉類、魚類中之蛋白質。

2.半完全蛋白質

雖可維持個體生命，但因某些必須胺基酸不足，因此不能促進生長，如豆類中黃豆蛋白質所含甲硫胺酸、胱胺酸不足，麵粉、米中之蛋白質含離胺酸、羥丁胺酸量不足。

3.不完全蛋白質

蛋白質中缺乏某種必須胺基酸，或多種必須胺基酸含量不足，食用此種蛋白質不能維持生命也不能促進生長發育，稱不完全蛋白質，如蔬菜與穀類中之蛋白質，動物膠中完全缺乏色胺酸，玉米中之玉米蛋白（Zein）含離胺酸、色胺酸均不足。

◇功用：

一、建造及修補身體的組織

1.構成新細胞

生長期的兒童、孕婦、運動者及受傷的人，需要足夠的胺基酸合成身體的新細胞、新組織。如生長迅速的嬰兒每天約以飲食中$1/3$的蛋白質構成新細胞，飲食中蛋白質不足，影響胎兒的腦、肌肉、血液量等，使生長遲緩。運動者需要蛋白質構成增加的肌肉組織。嚴重的出血、燒燙傷、開刀等病人，需大量蛋白質構成血液成分及供組織癒合之需。

2.維持身體的組織

成人雖然沒有像嬰幼兒般的生長，但體內某些組織仍然繼續生長著，如頭髮、指甲。人體內組織不斷的在更新，如更新速度最快的腸道內壁細胞約一天半即更新一次。紅血球約120天更

蛋白質

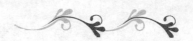

新一次。事實上身體內組織蛋白質並非靜止的，而是分解與合成不斷的進行著，因此每天必須自食物中得到足夠的胺基酸，合成身體組織所需的蛋白質，以維持正常的組織結構及功能。

二、調節生理機能

1.體內蛋白質各有其特殊的生理作用

(1)維持體內的酸鹼平衡(緩衝作用)。

(2)在體液間維持正常的滲透作用。

(3)構成酵素，催化體內各種反應。

(4)構成荷爾蒙，調節各種生理機能。

(5)構成抗體，抵抗細菌侵入。

2.血液中之蛋白質各有其功用

(1)運送蛋白質(transport proteins)可運送營養素至各組織。

(2)血紅素運送氧及二氧化碳，同時控制酸鹼平衡。

(3)脂蛋白運送脂質，運鐵蛋白(transferrin)運送鐵質，視網醇結合蛋白(retinol-binding protein)運送維生素A。

(4)血漿蛋白(plasma protein)，特別是白蛋白(albumin)為調節滲透壓，維持體液平衡之重要蛋白質。

三、供給熱能

1.胺基酸在體內分解後可釋出熱能，每公克蛋白質氧化後約可產生4仟卡的熱能。

2.蛋白質的特殊動力作用(special dynamic action；SDA)較醣類、脂肪高。特殊動力作用是體內生理作用之一，係在攝取蛋白質、醣類或脂肪後數小時內，氧氣的消耗量及發熱量增加。

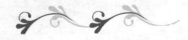

3. 在單獨攝取蛋白質時所增加的發熱量約為攝取的蛋白質所可產生的熱量的30%。單獨攝取醣類或脂肪時則各為6%、4%，此種熱並不能作功，但在冬天有禦寒的作用；若胺基酸用做熱能燃料，則無法合成組織所需蛋白質，所以飲食中應供應定量的醣類和脂肪，以免蛋白質因熱量需要而分解，是謂『保護蛋白質的作用』。

◇蛋白質的品質：

蛋白質的種類很多，故營養價值也不能一概而論。一般來說，動物性蛋白質較植物性蛋白質佳。動物性蛋白質中以蛋為最佳，其他如牛奶、肉類、魚類也為上等食品。植物性蛋白質則以豆類、硬殼果等含量較多。通常以蛋白質生物價值、蛋白質淨利用率、蛋白質效率等方法評斷其品質高低。

一、蛋白質生物價值(Biologic Value；簡稱BV)

攝食蛋白質後，被消化吸收的氮，一部分在體內被利用以合成身體的組織，稱保留氮素；一部分經代謝後，由腎臟排出，稱尿素氮。生物價值為保留氮素與吸收氮素之比，再乘以100。

$$BV=(保留氮素 / 吸收氮素)×100$$

飲食中所含熱能足夠身體需要，則蛋白質生物價達70以上即能促進生長。

二、蛋白質淨利用率（Net Protein Utilization；簡稱 NPU）

蛋白質淨利用率為保留氮素與氮總攝取量之比，再乘以100所得之數值。食物中蛋白質的淨利用率較胺基酸價低。

$$NPU=(保留氮素 / 氮總攝取量)×100$$

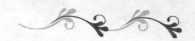

如食物中之蛋白質能完全被消化，則NPU及BV相同。如食物中含較多的纖維，消化率低，則NPU較BV低。

三、蛋白質效率(Protein Efficiency Ratio；簡稱PER)

動物攝取1gm蛋白質所增加體重之克數。

PER=(體重增加克數／蛋白質攝取克數)

◇來源：

一、動物性食物

動物性食物中所含蛋白質量較一般植物性食物多，且動物性食物中之蛋白質生物價值也較高。食物中蛋白質生物價值最高的是蛋類、次為奶類、再次為肉類。

二、植物性食物

植物性食物中含蛋白質量較多者，依順序為：

1.麥胚芽、酵母、黃豆、花生最多。

2.其次，硬殼果類。

3.穀類含量不多，但每日食用穀類總量相當多，因此在飲食中也為重要蛋白質來源。

三、蛋白質中因某種胺基酸含量不足或缺乏，影響蛋白質的利用率，此種胺基酸稱限制胺基酸。如果在此種蛋白質中添加限制胺基酸，則可提高蛋白質的利用率，此作用稱胺基酸補足效果(supplementary effect of amino acid)。例如米之限制胺基酸是離胺酸及羥丁胺酸，而二者在牛奶中含量多，故混合食用時則可提高蛋白質利用率。

蛋白質

◇需要量：

一、 由於蛋白質是一種重要的營養素，要確定蛋白質的需要量，
　　 應考慮到：維持氮平衡、特殊的生理情況、病理情況、消化
　　 能力、蛋白質的品質、熱量的供應。

二、 一般來說，每天攝入的蛋白質，以能維持體內蛋白質的量於
　　 某一基準以上為要件，其數值有三種算法：

　　 1.在無蛋白質飲食下，排出的氮量(即每日不可避免的損失氮
　　　 量)。

　　 2.維持正常氮素平衡的氮量。

　　 3.攝取的總熱量與蛋白質之比。

三、 1.一般成人組織蛋白質的合成等於分解，因此攝入的總氮量
　　　 與排出的總氮量相等，呈氮的平衡(Nitrogen Balance)。

　　 2.嬰兒、兒童、青少年及孕婦、疾病恢復期病人，組織蛋白
　　　 質合成大於分解，因此攝入的氮量大於排出的氮量，即呈
　　　 正氮平衡(Positive Nitrogen Balance)。

　　 3.嚴重燒燙傷的病人、發高燒、手術、甲狀腺機能亢進的病
　　　 人。體內蛋白質的合成小於分解，攝入的氮量少於排出的
　　　 氮量，呈負氮平衡(Negative Nitrogen Balance)。

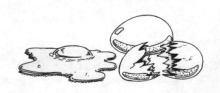

蛋白質

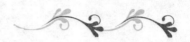

四、蛋白質每日建議攝量，如下表：

九十一年修訂

年齡	需要量(g)	年齡	需要量(g)
0月～	2.4／公斤	10歲～	男50　女50
3月～	2.2／公斤	13歲～	男65　女60
6月～	2.0／公斤	16歲～	男70　女55
9月～	1.7／公斤	19歲～	男60　女50
1歲～	20	31歲～	男56　女48
4歲～	男30　女30	51歲～	男54　女47
7歲～	男40　女40	71歲～	男58　女50

五、一般成人每日需要的蛋白質量，若以單位體重計算，則較發育期的嬰幼兒、兒童、青少年及孕乳婦少。

六、以總熱量中蛋白質所佔的比例來說，成人約10～14%。

◇攝取異常之影響：

一、蛋白質攝取過多

1.增加肝、腎之負荷

因身體無法貯存蛋白質，所以過量的胺基酸必需經脫胺作用後進入醣類與脂肪的共同代謝途徑，氧化產生熱能。所以攝取過多的蛋白質不僅是種浪費，且會增加肝臟及腎臟的負擔。

2.造成高尿鈣

因胺基酸代謝後產生酸性代謝物，與鈣離子形成不溶性鈣鹽，所以攝入高蛋白質飲食，會增加鈣離子的排泄，而引起高尿鈣症，降低鈣離子的吸收，甚至造成骨骼疏鬆症。

蛋白質

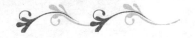

3.血中BUN值升高

體內含氮廢物增加時，需較多水分加以排泄。早產兒因腎臟
發育未成熟，若食用高蛋白質奶粉，則會增加其排泄負荷。
而對慢性腎衰竭患者而言，其排泄能力減低，若給予高蛋白
質食物，則易導致血液尿素氮(BUN)濃度上升，嚴重時會導致
昏迷。

4.提高了心血管疾病的致病率

食入高量動物性蛋白質的食物，亦同時會增加飽和脂肪酸和
膽固醇的獲取量，造成血清膽固醇及低密度脂蛋白(LDL)昇
高，也提高了心血管疾病的致病率。

二、蛋白質攝取不足

1.一般症狀

蛋白質不足時，易疲倦、對疾病抵抗力弱、體重減輕、疾病
或受傷時恢復緩慢。長期蛋白質不足，使組織貯存之蛋白質
耗竭，血漿白蛋白含量降低，致無法維持正常膨脹壓
（oncotic pressure），嚴重的低血漿白蛋白導致營養性水腫。肝
細胞之再生力減低，肝合成調節生理機能所需之物質亦少
（包括磷脂質，脂蛋白），以致形成脂肪肝。肝解毒功能降
低，以致肝細胞之損傷更嚴重。

2.兒童蛋白質熱量不足(protein-energy malnutrition；PEM)

(1)消瘦症(marasmus)：源自希臘語，意為枯萎(Withering)。
兒童由於熱量蛋白質不足，因此生長減緩，以適應之。消
瘦症之兒童，其特點為生長欠佳且消瘦。病童有嚴重的肌
肉組織消耗及皮下脂肪消失，不尋常的失水。病童與紅孩
兒（Kwashiorkor）之病童相同，腹瀉的發生率相當高。與

蛋白質

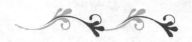

紅孩兒比較，消瘦病發生的年齡較早，通常在一歲以內發生，生長欠佳的情況較嚴重，無水腫，血液中蛋白質濃度的減低較不明顯，皮膚的改變較少見，肝臟沒有蓄積脂肪之現象，但對心智的發展，影響較大。

(2)紅孩兒(kwashiorkor)

紅孩兒一詞是給予非洲地區一些土著兒童之稱呼，其意為"被下一個出生的嬰兒逐出之兒童"；1933年C.D.Williams在非洲黃金海岸工作時發現而命名。此病出現在餵奶後期、斷奶及斷奶後之嬰幼兒(一般約1至4歲)，由於斷奶期餵食高醣、低蛋白質(質、量均低)的食物，總熱量不足所致，如不加以處理，死亡率相當高。病童水腫、頭髮及皮膚均變紅色，脂肪肝，消化道內胰液、腸液等分泌液中缺乏酵素，生長發育遲緩，體重減少(但常被水腫掩飾)、腹瀉、皮膚炎、免疫力減低。

3.治療

蛋白質缺乏或蛋白質─熱量營養不良患者，應採用高熱量、高蛋白質飲食，蛋白質為100公克，多供給完全蛋白質，如蛋類、奶類、瘦肉類與黃豆及其製品，此類食物不僅含高生物價值的蛋白質，也含豐富的礦物質與多種維生素；治療4～6星期後臨床症狀即可消失，但才智遲鈍則無法矯正，而影響終生。

蛋白質

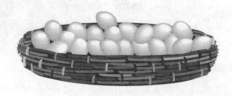

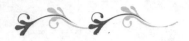

【附表】消瘦症與紅孩兒症之病症特徵

特　徵	消瘦症	紅孩兒症
分佈情形		
1.事件發生	全世界皆有	只局部地區
2.年　齡	小於1歲	1～2歲
臨床症狀		
1.水　腫	不存在	存　在
2.皮膚炎	少　見	普　遍
3.肝腫大	常　見	非常常見
4.肌肉與脂肪的消耗	嚴　重	輕　微
5.阻礙成長	嚴　重	中　度
6.貧　血	常見且嚴重	輕　微
生化症狀		
1.體內全水量	高	高
2.細胞外的水份	中　度	高
3.體內鉀量	少量流失	大量流失
4.脂肪肝	不存在	常見且嚴重
5.血漿蛋白質	輕微降低	非常低
6.血液中白蛋白	輕微降低	非常低
7.必需胺基酸/非必需胺基酸	正　常	減　少
8.低密度脂蛋白(LDL)	正　常	低
9.非酯化的脂肪酸	正　常	高

何謂膠原蛋白(collagen)？

　　膠原蛋白，彈性蛋白及網狀蛋白是形成人體結締組織中的成份，在動物體中比較特別，是一種由特殊胺基酸所組成的蛋白質。

　　膠原蛋白通常都是含在組織中較堅韌的部份，也是形成組織形狀的物質，例如：牛皮、魚鰾、肌腱…。一般較常聽到在化妝品中添加膠原蛋白，強調可以補充組織流失的膠原蛋白，但實際效用並未証實，主要訴求點在於膠原蛋白的保濕能力。

蛋白質

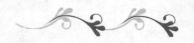

認識 蛋白尿

有些人因被檢查出「尿蛋白」有陽性反應，而擔心自己的腎臟功能有問題，進而要求檢驗腎功能，結果常是正常的。為什麼會有蛋白尿呢？那些疾病會引起蛋白尿呢？

一、何謂蛋白尿？

正常健康的人每天排泄到尿中的蛋白質約100～150mg，蛋白尿是指每天成人排泄蛋白質超過150 mg，未滿10歲者超過100 mg或每平方公尺體表面積140 mg。

1. 有意義的蛋白尿：是指成人每天超過300 mg。

2. 若每天超過1000 mg，則很可能有腎實質病變。

3. 每天成人超過2000 mg或兒童超過每平方公尺體表面積40 mg，通常為腎絲球原因。

4. 每天≧3.5 g或(蛋白質／肌酸酐)比值＞3.5時：表示為腎病症候群。

5. 若無法準確收集24小時尿液，可任取尿液樣本測(蛋白質／肌酸酐)比值，只要在清晨第一泡尿後到睡前收集，且腎功能沒有嚴重異常即可。該比值正常值為＜0.2；＞3.5則為腎病症候群。

6. 尿液試紙檢驗對大約30 mg/dl的蛋白質靈敏，一、二、四個加號"+"分別代表100 mg/dl、300 mg/dl與1000 mg/dl。

7. 若蛋白質主要為低分子量或非白蛋白，則可能得到偽陰性反應。尿液試紙檢驗陽性必須再加做硫酸水楊酸檢驗

蛋白質

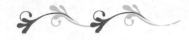

(sulfosalicylic acid test)，它可靈敏到5~10 mg/dl的蛋白質。若尿液很鹹性，可能呈偽陰性。

8. 某些藥物可造成偽陽性，如X光顯影劑、高劑量青黴素、chlorpromazine、tolbutamide、磺胺藥等；若伴隨血尿時，就可能為病徵，要再做進一步檢查。

二、蛋白尿的原因及分類

尿蛋白陽性可分為生理和病理性，生理性者可見於劇烈活動後，高熱或攝入大量蛋白質後，均為一過性和暫時性尿蛋白；病理性蛋白尿可見於各種腎臟疾病如腎炎、腎病綜合症、腎動脈硬化和全身性疾病如心臟衰竭、系統性紅斑狼瘡、多發性骨髓瘤。

一般又可區分為五大類：

1. **暫時性蛋白尿**：當病人有脫水，發燒，天氣太冷，激烈運動，服用止痛藥，或高熱，急性疾病，懷孕，高血壓等情況下，即可能出現短暫性的蛋白尿。

2. **姿勢性蛋白尿**：與病人身體的位置改變有著密切的關係。姿勢性蛋白尿常在年輕人身上發現。一般病人在早上的小便缺乏蛋白質，但經過長時間活動、走路、劇烈運動、站立後、或前屈，蛋白尿便會出現，當病人平躺時測量，就會消失。一般，小於三十歲的患者，尿蛋白每天小於2克，而Ccr(肌酸酐清除率)正常，只要定期量血壓並每年追蹤即可；若大於三十歲，則需定期量血壓，每六個月檢查尿液及腎功能。

3. **間歇性蛋白尿**：反覆感染的膀胱炎、腎盂腎炎，會出現尿蛋白，一旦感染受到控制，蛋白尿就會消失；而高血壓、心衰竭等疾病會隨病情的好壞而出現間歇性蛋白尿。

蛋白質

4.**持續性（病理性）蛋白尿**：通常當腎絲球或腎小管發生不可
逆的破壞時，就會有持續性的蛋白尿。腎小球疾病是最常見
的病理性蛋白尿的原因，大致可分為三大類：

(1)原發性腎小球疾病包括急性腎小球腎炎（急性腎炎）、慢性
腎小球腎炎。

(2)繼發性腎小球疾病：由身體其他疾病所引起的腎小球疾
病，便稱為繼發性腎小球疾病，例如紅斑性狼瘡、硬皮病
所引起的腎病等。

(3)糖尿病引起的腎病：稱之為糖尿病腎病變。大部分受糖尿
病影響而引起腎病的病人，都會排出蛋白尿；即使每天只
是排出微量的蛋白質，病人的腎臟已經受到糖尿病影響，
日後可能會受到更嚴重的破壞，所以當糖尿病病人發現自
己有微量的蛋白尿時，便應該及早求診，以便接受適當的
治療。

5.**肥胖**：若病人過度肥胖，體重超重會增加腎臟的負荷，將導
致蛋白尿。

三、結語

健檢報告有尿蛋白先不要慌，因為可能是偽陽性，或只是暫
時性蛋白尿。鹼性尿（$pH>7.5$），濃縮尿液，血尿，服用
Penicillin、Sulfonamides 等藥物，或尿中混有精液，陰道分泌
物，會呈偽陽性反應。相反的，稀釋尿液(尿液比重大於1.015)，
或尿蛋白為非白蛋白，或低分子量時，則會呈偽陰性反應。因此
尿蛋白陽性，最好請你的家庭醫師、藥師先排除偽陽性的可能，
再進一步追究病因，畢竟大部分尿蛋白陽性反應是良性，不必過
度緊張。一旦有持續性蛋白尿，且排除良性蛋白尿的可能，則需

蛋白質

做進一步的檢查，如24小時尿液收集，其他抽血檢查，腎臟超音波或腎臟切片加以確認。

如何預防？

一、大部分的年輕人檢查出蛋白尿多屬暫時性或功能性蛋白尿。尿液檢查前宜避免上述造成暫時性或功能性蛋白尿的因子以及容易形成偽陽性的狀態，以免干擾檢查之準確度。

二、有持續性蛋白尿存在者，需遵照醫囑進一步檢查與治療，以免腎功能惡化造成尿毒症。

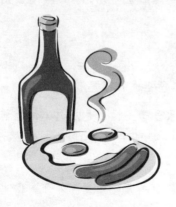

蛋白質

第二章、醣類

◇簡介：

一、醣類是宇宙中含量最豐富的有機化合物。

二、自然界中之醣類，是植物賴其葉中之葉綠素行光合作用，即利用光能，將土壤中的水與空氣中的二氧化碳化合成醣，並貯存於根、莖、葉、果實或種子內。

$$[6CO_2 + 6H_2O + 日光能 \rightarrow C_6H_{12}O_6]$$

三、植物行光合作用合成的醣類，是一切生物能量的起始來源。

四、動物攝食植物可獲得醣類；人類由植物可獲取大部分身體所需的醣類，如五穀雜糧、根莖類蔬菜和水果都是富含醣類的食物。

五、醣類的分佈最廣，所以成為人類能量的主要來源，尤其在熱帶地區醣類的消費量往往高達總熱量的90％，歐美地區則約佔一半或以上。

◇成分：

一、醣類是由碳、氫、氧三種元素所組成的有機化合物。

二、分子式內之氫與氧的比例和水分子一樣，是2：1，故也稱碳水化合物。但是醋酸($C_2H_4O_2$)、乳酸($C_3H_6O_3$)例外，雖然分子式與醣類相同，但並非醣類。

三、醣與糖的意義不同。糖為醣類中具有甜味者，如葡萄糖、果糖、麥芽糖等。

醣類

◇種類：

醣類依其結構可分四大類，即單醣類、雙醣類、寡醣類及多醣類。

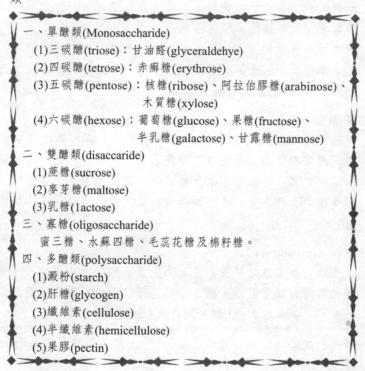

一、單醣類(Monosaccharide)

  (1)三碳醣(triose)：甘油醛(glyceraldehye)

  (2)四碳醣(tetrose)：赤癬糖(erythrose)

  (3)五碳醣(pentose)：核糖(ribose)、阿拉伯膠糖(arabinose)、
                 木質糖(xylose)

  (4)六碳醣(hexose)：葡萄糖(glucose)、果糖(fructose)、
                 半乳糖(galactose)、甘露糖(mannose)

二、雙醣類(disaccaride)

  (1)蔗糖(sucrose)

  (2)麥芽糖(maltose)

  (3)乳糖(1actose)

三、寡糖(oligosaccharide)

  蜜三糖、水蘇四糖、毛蕊花糖及棉籽糖。

四、多醣類(polysaccharide)

  (1)澱粉(starch)

  (2)肝糖(glycogen)

  (3)纖維素(cellulose)

  (4)半纖維素(hemicellulose)

  (5)果膠(pectin)

一、單醣類 (Monosaccharides)

醣類最簡單的構成單位為單醣，其含碳數目，由3個～7個不等，凡含三個碳的稱為三碳醣，依次為五碳醣、六碳醣、七碳醣等。單醣不能再分解為更簡單的醣，其中只有六碳醣具有飲食之重要性；在食物中，六碳醣含量最多，分子式為$C_6(H_2O)_6$，溶於水具有甜味，不須再經消化，可直接為人體吸收。主要的六碳醣有葡萄糖、果糖、半乳糖。

醣類

1. 葡萄糖(Glucose)

因其旋光性為右旋，故又稱為右旋糖(Dextrose)。葡萄糖甜度次於蔗糖，可溶於冷水及熱水中。葡萄糖是雙醣類或多醣類水解後的主要產物；是生理上最重要的醣類，人體血液中之醣類也以葡萄糖的形態存在，稱為血糖。葡萄糖是細胞能利用來做為能源的醣類。天然食物中，水果及蔬菜如葡萄、橙子、櫻桃及甜玉米、胡蘿蔔等均含有。工業上利用澱粉加酸加熱，製成結晶之葡萄糖或葡萄糖漿。

2. 果糖(Fructose；Fruit Sugar)或稱左旋糖(Levulose)

果糖的分子式與葡萄糖相同，構造式則不同，葡萄糖為醛醣，而果糖為酮醣；果糖易溶於水，不易結晶，果糖與葡萄糖同時存在於許多種水果及蜂蜜中，有些蔬菜亦含果糖。又因果糖使血糖上升的能力較葡萄糖低，因此常被應用在低熱量飲食。

3. 半乳糖(Galactose)

在天然食物中並無單獨存在。為乳糖水解後之生成物。半乳糖在體內可與葡萄糖互變。哺乳期母體可將葡萄糖轉變成半乳糖，再合成乳糖。人體神經組織中的糖為半乳糖。

> 醣類甜度的比較：以蔗糖為100分作比較，果糖甜度最高(173)，蔗糖次之，葡萄糖(74)，半乳糖(32)，麥芽糖(32)，乳糖(16)，所以乳糖甜度最小。

二、雙醣類(Disaccharide)

雙醣類係由二分子單醣脫去一分子水聚合而成；雙醣加酸水解或經消化作用可水解成兩分子的單醣。雙醣類的分子式為 $C_{12}(H_2O)_{11}$，可溶解於水，具有甜味，需經消化為兩分子的單醣，才能吸收。

醣類

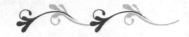
1. 蔗糖(Sucrose)

存在於甘蔗、甜菜中。是由一分子葡萄糖與一分子果糖去掉一分子水結合成(此作用稱縮合作用condensation reation)。人體消化道上之蔗糖酶,可水解蔗糖成為葡萄糖及果糖。若此項分解在試管中進行則水解成50:50的葡萄糖與果糖的混合物,此混合物稱轉化糖,甜度較蔗糖高。蔗糖是由甘蔗汁中提煉出來的,經精製後成白糖,白糖僅含熱能;純度較低而色黑者為黑糖,黑糖除含熱能外,還含少量的礦物質,尤其鈣與鐵;提煉蔗糖剩餘的殘渣部分,尚含少量糖,色黑稱糖蜜。在食品加工上,可利用來製造味精、酵母等。

2. 麥芽糖(Maltose)

麥芽糖是澱粉水解時之中間產物。穀類發芽時,內含有澱粉酶此酶可水解澱粉成麥芽糖。腸道上食物如發酵則刺激腸壁,致腹瀉,麥芽糖比蔗糖不易被細菌作用而發酵,且消化率較澱粉好,因此常與糊精混合成糊精–麥芽糖混合物,添加在嬰兒奶粉中。

3. 乳糖(Lactose)

乳汁中唯一的醣類。而天然食物中除乳汁外,其他食物中均不含乳糖。牛奶中約含4～6%的乳糖,人乳中含5～8%。乳糖較其他雙醣不溶於水,甜度也最低,約為蔗糖之六分之一。在腸道內水解成葡萄糖及半乳糖,消化速度較其他雙醣緩慢。

三、寡糖(Oligosaccharides)

寡糖由3～7個單醣組成,不易被人體的消化酶分解,故屬於低熱量的甜味料,能促進腸內有益細菌的繁殖,如比菲德氏菌(bifidobacteria)。在寡糖類物質中,以異麥芽寡糖最具代表性,它

醣類

可以提高「有益菌」的戰力及數目，同時沒有不能通過胃酸及氧氣考驗的困擾。大豆、蕃薯、牛蒡、洋蔥、花椰菜中皆含有異麥芽寡糖，但其含量有限。在市面上有現成的異麥芽寡糖製品，建議每天攝取8～10克。

四、多醣類 (Polysaccharides)

多醣類是由10個單醣以上聚合而成大分子量的醣類。多醣類分子式為$(C_6H_{10}O_5)_n$，無固定形狀、不會結晶，均較不溶於水，且較其他的醣類安定；需經過消化為單醣，才能被人體吸收利用。多醣類有澱粉、肝糖、糊精、膳食纖維，均由葡萄糖聚合而成。其中澱粉與肝糖可被完全消化，膳食纖維則不能被消化。

1. 澱粉(Starch)

澱粉廣佈於穀類、根莖類、豆類及植物的種子中，為植物貯存醣類的形式，是飲食中最經濟的熱量來源。當澱粉與水調和，經高溫加熱，澱粉顆粒吸收水分澎脹而至澱粉顆粒破裂，使澱粉液黏度增加並呈現透明狀的過程稱為糊化；糊化後的澱粉比生澱粉易消化。澱粉是由300至數千個分子的葡萄糖結合成的。其分子依結構之不同有二種型態：

(1) 直鏈澱粉(amylose)：由葡萄糖以 $\alpha(1-4)$ 結合成直鏈狀，由250～300分子的葡萄糖組成，又稱顆粒澱粉，如馬鈴薯澱粉。

(2) 分枝澱粉(amylopectin)：分子骨架中葡萄糖以 $\alpha(1-4)$ 鏈結相結合，而側鏈分歧點以 $\alpha(1-6)$ 鏈結相結合，約由1000分子葡萄糖組成，又稱膠黏澱粉，因其具膠體的性質，所以在水中加熱煮之，則成粘稠狀。一般澱粉顆粒中，膠黏澱粉佔大部分(直鏈澱粉：膠黏澱粉＝20～30％：70～80％)。各

醣類

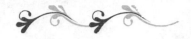

種澱粉中，糯米澱粉粒含膠黏澱粉達100％，粘性最大，蓬萊米次之，在萊米最少，所以糯米也較不易消化。

2.糊精(Dextrin)

糊精是澱粉在乾燥情況下加熱，部分分子斷裂成較小的澱粉分子稱之；澱粉經澱粉酶分解最終產物為麥芽糖，其中間產物有多種，均稱糊精，分子量最大之糊精，不具甜味，分子量愈小甜味愈重，糊精較澱粉易溶於水、也較澱粉易消化，可供腸胃功能衰弱者食用，如烤過的土司麵包、爆玉米花、炒麵茶粉均為糊精。

3.肝糖(Glycogen)

為動物貯存的醣類，故又稱動物澱粉。其結構與膠黏澱粉相似，唯分枝較多。肝糖的分子極大，其分子量約為一百萬至四百萬。成人體內約有340gm的肝糖，是人體可快速利用的能量來源之一；肝糖能幫忙維持血糖正常濃度；當血糖過高時可轉變為肝糖貯存起來；當血糖過低時可分解為葡萄糖，送至血液循環，以維持血糖正常濃度。肝糖多貯存於肝臟與肌肉中，但肌肉中的肝糖僅能供肌肉細胞能量的需求，不能調節血糖的濃度。肉類與海產動物含有少量的肝糖，如新鮮的牡蠣和貝類。動物體內貯存的肝糖在動物被屠殺或死亡後，迅速分解成乳酸，因此動物性食物中含肝糖量微少。

4.膳食纖維(Dietary fiber)

膳食纖維是不能被人體消化道內酵素分解之多醣類及木質素。有水溶性及非水溶性二大類：水溶性的有果膠，部分半纖維素，海藻多醣類，膠及黏質物；非水溶性的有纖維素，木質素及部分半纖維素。經流行病學研究發現：膳食型態與食物中纖維含量的多寡，均與許多疾病有密切關係。

醣類

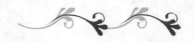

(1)纖維素(cellulose)

纖維素是植物細胞壁之主要結構成分。纖維素係葡萄糖分子,以 β(1-4)鏈結結合而成,多數哺乳動物之消化道不分泌水解此等 β(1-4)鏈結之酵素,因此纖維素不能被消化吸收,故無熱能價值。反芻類如牛、羊因瘤胃中之細菌,能將纖維素水解成葡萄糖,故能利用纖維素。在人體內,纖維素的主要功用是在腸道上形成實體,促進腸道蠕動,幫助排除糞便。若飲食中缺乏,便易引起便祕。

(2)半纖維素(hemicellulose)

在化學成份上與纖維素不同。是由木質糖(xylose;一種五碳醣),阿拉伯膠糖、其他醣類及酸,結合成複雜的多醣類。此種多醣類不易被消化及利用。在腸道上可含水並形成實體。

(3)果膠(pectin)

為半乳糖醛酸脫水聚合而成。果膠不能被人體消化吸收,但能含水,形成實體,減緩排空,可與膽酸結合,幫助膽酸排出體外。在食品加工上常被利用作為果凍及果醬,利用0.3～0.4%的果膠,混合65～70%的糖及一定比例的水及酸,加熱可製成膠狀的果醬。利用果膠加工下,製成的凝膠食品,含大量水分。因此食用含果膠質之食物可得到大量水分,可用來治療腹瀉。果膠含在水果中,特別是李子、葡萄及蘋果。

(4)瓊脂(agar-agar)

瓊脂俗稱洋菜。為紅藻類細胞壁之成分,是半乳糖的直鏈聚合物。它的特性與果膠相似,亦能保持大量水分,故給便秘病人食用,可以減輕便祕現象。如經吸水加熱,冷卻

醣類

即凝成固態，故常利用以製果凍、點心等軟質食物。在實驗室內，利用來做為培養細菌之培養基。

◇膳食纖維與健康

一、膳食纖維(dietary fiber)是指食物中所有不被腸胃道消化酶所分解的成份，即包括纖維素、半纖維素、果膠、植物膠(gum)、海藻多醣類(agal polysaccharide)、膠質和木質素。其主要來自植物性食品之細胞壁、細胞間質及植物所分泌的物質。

二、膳食纖維的功能

1. 促進腸道蠕動，縮短廢物在腸道停留時間，可減少感染的發生。

2. 吸著並保持水份，使糞便軟化、增加糞便實體及腸道潤滑性，並能稀釋糞便中的有害物質或致癌物的濃度，可降低腸癌的罹患率。

3. 膳食纖維不產生能量，又可吸收大量水份，能增加食物實體及飽腹感，可降低食慾、預防或治療肥胖。

4. 纖維素能增加大腸直徑及避免大腸肌的慢性收縮，可減少腸腔內的壓力，所以對於憩室炎的預防與治療效果頗佳。

5. 可溶性膳食纖維可減慢胃液對食物的消化和葡萄糖的吸收速度，使飯後血糖升高速度減慢，以減少對胰島素的需要量，所以有利於糖尿病病情的控制，並能給糖尿病人較大的飽腹感和滿足感。

6. 膳食纖維可抑制 β-尿苷酸酶(β-glucuronidase)之活性，而減少毒性物質產生。此酶會使尿苷酸分解而釋出毒性物質，是

醣類

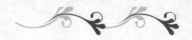

構成導致大腸癌之危險因素之一,而高脂肪食物會提高此酶的活性。

7.膳食纖維可改變腸內微生物的種類及數目,如增加好氣性細菌,減少微生物對膽酸和膽固醇的分解,可能減少致癌物的產生。

8.膳食纖維可降低血膽固醇;膳食纖維可吸附膽酸和中性固醇,使膽酸由糞便中排出,從而減少它由腸肝循環中再吸收,如此可增加肝中膽固醇分解成膽酸,達到降低血膽固醇的效果,可預防動脈硬化、高血壓。其中以豆類所含的膳食纖維效果最佳。

三、缺點

1.高纖維飲食,有降低消化係數(Coefficients of digestifility)的功能。因此其體內實際的淨熱量比飲食中含有高比例的動物性食物者為低。

2.有些膳食纖維具有與礦物質(如Ca、P、Mg等)結合的能力,可能會造成營養缺乏症。

四、流行病學研究顯示,飲食習慣偏於高動物性蛋白質和脂肪,且缺乏膳食纖維,可能與大腸癌、動脈硬化、膽結石、糖尿病、肥胖致病率有關。在亞洲、非洲較貧苦國家,其人民攝取的膳食纖維含量較西方國家高,以上疾病的患病率明顯降低。我國因經濟發達,人民生活水準提高,飲食也愈求精緻,膳食纖維無意中被丟棄,實至可惜。

醣類

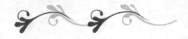

五、每人每日膳食纖維以攝取20公克為宜。以下建議可增加膳食
　　纖維含量：

1. 以糙米、胚芽米代替白米，以全麥麵包替代白麵包。

2. 以植物性蛋白質代替部份動物性蛋白質，如豆腐、豆製品代
　　替肉類，及增加富有植物蛋白質及纖維素的豆類、海藻類。

3. 新鮮水果代替罐頭水果及果汁。打成果汁時不要濾棄其渣而
　　將渣質一起喝下。

4. 每天蔬菜攝取量需300公克(約半斤)，且需包括葉菜類。

5. 少吃精製加工食品。

◇功用：

一、供給能量

　　醣類是人體能量的主要來源，每公克醣類在體內代謝後，可
產生四仟卡(kcal)的熱能。體內貯存的醣約有350gm，其中約
110gm肝糖貯存於肝臟，230gm貯存於肌肉，血液中約10gm的葡
萄糖。這些醣不足以供應一般成人一天需要的熱能，因此每天必
需在適當的期間，有規律的吸收醣類，以滿足人體的能量需求。
葡萄糖由小腸吸收後，其代謝途徑有：

1. 立刻供應身體各組織細胞的熱量需要，尤其是心臟、神經系
　　統和腦部，更以葡萄糖為主要的能量來源。如嚴重的低血糖
　　引發的休克，可導致腦神經永久的傷害；心臟病患如肝糖不
　　足或醣攝食不足，會發生心絞痛。

2. 轉變為肝糖貯存於肝臟、肌肉，以供未來熱量的需要。

3. 轉為脂肪，它可以大量貯存，所以醣類攝取過量就會造成肥
　　胖。當貯存的肝糖用罄時，可繼續供給熱量。

醣
類

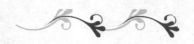

二、節省(保護)蛋白質的功能

　　醣類有調節蛋白質代謝的作用，如果每日攝取的醣類不足，則蛋白質分解並轉變成葡萄糖(糖質新生gluconeogenesis)，使葡萄糖連續不斷的提供能源。人體在有充足的醣，同時有足夠的必需胺基酸下，蛋白質合成的效率才能達最高點。因此膳食中含有醣，可供身體熱能，則可防止利用過多的蛋白質於能量供應上，使大部份的蛋白質用來構造組織細胞。所以供應足量的醣類，可保護蛋白質，節省蛋白質(protein-sparing action)。

三、調節脂肪正常的代謝

　　體內醣類的存量，影響脂肪分解的多寡。間接影響酮體的形成與分解速率。酮體(ketone bodies)是脂肪分解時中間代謝產物，在肝形成後，經肝外組織分解利用，但當醣類不足或利用不佳時，則脂肪分解加速，產生過多的酮體，以致身體不能完全氧化，引起酮過多症(ketosis)或酸中毒(acidosis)。因此每日必需攝取足夠的醣，才能防止酮體形成過多或堆積過多。酮體包括丙酮(acetone)、乙醯乙酸(acetaoacetica acid)、β-羥基丁酸(β-hydroxybutyric acid)三種；若酮體蓄積體內，會造成脫水現象及大量陽離子流失；此稱為酮酸中毒(ketoacidosis)，或稱酮病，此現象常見於控制不良的糖尿病患者。

四、醣在各器官內的特殊功用

1.在消化道上

　　乳糖較其他雙醣類停留的時間長，可促進腸內細菌生長；這些細菌在腸道上可合成維生素B群及維生素K。膳食纖維具有保水性及吸附有機物之特性，在腸道內形成實體，促進腸道蠕動，因此有利於排泄作用；並對腸憩室症、大腸癌、高脂血症

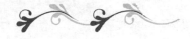

及血管硬化症，有某種程度的預防效果；並能延緩血糖上升，促進糖尿病病情的穩定。

2.心肌

心肌貯存的肝糖，是供給心臟緊急需要的熱能來源。當心臟發生傷害(如心臟冠狀動脈硬化)，或食用低醣飲食，致使肝糖貯存量減少，無法供給心臟跳動所需的熱量，會導致心臟的症狀或心絞痛。

3.中樞神經系統

葡萄糖是神經組織與腦的唯一能量來源，這些組織不能貯存糖，也不能利用葡萄糖以外之能源，因此必需不斷的由血液中供應葡萄糖。這些組織缺乏葡萄糖及氧來供給氧化產能時，即導致腦部不可恢復性的傷害。

五、特殊醣類的功能

在人體組織內的醣量佔不多。但在調節身體的新陳代謝作用上有其重要性。含醣的各種化合物如下：

1.葡萄糖醛酸(glucuronic acid)

在肝臟內，葡萄糖醛酸可與化學品、細菌產生的毒素及正常代謝作用的產物結合而排出體外，因此具有解毒作用。

2.琉璃糖醛酸(hyaluronic acid)

為酸性粘多醣。呈膠狀粘性具光滑的物質，為細胞間之潤滑劑。存在結締組織，亦充滿於關節之滑液及眼睛之玻璃液中。

3.肝磷脂(heparin；又稱為肝素)

為粘多醣，可防止血液凝固，為抗凝血劑。

4.軟骨素硫酸鹽(chondroitin sulfates)

是軟骨、骨骼、皮膚、心瓣膜及其他結締組織的主要構成成分。

5.免疫多醣類(immunopolysaccharide)

各種細胞內之多醣類,為免疫系統上具有特別性質之物質。

6.去氧核糖核酸(deoxyribonucleic acid;DNA)、核醣核酸 (ribonucleic acid;RNA)

為細胞遺傳因子之成分。

7.乳糖脂(galactolipids)

為神經組織之成分。

8.糖苷(glycosides)

為類固醇及腎上腺激素之成分。

◇來源:

1.醣類的主要來源為植物性食品,以五穀類、豆類(綠豆、豌豆、紅豆、刀豆)等,含澱粉質多;此外,薯類所含澱粉質亦多。蔬菜水果類含纖維素多,其含醣成分差別很大。

2.動物性食物中,奶類含乳糖。動物肝臟及肌肉內所含肝糖,在動物體死亡時很快變為乳酸及丙酮酸。

3.純糖類如蔗糖、葡萄糖、糖漿、果糖等為空熱能來源(empty calories),因除了供熱能外,並無其他營養素。攝食過多此類食物,影響其他保護性營養素的攝食。此外,攝食過多的糖,尤其蔗糖及果糖,易增高血液內三酸甘油酯(稱高三酸甘油酯血症),此為冠狀動脈硬化症的潛因之一。

醣類

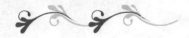

◇需要量：

1. 在體內蛋白質與脂肪經代謝後，均能轉變成葡萄糖，因此醣類的需要量並不確知。攝取適量的醣類不僅可防止酮性酸中毒(ketosis)，且可避免過多的蛋白質分解及損失過多陽離子與水。每天至少攝取50gm至100 gm的醣，可防止脂肪過度的分解，由於脂肪過度的分解，會引起之酮性酸中毒。

2. 三大熱量素中醣類、蛋白質、脂肪的攝取量分別佔全天總熱量之63％、12％及25％為理想。醣類之容許範圍為58～68％。

◇攝取異常之影響：

一、醣類攝取過多

1. 肥胖症
   飲食若攝取過量的醣類易導致總熱量超過身體需要，多餘能量則以體脂肪型式貯存於身體各部位，日積月累就會導致肥胖。

2. 動脈硬化症
   長期食用過量的甜食與醣類，使血中三酸甘油酯增高，為導致動脈硬化的誘因之一。

3. 缺乏保護性營養素
   高醣類飲食常會排擠而缺乏其他重要的營養素，如蛋白質、維生素和礦物質等。

二、醣類攝取過少

1. 增加腎臟負擔
   醣類攝取不足，會增加蛋白質分解代謝，影響身體組織之建

醣類

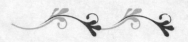

造、修補功能。另外，含氮廢物增加，也加重了腎臟排泄的負擔。

2.造成酮中毒和動脈硬化

醣類供應過少，脂肪燃燒增加，易引起血中酮體過高或增加動脈硬化的危險因素。

三、乳糖不耐症

成人常因缺乏乳糖酶或乳糖酶活性降低，而使乳糖無法水解，不能被小腸吸收，在大腸時會被細菌利用醱酵，則導致腹瀉、脹氣、腹部痙攣、疼痛等現象稱為乳糖不耐症(lactose intolerance)。

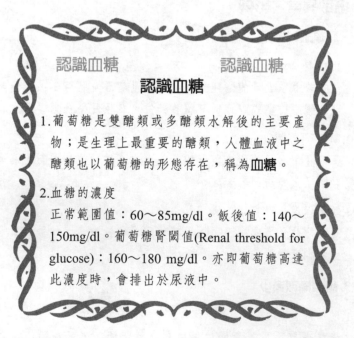

認識血糖 認識血糖

認識血糖

1.葡萄糖是雙醣類或多醣類水解後的主要產物；是生理上最重要的醣類，人體血液中之醣類也以葡萄糖的形態存在，稱為**血糖**。

2.血糖的濃度

正常範圍值：60～85mg/dl。飯後值：140～150mg/dl。葡萄糖腎閾值(Renal threshold for glucose)：160～180 mg/dl。亦即葡萄糖高達此濃度時，會排出於尿液中。

醣類

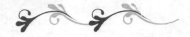

血糖濃度的調節	
1.降低血糖濃度的因子有：	2.增加血糖濃度的因子有：
a.長期的營養不良。	a.過量的醣類攝取。
b.減少葡萄糖的吸收。	b.增加葡萄糖的吸收。
c.增加運動，使細胞氧化以供應能量。	c.運動量減少。
d.肝臟受到傷害。	d.肝臟受傷。
e.腎功能異常(排出葡萄糖尿)。	e.腦下垂體前葉活性過高。
f.腦下垂體前葉缺陷症。	f.腎上腺皮質活性過高。
g.甲狀腺功能低下症。	g.糖尿病。
h.腎上腺分泌不足。	h.腎上腺素(Epinephrine)：在壓力下大量分泌，如憤怒或打鬥時。
i.胰島素：可運送葡萄糖入細胞。協助肝糖合成作用，及脂質合成作用。	i.麻醉時。
j.服用降血糖藥，如Sulfonylurea等。	j.毒血症(Toxemia)。
k.紅血球細胞的糖解作用。	k.頭部受傷時。
	l.昇糖激素(Glucagon)。
	m.糖類皮質激素(Glucocorticoids)。
	n.生長激素。
	o.甲狀腺素(Thyroxine)：可增加吸收速率。
	p.半乳糖、果糖和乳酸在肝中轉變。

控制醣類代謝的荷爾蒙(激素)

1.胰島素(Insulin)：為唯一可降低血糖之激素，胰島素為胰臟之 β 細胞分泌，這些 β 細胞集合在胰臟組織稱為蘭格罕氏小島。胰島素作用的目標有三：肝臟、肌肉和脂肪組織。

醣類

a.肝臟：不直接影響葡萄糖穿過肝細胞膜，其對肝細胞造成的影響為：

(1)增加蛋白質合成。

(2)增加脂肪合成和脂質新生。

(3)增加肝糖的新生。

(4)減少生酮作用。

(5)降低糖質新生。

(6)誘發糖解作用的酵素，如磷酸果糖激酶(Phosphofructokinase)、葡萄糖激酶(Glucokinase)。

b.脂肪組織：

(1)增加葡萄糖進入脂肪組織的量。

(2)抑制對荷爾蒙敏感的脂肪酶(Hormone sensitive lipase)、活化脂蛋白脂肪酶(Lipoprotein lipase)，導致脂肪酸合成增加、脂質合成增加及三酸甘油酯的儲存增加。

(3)增加磷酸甘油(Phosphoglycerol)的合成，以利三酸甘油酯的合成。

c.肌肉：

(1)促進葡萄糖進入肌肉。

(2)促進肝糖的合成。

(3)增加蛋白質的合成。

2.昇糖激素(Glucagon)：

a.使分解代謝增加，而造成高血糖症(Hyperglycemia)。

b.刺激磷酸烯醇丙酮酸羧激酶(Phosphoenolpyruvate carbonylkinase；PEPCK)的活性，而增加葡萄糖的新生作用(Gluconeogenesis)。

c.增加肝細胞中的腺嘌呤核苷酸環化酶(Adenylate cyclase)，使血糖上升。

醣類

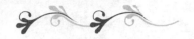

.抑制丙酮酸活化酶(Pynuvate kinase)而抑制糖解作用(Glycolysis)。

e.活化磷酸酶(Phosphorylase)，而促進肝中醣原質分解。

f.促進脂質分解與生酮作用。

3.可體醇(Cortisol)：由腎上腺皮質所分泌，於緊急時，作用於肌肉和肝臟。

  a.促進異化作用，造成高血糖。

  b.活化細胞外液中的胺基酸，運至肝中，參與糖質新生作用。

  c.抑制組織對葡萄糖的利用。

  d.減少葡萄糖進入細胞，抑制葡萄糖的利用。

  e.活化肝中葡萄糖−6−磷酸酶，令葡萄糖濃度上升。

4.腎上腺素(Epinephrine)：由腎上腺體質分泌。

  a.增加異化作用，造成高血糖。

  b.刺激肝及肌肉中肝糖分解，以升高血糖。

  c.增加肌肉中乳酸濃度，以刺激c−AMP(Cyclic-AMP)進行糖質新生。

  d.增加三酸甘油酯的活性，使得血液中游離脂肪酸增加而放出甘油(Glycerol)，以進行糖質新生。

5.甲狀腺激素(Thyroid hormone)：為促進細胞正常氧化所需的激素。

  a.增加小腸中葡萄糖的吸收，以升高血糖。

  b.增加糖質新生作用。

  c.刺激脂肪組織的分解。

6.生長激素(Growth hormone)：

  a.使血糖升高。

  b.刺激脂肪組織分解，放出甘油，進行糖質新生作用。

醣類

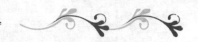

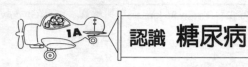

認識 糖尿病

　　什麼是糖尿病，正常空腹血糖120mg/dl，飯後血糖140mg/dl，如果血中之葡萄糖異常增加，無法全部被利用，致使糖分由尿中排出，就叫糖尿病。

　　糖尿病的人是因體內所須之熱能源--醣類，無法充分被利用，而殘餘在血中致使血糖增加。

一、糖尿病分兩型：

第一型　胰島素依賴型：多半發生在年輕人，因胰島素分泌不足而致無法充份利用醣類，而形成糖尿病，其產生尿毒的傾向很強，故必須使用胰島素治療。

第二型　非胰島素依賴型：以成人較多，大多會發胖，不一定要使用胰島素治療，若有正確的食物控制，大部份的人皆可像正常人一樣生活得快快樂樂、延年益壽。一般人所謂的糖尿病大多是指此類型，病情進行緩慢，患者可利用一點醫學及營養學常識妥善管理自己的健康。

二、糖尿病之症狀：

1.尿中含有糖分。

2.易口渴、頻尿，每天尿量2公升以上(正常人每天1.5～2公升)。

3.突然開始發胖、體重增加。

4.容易疲勞、全身睏倦。

5.容易饑餓、食量大增。

6.性慾減退、月經異常。

醣
類

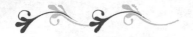

7.皮膚發癢、容易發疹、易起膿泡。

8.血糖增加。

三、糖尿病之診斷：

糖尿病的診斷很簡單，一但對自己有懷疑，即刻到檢驗所要求驗－尿液、空腹及飯後兩小時的血液中的血糖。如果尿液內含有糖分、空腹血糖120mg/dl以上、飯後血糖140mg/dl以上 (標準值依各檢驗儀器稍有差異，請以檢驗所自定之標準值為準)，即有糖尿病之懷疑，請立刻與您的醫師、藥師聯繫再擬定治療之方針。

四、糖尿病之追蹤：

糖尿病確定以後，雖然接受適當的治療及飲食的控制已維持正常值，但也必須約兩星期至一個月定期追蹤檢查尿液及血液之糖分以保持於正常狀況。

五、糖尿病之遺傳：

雙親都有糖尿病者，50% 以上會罹患糖尿病。

六、糖尿病之原因：

1.胰臟所分泌的胰島素不足。

2.突然發胖。

3.精神壓力增加，荷爾蒙分泌不平衡。

4.遺傳。

七、糖尿病之併發症：

高血壓、腎臟病、尿毒、心臟病、視網膜病變致眼盲、皮膚或傷口易發炎。

醣類

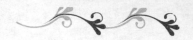

八、糖尿病與飲食之關係：

1. 飲食量比運動量多→熱能增加→胰島素需要量增加，胰臟負擔加大→致胰臟應付不了→糖尿病。

2. 飲食量比運動量多→肥胖→體內胰島素接受器功能下降→胰島素需要量增加，胰臟負擔加大→致胰臟應付不了→糖尿病。

九、預防(控制)糖尿病的兩項基本原則：

1. 堅強的意志：克制自己，每天攝取之熱能不要超過消耗之熱能。

2. 行動力：即刻開始行動，決心每天有規則的攝取均衡的營養，精確計算卡路里，並做適度的運動。

十、糖尿病治療之根本原則：

降低血糖值，避免排出尿糖，嚴禁攝取過多醣類食品。

十一、何謂肥胖

體重超過標準體重10%以上。

十二、結論

隨著社會經濟之進步，生活改善，文明的併發症 -- 所謂 " 文明病 "，無形的增加，糖尿病已成為臺灣地區主要死亡原因的第五順位，每年約有六千人死於糖尿病，每十萬人口約有二十九人死於糖尿病，男女相差不多，因此不可忽略。但是如果早期發現，早期治療，精確的飲食控制，則也是最良性的慢性疾病，只要具備充份的常識，必能過著正常的生活及延年益壽。

醣類

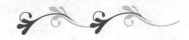

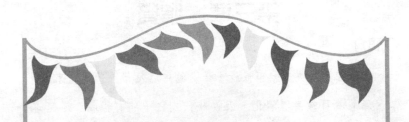

糖尿病為何要好好治療？

　　糖尿病若不控制，急性併發症包括容易受細菌侵犯引起肺炎、尿道炎、結核病和糖尿病昏迷症，若不及時就醫，可能危及生命。慢性併發症包括神經、眼睛、腎臟、心臟血管、骨骼關節等器官的病變。

　　若好好控制糖尿病，雖不能完全避免急性併發症，但至少有90%以上預防效果。至於慢性併發症，若有良好控制，可減緩甚至預防它們的發生。糖尿病並不可怕，充份和醫生、藥師合作，您也能享受常人般的生活。

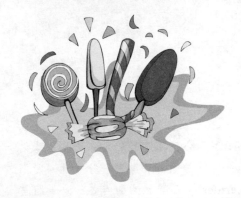

醣類

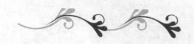

第三章、脂質

◇簡介：

一、脂質在自然界中分布很廣，是食物中密度最大的能量來源。

二、脂質為可被身體消化、吸收及代謝之一組有機物；不可溶於水，但溶於酒精、乙醚、氯仿及其他有機溶劑。

三、脂質包括脂肪酸、中性脂肪、磷脂質、類固醇等。

◇成分：

一、組成脂質的元素有碳、氫、氧；此外，部分脂質同時含有磷和氮。

二、脂質與醣類相比，含碳數較多，含氧數較少，故燃燒後產生較多的熱能。

三、天然食物中，脂質以三酸甘油酯佔多數(約佔98～99%)。其中又以碳鏈為14～18之長鏈三酸甘油酯為主；其餘(約1～2%)為微量的單酸甘油酯、雙酸甘油酯、游離脂肪酸、磷脂質及固醇等。

◇種類：

一、簡單脂質(Simple lipids)

1. 中性脂肪(Neutral Fat)

   為脂肪酸與甘油酯化而成。三分子脂肪酸與一分子甘油酯化成三酸甘油酯 (Triglycerides)；二分子脂肪酸與一分子甘油酯化成雙酸甘油酯(Diglycerides)；一分子脂肪酸與一分子甘油酯化成單酸甘油酯(Monoglycerides)。三酸甘油酯內之三分子脂肪

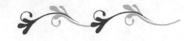

酸相同時，為單純型三酸甘油酯；如三分子脂肪酸均不相同時為混合型三酸甘油酯。食用油脂中，以混合型三酸甘油酯佔多數。中性脂肪中：

(1)含較多飽和脂肪酸者，在常溫下呈固態稱脂肪(fat)。

(2)含較多不飽和脂肪酸者，在常溫下呈液態稱油(oil)。

2.蠟(Wax)

蠟為高級脂肪酸與醇合成之酯，呈固體狀。不被人體消化吸收，故無營養價值。

二、複合脂質(Compound lipids)

為中性脂肪和其他基團之化合物。與人體營養關係重要者有三：

1.磷脂質(Phospholipids)

含甘油、二分子脂肪酸、磷酸及膽鹼(choline)之化合物。最重要的磷脂質是卵磷脂(lecithin)，其他有腦磷脂(cephalin)、肌醇磷脂等。

2.醣脂質(Glycolipids)

為脂肪酸與葡萄糖(或半乳糖)及氮之化合物，因主要存在腦、神經組織及血球內，有腦脂糖苷(cerebrosides)及神經節苷脂(ganglioside)。

3.脂蛋白質(Lipoproteins)

係中性脂肪、膽固醇、磷酯質及蛋白質的複合物，為血液運輸油脂的型態。

脂質

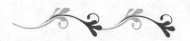

脂質種類摘要

一、簡單脂質(Simple lipids)：由脂肪酸及醇類所形成的酯。

1.中性脂肪(Neutral fats)：
為脂肪酸與甘油結合成之酯，有單酸甘油酯、雙酸甘油酯及三酸甘油酯。

2.蠟(Waxes)：為脂肪酸與高分子量醇類結合成之酯。

   (1)固醇酯(Sterol esters)

   (2)非固醇酯(Nonsterol esters)

二、複合脂質(Compound Lipids)：為中性脂肪與其他基團組成的酯類。

1.磷脂質(Phospholipids)：由脂肪酸、甘油、磷酸及氮基組合成。

   (1)卵磷脂(Lecithin)

   (2)腦磷脂(Cephalin)

   (3)合髓磷脂(Sphingomyelins)即神經磷脂

2.醣脂質(Glycolipids)：為醣類及甘油酯的化合物，不含磷酸。

   (1)腦苷脂質(Cerebrosides)

   (2)神經節苷脂(Gangliosides)

3.脂蛋白質(Lipoproteins)

三、衍生脂質(Derived lipids)：由上列各類脂質水解所得的產物。

1.脂肪酸(Fatty acids)

2.甘油(Glycerol)

3.類固醇(Sterols)

   (1)膽固醇、麥角醇 (2)固醇荷爾蒙 (3)Vitamin D (4)膽酸

4.脂溶性維生素

   (1)維生素A (2)維生素E (3)維生素K

脂質

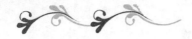

三、衍生脂質(Derived lipids)

中性脂肪或複合脂質經水解所產生的化合物稱衍生脂質。包括脂肪酸、甘油及類固醇。

1.脂肪酸(Fatty acid)

脂肪酸為脂質的基本結構單位，常見的脂肪酸為一端含羧基(-COOH)，一端含甲基(-CH₃)之直鏈偶數碳之碳氫化合物。脂肪酸的化學式為：$CH_3(CH_2)_nCOOH$；n為偶數，脂肪酸碳鏈上之碳數為4～6時稱短鏈脂肪酸，8～12碳數時稱中鏈脂肪酸，14～26碳數時稱長鏈脂肪酸。

脂肪酸依碳鏈之飽和情形，可分為飽和脂肪酸與不飽和脂肪酸：

(1)飽和脂肪酸

脂肪酸分子的碳鏈均為單鍵結合者。通式為$C_nH_{2n}O_2$或$C_2H_{2n+1}COOH$。碳數較少之短鏈脂肪酸受羧基的影響大，易溶於水；碳數多的脂肪酸不溶於水，而溶於有機溶劑。

(2)不飽和脂肪酸

脂肪酸的碳鏈上，相鄰二碳原子各缺少一氫原子，二碳原子間以雙鍵相連接，此種脂肪酸稱不飽和脂肪酸。依雙鍵結合的多少，又可分為單不飽和脂肪酸及多不飽和脂肪酸。

a.單不飽和脂肪酸(Monounsaturated fatty acid；MUFA)

脂肪酸碳鏈上含有一個雙鍵者，亦即比飽和脂肪酸少二個氫者，稱單不飽和脂肪酸。

b.多不飽和脂肪酸(Polyunsaturated fatty acid；PUFA)

脂肪酸的碳鏈上，含有二個或以上之雙鏈者，亦即比飽和脂肪酸少四個氫或以上者，稱多不飽和脂肪酸。

脂質

不飽和脂肪酸中雙鍵數及位置，可用數字或符號表示，先寫出碳原子數，次寫雙鍵數，最後寫雙鍵位置，也即甲基端算起之雙鍵位置，以 ω (Omega)或n表示。如油酸(Oleic acid)，碳數為18，碳鏈上有一雙鍵結合，以$C_{18:1}$ ω_6表示之。亞麻油酸為$C_{18:2}$ $\omega_{6,9}$。次亞麻油酸為18個碳，有三個雙鍵之多不飽和脂肪酸，以$C_{18:3}$ $\omega_{3,6,9}$表示之。

2. 甘油(glycerol)

為三甘油酯之水溶成分，可與醣互變，所以可供應部分葡萄糖(約10%)。

3. 類固醇(Steroids)

係包含固醇類之脂質，如膽固醇及麥角醇。其他重要的有膽鹽及脂溶性維生素先質。

4. 脂溶性維生素，在第四章中，有詳細介紹。

◇特性：

天然脂肪的硬度、熔點、香味及在人體內的生理功能，與脂肪中所含脂肪酸之碳鏈的長短、飽和度、脂肪酸與甘油間結構的次序而異。

一、硬度(Hardness)

1. 不飽和脂肪酸，或碳鏈上之碳數低於12個之飽和脂肪酸，在室溫下呈液體狀。

2. 碳鏈上碳數在14個以上之飽和脂肪酸，在常溫下呈固體狀。

3. 食物及人體內脂肪為混合油脂，均由多種不同脂肪酸組成。

4. 動物脂肪中富含油酸、硬脂酸及棕櫚酸，這些脂肪在室溫下呈固體，稱飽和脂肪。

一般來説，草食動物體內的脂肪較肉食動物者硬，陸上動物體內脂肪較水棲動物硬。牛羊脂肪含硬脂酸及棕櫚酸多，豬與雞脂肪比牛羊脂肪有較多的不飽和脂肪酸，故牛羊脂肪較硬。魚油中富含較多不飽和脂肪酸(含20～24碳原子之脂肪酸)。奶類脂肪含飽和脂肪酸多，但因有許多短鏈脂肪酸故較軟。植物油以油酸及亞麻油酸為主，但椰子油則含飽和之月桂酸多，故一般植物油為不飽和油脂，而椰子油則為飽和脂肪。

二、氫化作用(Hydrogenation)

1. 以鎳為催化劑，將氫通入液體油中，可使液體油呈固體狀。

2. 在食品加工廠，利用植物油經氫化作用，將氫加在不飽和脂肪酸之碳鏈上，使部分不飽和鍵還原成飽和鍵，製成Shortenings(Vegetable shorteings)或人造奶油(margarines)。此種脂肪軟，且可塑性大。

3. 氫化作用使油脂中不飽和的亞麻油酸含量減少。

三、乳化作用(Emulsification)

脂肪可與液體形成乳化狀，此性質為脂肪消化吸收時所必需。脂肪之乳化作用被利用在食品加工上，如製白醋醬(Mayonnaise)。

四、皂化作用(Saponification)

脂肪酸與陽離子可結合成肥皂，稱皂化作用。腸道上的鹼性離子（例如鈣），可與脂肪酸結合，皂化形成不可溶性化合物而排出體外。

脂質

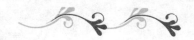

五、酸敗(Rancidity)

1.含不飽和脂肪酸之油脂，易起氧化作用；氧化反應進行結果，油脂粘性會增加且產生特有之異臭，稱酸敗臭。此為氧化物分解成醛或酮類。

2.酸敗的油脂具有毒性。油脂經加熱，或接觸光、金屬、氧氣時，加速酸敗。有些油脂含有天然抗氧化劑(維生素E)，具有保護油脂，使之不易被氧化的作用。

3.商業上常在油脂中加入少量抗氧化劑以保護之。

六、油脂加熱之影響

1.脂肪經過度加熱，使甘油裂解，產生刺鼻的化合物——丙烯醛(aerolein)。此化合物會刺激腸胃道粘膜，且為神經毒，因此油炸食物到發煙點後，烹製者會失去食慾，即因吸入丙烯醛之故。

2.脂肪酸在高溫下會聚合成聚合物，因此油脂經加熱，尤其長時間高熱，則失去油脂原有之性質，營養價值大為降低，甚至成為有毒性物。

◇功用：

一、中性脂肪的功用

1.供給熱能
　脂肪為高能量來源，每公克的脂肪，可產生9大卡的熱能。體內脂肪組織可貯存大量脂肪，飲食中攝取過多的醣、蛋白質、脂肪均轉變成體內脂肪而貯存。脂肪與醣類均有庇護蛋白質的功用。飲食中若有足夠的醣與脂肪供給身體所需的熱

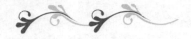
能，蛋白質即可不必再供給熱能，而節省的蛋白質可供作生長及修補組織之需。

2.供給必須脂肪酸

大部分脂肪酸在體內可被合成。其中有些脂肪酸人體自身不能合成，必須取得自食物，稱必須脂肪酸(Essential fatty acid；E.F.A)，又稱維生素F。 脂肪中含有亞麻油酸、次亞麻油酸及花生四烯酸。此三種脂肪酸一直被認為是人體必須脂肪酸。這些必須脂肪酸均為多不飽和脂肪酸。其中花生四烯酸在人體肝臟內可由亞麻油酸代謝而成，而次亞麻油酸之功能尚不清楚，目前對其必須性存疑。因此亞麻油酸是必須脂肪酸中最重要的。

必須脂肪酸在人體內主要功能如下：

(1)為膽固醇酯中之脂肪酸。

(2)為磷脂質的成分。

(3)花生四烯酸為前列腺素之先質。

(4)有降低血清膽固醇之作用。

　嬰兒長期缺乏亞麻油酸，則生長不佳且會引起一種特殊的皮膚炎(oczema濕疹)，同時影響生殖能力及能量的利用率。對某些壓力，如X光線、紫外光等的抵抗力減弱。此外，會影響脂質的運送及改變組織中所含多不飽和脂肪酸量。

脂質

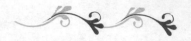

3.其他功用

(1)腹腔的脂肪組織，有固定內臟各器官之位置，並保護內臟各器官及神經系統不致因外力撞擊而受傷。

(2)皮下脂肪，可防止體溫散失。

(3)飲食中脂肪，可促進脂溶性維生素的吸收及運送，同時有潤滑腸胃道，促進廢物排出之作用。

(4)飲食中之脂肪，有抑制胃酸分泌及減緩胃排空時間的作用。

(5)烹製食物時使用油脂，可增加食物美味。

二、其他脂質的功用

1.磷脂質

(1)體內所含脂質中，磷脂質的含量僅次於三酸甘油酯。

(2)磷脂質對於水溶性物質及油溶性物質均有極強的親和性。

(3)磷脂質為細胞膜的成分，細胞膜上的磷脂質與蛋白質結合在一起，以利脂肪進出細胞。

(4)人體在極度飢餓下，磷脂質含量亦不變，以維持細胞膜之完整。

(5)口服膽鹼，影響腦中神經傳遞物乙醯膽鹼水平；在多種心智障礙上，常以磷脂膽鹼或卵磷脂提供膽鹼做為治療劑。

2.醣脂質

有腦脂糖苷及神經節糖苷，二者均為神經組織及某些細胞膜的成分。

脂質

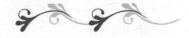

3.脂蛋白質

(1)由三酸甘油酯、膽固醇酯、蛋白質及磷脂質結合而成。

(2)為血液運輸脂質之型態，同時也是構成細胞膜及粒腺體膜之重要成分。

4.膽固醇

(1)為合成膽汁酸、腎上腺皮質激素及性荷爾蒙(動物激素、雄性激素、黃體激素)等之中間代謝物。

(2)在腸黏膜、皮膚及其他組織內膽固醇可轉變成7-去氫膽固醇，而7-去氫膽固醇為維生素D之先質。

(3)膽固醇為脊椎動物細胞的重要成分，在神經組織及腎上腺含量很多。

◇來源：

脂質的食物來源，可分為二：

一、可見者

　1.動物性：豬油、牛油、奶油。

　2.植物性：花生油、黃豆油、菜子油、紅花子油、米糠油。

二、不可見者

　1.動物性：在肉、蛋黃、牛奶、魚中。

　2.植物性：硬殼果(瓜子、花生、腰果、栗子、胡桃)、芝麻。

動物性脂肪含飽和脂肪酸多，且動物性食物中含膽固醇多；植物性油中以多不飽和脂肪酸多，而植物性食物中不含膽固醇。因此烹調用油，宜選用植物性油。

脂質

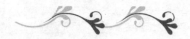

◇需要量：

1. 脂肪與醣類相同，至今尚未確定最恰當的攝取量。一般營養學家認為，每日飲食中脂肪至少應佔總熱能需要量的25％。

2. 減少飲食中脂肪量，常需增加醣類之供應量，過多的醣類易致高三酸甘油酯血症。高三酸甘油酯血症及高膽固醇血症均為動脈粥狀硬化之危因。

3. 美國心臟協會建議，每日脂肪供應量最好佔總熱能之20～30％。其中飽和脂肪酸與多不飽和脂肪酸之比(S：P)以1：1為宜。

4. 每日必需脂肪酸，應佔總熱能的2％(嬰兒則需佔1～3％)。

5. 膽固醇的攝取量，以每日攝取300mg～500mg為宜。

◇食物中之脂肪與健康的問題：

1. 每一克脂肪產生的熱量為蛋白質及醣類的兩倍，所以過多的脂肪易造成肥胖。

2. 脂肪與心臟病的關係：

   (1) 在所有小孩及年輕人的主動脈壁上均有一些脂肪條紋，當血清膽固醇高於225mg/dl時及某些未知的情況下，脂肪條紋會進行成病狀硬塊，形成動脈粥狀硬化(Atherosclerosis)，進而造成血管阻塞的疾病，如心肌梗塞、腦中風等。

   (2) 此外，又發現含大量海產動物油脂的飲食，可使血液凝固及血小板凝集之功能減低，而降低冠狀動脈性心臟病發病率。一般認為，是由於此油中(如魚油)所含的一種20個碳的脂肪酸(EPA；Eicosapentaenoic acid)之故，EPA含有五個雙鍵，第一個雙鍵是在第三個碳上。

脂質

3.脂肪與癌症的關係：

　過多的脂肪易形成大腸癌、乳癌、子宮癌，造成此現象的原
　因，目前尚在研究推論中。

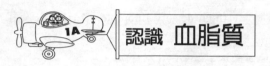

認識 血脂質

一、血脂質(blood lipids)就是血液中的脂質，主要以三醯甘油、膽
　　固醇及磷脂類等成分存在。因為脂肪不溶於水，膽固醇與三
　　醯甘油並不會以游離型態存於循環中，而是與蛋白質結合形
　　成脂蛋白，在血液循環中被運送。

依成分所含比例不同，可將脂蛋白分為四大類：

I、乳糜微粒
　　乳糜微粒(chylomicrons)是在小腸中，由飲食形成的脂質，
　　90％為三醯甘油，並含少量膽固醇、磷脂，其主要功用是
　　運送飲食中的脂質到脂肪組織及肝臟。通常飯後1～2小
　　時，血液中乳糜微粒濃度會升高。

II、極低密度脂蛋白
　　極低密度脂蛋白(very low density lipoprotein；VLDL)主要
　　由三醯甘油組成，目的是將肝中合成的三醯甘油、與來自
　　飲食中的醣類運送到其他組織，尤其是脂肪組織。最後轉
　　變為LDL。

III、低密度脂蛋白
　　低密度脂蛋白(low density lipoprotein；LDL)含高量的膽固
　　醇，由VLDL分解而來，可將膽固醇由肝臟送至組織。當
　　攝食富含飽和脂肪酸或膽固醇的飲食，血液中LDL之濃度

脂質

會升高，LDL易被動脈管的肌肉細胞吸收，因此被認為與心臟血管疾病的發生有密切相關，故有〝壞的膽固醇〞之稱。

IV、高密度脂蛋白

高密度脂蛋白(high density lipoprotein；HDL)主要組成為蛋白質，在肝與小腸中合成。其主要功能是：

1.有助於乳糜微粒和VLDL之分解代謝。

2.將膽固醇由周邊組織攜回至肝臟，以便於分解為膽酸排出體外，或可合成類固醇荷爾蒙，所以能降低血膽固醇，可預防心血管疾病發生，故有〝好的膽固醇〞之稱。

二、1.LDL及VLDL又稱為β-脂蛋白(β-lipoprotein)，升高時，會增加心血管疾病的危險性。

2.HDL又稱為α-脂蛋白，其值增高可減少心血管疾病的發生率。

3.臨床醫學研究顯示：血中LDL濃度為180 mg/dl及140mg/dl時，患心血管疾病的死亡率分別為100mg/dl時之三倍和二倍。HDL濃度若由40mg/dl降至20mg/dl時，患心血管疾病死亡率增高一倍；若上升至60mg/dl時，死亡率降至40％；若升高到80mg/dl則降至20％以下。

有些可能增加血液HDL濃度之因素，如下：

1.中等至劇烈的運動。

2.減肥。

3.每日由飲食中攝取酒的量少於或等於30cc.(酒精濃度為30％)。

4.飲食中多吃魚、少吃肉。

肥胖或久坐不運動者，及抽煙者，其HDL濃度均很低。

脂質

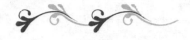

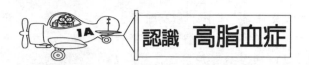

認識 **高脂血症**

　　高脂血症是指血液中的膽固醇、三酸甘油酯增加。血脂異常(不論是高膽固醇血症、高三酸甘油酯血症、或二者合併)均是動脈硬化的主因,會增加罹患冠狀動脈心臟疾病的機率。

　　血脂包括膽固醇、三酸甘油酯及磷脂質。這些血脂皆為脂溶性,必需與血漿蛋白結合成脂蛋白,才可藉由血液運輸至各器官及組織。

一、高膽固醇血症

　　當血液中的總膽固醇濃度或低密度脂蛋白-膽固醇濃度高於正常值時,即為「高膽固醇血症」。

成人血膽固醇及三酸甘油酯濃度			
	理想濃度	邊際高危險濃度	高危險濃度
總膽固醇 (非禁食)	<200mg/dl	200~239mgl/dl	>=240mg/dl
低密度脂蛋白膽固醇 (禁食12小時)	<130mg/dl	130~159mg/dl	>=160mg/dl
血液三酸甘油酯 (禁食12小時)	<200mg/dl	200~400mg/dl	>400mg/dl

高膽固醇血症之飲食原則

1.維持理想體重。

2.控制油脂攝取量,少吃油炸、油煎或油酥的食物,及豬皮、雞皮、鴨皮、魚皮等。

脂質

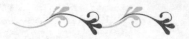

3. 炒菜宜選用單元不飽和脂肪酸高者(如：花生油、菜籽油、橄欖油等)；少用飽和脂肪酸含量高者(如：豬油、牛油、肥肉、奶油等)。烹調宜多採用清蒸、水煮、涼拌、烤、燒、燉、滷等方式。

4. 少吃膽固醇含量高的食物，如：內臟(腦、肝、腰子等)、蟹黃、蝦卵、魚卵等。若血膽固醇過高，則每週以不超過攝取二～三個蛋黃為原則。

5. 常選用富含纖維質的食物，如：未加工的豆類、蔬菜、水果及全穀類。

6. 儘量少喝酒。

7. 適當調整生活型態，例如：戒菸、運動，以及壓力調適。

二、高三酸甘油酯血症

血中三酸甘油酯的濃度會隨飲食中的油脂種類和含量而改變。當禁食12小時後，血中三酸甘油酯的濃度仍高於正常值時，便稱為「高三酸甘油酯血症」。此症大多伴隨冠狀動脈心臟疾病的高危險因子(如：肥胖、飲酒過量等)存在。

高三酸甘油酯飲食原則

1. 控制體重可明顯降低血液中三酸甘油酯濃度。

2. 多採用多醣類食物，如：五穀根莖類，並避免攝取精製甜食，含有蔗糖或果糖的飲料、各式糖果或糕餅、水果罐頭等加糖製品。

3. 可多攝取富含 ω-3脂肪酸的魚類，例如：秋刀魚、鮭魚、日本花鯖魚、鰻魚(鱸鰻、白鰻)、白鯧魚、牡蠣等。

4. 不宜飲酒。

5. 其他請參考高膽固醇血症之飲食原則。

脂質

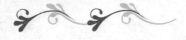

第四章、維生素

◇簡介：

一、維生素(vitamins)這個名詞是在1912年由一位波蘭化學家Funk
提出，原為維生胺類(vital amine)——即具有維持生命性質的
胺類。後來發現這一類物質並不全屬於胺類，才改為現今使
用的vitamin，原文意思為「維持生命的要素」；是人體必需
之微量有機物質。

二、維生素是一種人體不能合成的有機化合物，可參與體內的反
應，是促進人體生長發育、代謝、生殖與維持特殊功能不可
缺少的物質，但不能供給熱量，是人體必需的重要營養素。

三、維生素在體內含量少，需要量也少，但功用卻極為重要。

四、人體內可合成Vit A、choline、菸鹼酸及維生素D外，其餘維
生素人體自身無法合成，必需仰賴食物供給或腸內細菌合
成。

◇種類：

　　人體必需的維生素已確認的有15種，其餘還有多種與維生素
近似之因子(維生素類似作用物質)。維生素依溶解性質分成二大
類：一是脂溶性維生素(fat-soluble vitamins)，一是水溶性維生素
(water-soluble vitamins)。

一、脂溶性維生素有：

　　維生素A、維生素D、維生素E、維生素K及維生素F(人體必需
脂肪酸)等。

　1.脂溶性維生素之吸收，需仰賴膽汁及脂肪。

維生素

2.礦物油不被人體吸收，因此服用礦物油會妨礙脂溶性維生素的吸收。

3.脂溶性維生素吸收的過程與長鏈脂肪酸相同，先在腸黏膜細胞內成為乳糜微粒成分，經乳糜管、胸管進入血液循環中。

4.吸收之脂溶性維生素主要貯存在肝臟內，部分蓄積在脂肪組織中。

5.脂溶性維生素不易經胎盤進入胎兒體內，故初生嬰兒體內貯存量甚低。

6.維生素A及維生素D代謝速度緩慢，因此長期攝入高劑量會引起過多症(中毒)。

7.維生素D以無活性型貯在肝、皮膚等處，在肝內維生素D可被羥基酶(hydroxylase)活化成25-羥基維生素D_3(25-OH-Vit D_3)，這種形式之維生素D，其效性2～5倍於維生素D_3，同時也是血液循環中之主要型式。在腎臟再羥基化成1,25-雙羥基維生素D_3(1,25-$(OH)_2$-Vit D_3)，其活性10倍於維生素D_3。1,25-雙羥基維生素D亦稱維生素D荷爾蒙。

二、水溶性維生素有：

　　維生素C及維生素B群。維生素B群包括維生素B_1、維生素B_2、維生素B_6、維生素B_{12}、菸鹼酸(維生素B_5)、泛酸(維生素B_3)、葉酸(維生素B_9)、生物素(維生素B_7)、肌醇等。

1.水溶性維生素較易被吸收，其吸收途經係經毛細血管，門靜脈至肝。

2.水溶性維生素容易隨尿液排泄，因此體內貯存量少，必需每日從食物中補充。

維生素

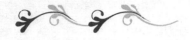

3.(1)腸內細菌可合成維生素B₂、維生素B₆、維生素K及葉酸；因此，此等維生素較少發生缺乏症。

　(2)長期服用抗生素或磺胺藥物，則腸內細菌死滅，影響維生素的合成，必需補充此等維生素。

4.水溶性維生素在人體需先經活化成活性型，才能在酵素系統中作為輔酶而發揮生化功能。

人類因飲食不當所引起之維生素缺乏症，往往需經一段時間才會出現，有些缺乏症經過一段時間給予高劑量維生素治療後可完全痊癒，但有些缺乏症進行到某一嚴重階段後，即成為永久性傷害，如菸鹼酸。飲食中維生素缺乏引起的缺乏症，通常都是數種維生素缺乏症同時存在，因此任何一種維生素缺乏症，在治療時必需多種營養素均充足。

◇個論：

壹、脂溶性維生素

一、維生素A(視網醇、視網醛)

1.特性

　(1)維生素A(vitamin A)是視網醇、視網醛、視網酸的總稱。早期是以國際單位(IU)計量，近年來改以視網醇當量(RE)為單位。1RE＝3.3IU。

　(2)是淡黃色結晶體，可溶於脂肪及油脂類溶液中。

　(3)容易被氧化。

　(4)對熱、鹼安定。

　(5)胡蘿蔔素(carotene)：植物合成的胡蘿蔔素是維生素A的先

維生素

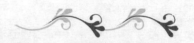

質。人與動物食入後需將它轉變為維生素A，才能被身體利
用。胡蘿蔔素為暗紅色結晶，可使植物呈現出深黃色。深綠
色植物也含有胡蘿蔔素，只是顏色被葉綠素所掩蓋。所以深
紅、橘、黃、綠色的蔬菜、水果，均是維生素A的良好來
源。

(6) 吸收與代謝：維生素A在腸道可全部被吸收。動物來源的維
生素A，由小腸黏膜吸收後與脂肪酸結合成酯，貯存於肝；
或與蛋白質結合，運送到組織器官。植物來源的胡蘿蔔素之
吸收需要膽汁的協助，再轉變成維生素A。動物來源的維生
素A吸收率約80〜90%，胡蘿蔔素為40〜60%。90%的維生
素A儲存在肝臟，其餘部分則儲存在腎、肺、腎上腺與體脂
肪組織。健康成人的儲存量可供數月至一年之用。維生素A
分解後主要由膽汁經糞便排泄，小部分由尿排出。

2.功用
(1) 維持視覺之正常機能：

眼睛視網膜含有兩種光線接受器：桿狀細胞(rod cell)主掌黑
暗中的視覺；錐狀細胞(cone cell)主掌明亮時的視覺與顏色的
感受。桿狀細胞所產生者為視紫素(rhodopsin)。在黑暗中，
蛋白質與維生素A結合形成視紫素；在光亮時，蛋白質與維
生素A分裂；這項改變會引發神經衝動，經由視神經傳至腦
部而產生視覺。分裂後的維生素A，部分變質，由血循環送
至排泄系統排出。在黑暗光線下，由血液中新的維生素A繼
續補充，視紫素再生，以維持在黑暗中正常的視力。

(2) 維持上皮組織之正常機能：

表皮細胞，不論是身體皮膚表面或粘膜上皮組織者，均需維
生素A維護其健全。上皮細胞的分化與增殖及粘液的合成均

維生素

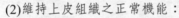

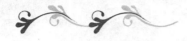

需維生素A。黏液分泌可保持表皮細胞的完整性，增加粘膜
對細菌侵襲的抗性。所以維生素A可使眼睛、口腔、皮膚、
呼吸道、腸胃消化道及泌尿生殖道等上皮組織對傳染病的抵
抗力增強。

(3)維持骨骼、牙齒正常生長發育：

維生素A影響蛋白質合成與骨細胞分化；充分供給維生素A，
可協助骨骼與牙齒的釉質上皮細胞發育正常。當維生素A缺
乏時，骨骼即不再增長，且其再生過程就不再發生。

(4)免疫：

由於維生素A能促使各器官的上皮組織完整健全，增強抵抗
傳染病細菌侵入的能力，因此缺乏維生素A，會增加身體致
病之機率，故維生素A被稱為抗病維生素。維生素A亦可影響
體液與細胞的免疫能力。

(5)抗癌：

多項實驗證明，缺乏維生素A，會增加動物與人類致癌的機
率。亦有用維生素A酸(視網酸)治療皮膚、肺、膀胱或乳房粘
膜處的癌細胞；結果顯示維生素A的抑制效果，是預防前期
惡性腫瘤的生長，而非抑制已開始蔓延的癌細胞滋長。研究
中發現抽煙者血中維生素A含量較低，建議抽煙者攝取較多
的維生素A，可減少致癌的危險性。

(6)影響細胞膜的穩定性。

(7)促進懷孕與哺乳時，生理現象的正常化。

(8)性腺激素所必需。

維生素

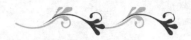

3.來源

(1)肝臟、蛋黃、奶類及深黃色或深綠色的蔬菜、水果，是維生素A良好的食物來源。

(2)人類所需要的維生素A，約⅔來自胡蘿蔔素。

(3)烹調後，這些植物細胞壁被破壞，可釋出胡蘿蔔素，有利於小腸吸收。

4.需要量

衛生署建議國人每日維生素A的攝取量，如下表：

年齡	需要量(μg RE)	年齡	需要量(μg RE)
0月～	AI=400	10歲～	男500　女500
3月～	AI=400	13歲～	男600　女500
6月～	AI=400	16歲～	男700　女500
9月～	AI=400	19歲～	男600　女500
1歲～	400	31歲～	男600　女500
4歲～	男400　女400	51歲～	男600　女500
7歲～	男400　女400	71歲～	男600　女500

此外，懷孕第三期增加100μg RE；哺乳期增加400μg RE。
(註：1RE＝3.3IU)

5.攝取失衡之影響

A.過多症

(1)成人每天攝取50000IU維生素A，經數月或年後會有中毒現象。

(2)幼童每天給予20000～60000IU，經1～3個月即產生中毒現象。

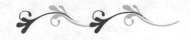
(3)中毒的症狀為厭食、易怒、皮膚乾燥脫皮、毛髮脫落、骨及關節疼痛、易骨折、頭痛、血鈣過高、肝與脾腫大等。一旦停止服用，即可慢慢恢復。

(4)過量攝取胡蘿蔔素並不會產生毒性，但可能使皮膚變黃，此稱為「柑黃症」，當攝取減少時即會消失。

B.缺乏症

維生素A缺乏，可能由於以下三種原因造成：①飲食中供應量不足②肝臟或腸道疾病，使胡蘿蔔素不能轉變為維生素A③膽汁不足或小腸吸收表面受損，因此造成吸收不良。

(1)夜盲症(night blindness)

維生素A缺乏的早期徵兆為夜盲症。因無法合成視紫素，在昏暗的光線下無法看得清晰，近距離物體可見度也低，謂之「夜盲症」。

(2)上皮組織的改變(epithelial change)

上皮組織是人體對抗外界感染的第一防線。若維生素A缺乏，會導致上皮組織乾燥、萎縮而逐漸脫落與進行性細胞退化，這種現象稱為角質化(kerathnization)，角質是一種乾而成鱗片狀之蛋白質。此現象可能引起以下情況：

a.對傳染病抵抗力弱：外來侵襲的細菌缺乏分泌液的清洗或阻擋而直接進入體內，使眼睛、鼻道、鼻竇、中耳、肺、消化道與泌尿生殖道易感染疾病。且增加對致癌物的感受性。

b.乾眼病(xerophthalmia)：是結膜的乾燥症(xerosis)，眼睛對強光敏感、畏光、癢、灼熱、眼球失去光澤、眼睛變乾、發炎，進而角膜變得乾燥且混濁。此階段若能得到適當治療仍可回復正常。否則進而角膜軟化、結疤而致失明。

維生素

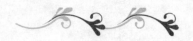

c.皮膚的損害：由於皮膚毛囊過度角化，皮膚會變得粗糙、乾燥而鱗屑化。角質化的表皮會栓塞皮脂腺使得皮膚上出現雞皮樣的小疙瘩，此現象會先出現於上臂及大腿，然後順著肩膀、背、腹延至臀部。

二、維生素D

1.特性

(1)維生素D(vitamin D)包括來自植物的維生素D_2(Ergocalciferol)及來自動物的維生素D_3 (Cholecalciferol)。

(2)純維生素D是白色無臭之結晶體，溶解於脂肪而不溶解於水。對酸、鹼、熱、氧皆安定。

(3)維生素D的化學名稱為鈣化固醇，有十多種不同形態，具營養價值者為D_2與D_3兩種型式。

(4)維生素D_2是存於植物中之麥角醇，維生素D_3是存於動物細胞的7-脫氫膽固醇；經陽光中的紫外線照射後，分別轉化而成Vit D_2和Vit D_3，故維生素D又稱陽光維生素。

(5)維生素D本身是一種不活化型式，須經肝臟與腎臟轉化為活性型式即1,25-$(OH)_2D_3$或稱鈣化三醇，才能被利用。

(6)吸收和貯存：飲食中維生素D的吸收是與脂肪並行；藉由膽汁之協助在空腸中進行。任何會干擾脂肪吸收的因素，如胰臟炎、自發性脂肪下痢症、吸收不良之病症，也會影響維生素D的吸收。由皮膚製造的維生素D會進入血液中；皮膚上色素愈多，在人體藉照射所產生的維生素D愈少。維生素D主要貯存在肝臟，其餘則貯存在皮膚、脂肪組織、骨骼和脾臟。

維生素

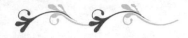

2.功用

(1)促進鈣與磷的吸收、利用：

活性型式的D_3可刺激小腸合成鈣結合蛋白(calcium binding protein)，以供運送鈣透過小腸黏膜時所需，而利於鈣、磷的吸收。

(2)促進骨骼與牙齒鈣化的速率：

維生素D吸收的鈣與磷，可使骨骼與牙齒順利的鈣化。

(3)維持正常血鈣濃度：

當血清鈣濃度下降時會引發副甲狀腺素分泌，促使腎臟合成$1,25\text{-}(OH)_2D_3$。此D_3會刺激骨中鈣轉移至血液，同時增進小腸與腎小管對鈣的吸收，以維持血液正常鈣質含量9～11 mg/dl。有助於心臟活動、血液凝固和神經系統的穩定。

(4)當作固醇類激素，如黃體酯酮。

(5)引起檸檬酸含量與排泄量的增加。

(6)$1,25\text{-}(OH)_2D_3$會影響胰島素分泌、細胞生長以及分化。

3.來源

(1)充分日照即可獲得足夠的維生素D。

(2)維生素D最豐富的食物來源是魚肝油，少量存於肝臟、蛋黃、牛奶、魚；但由天然食物供給的維生素D難以達到每日需要量。

4.需要量

(1)大多數人每日有適當的戶外活動，可由日光與食物中獲得所需的維生素D。但雲、霧、空氣污染、玻璃或衣服皆可阻礙陽光紫外線透過，故晒太陽需讓皮膚直接接觸陽光。

維生素

(2)衛生署建議國人每日維生素D的攝取量,如下表:

年齡	需要量(μg)	年齡	需要量(μg)
0月～	10	71歲～	10
1歲～	5	懷孕期	＋5
51歲～	10	哺乳期	＋5

此外,孕婦與乳婦每日各增加5μg的維生素D,方可使鈣與磷在體內發揮最大的功效。

5.攝取失衡之影響

A.過多症

維生素D因排泄困難,所以過量易造成中毒,通常是由於服用大量的維生素D所引起,非由飲食蓄積。其症狀為噁心、腹瀉、體重減輕、多尿、腎臟受損及軟組織如心臟、血管、胃與腎臟鈣化。故服用維生素D濃縮丸或魚肝油時,不可過量。

B.缺乏症

維生素D的缺乏會導致腸道中鈣與磷的吸收不足,使得骨骼與牙齒結構的礦物化不良,由於骨質軟而無法承受體重,造成骨骼變形。

(1)軟骨症(rickets):嬰兒或兒童缺乏鈣或維生素D,均會發生以下的症狀:

a.囟門延緩閉合,頭顱軟化,前額突出,使頭的形狀像盒子。

維生素

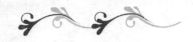

b.骨質軟易變形、易碎、導致雙腿彎曲或弓形；肋骨之軟骨緣變大，形成一串念珠狀突出，稱為「佝僂症串珠」；胸骨前突形成雞胸；骨盆狹窄；脊柱彎曲。

c.腕、膝及踝關節增大。

d.肌肉發育不良：缺乏肌肉張力，腹肌衰弱形成壺形腹，且很慢才學會走路。

e.出牙緩慢，情緒不安寧，神經易受激動。

(2)骨質疏鬆症(osteomalacia)：為成人軟骨症，較易發生於孕婦、產婦及老人。因鈣、Vit D攝取量不足、或脂肪吸收不良、患有慢性腎病與肝臟疾病的病人，無法活化Vit D_3，都可能導致骨質稀鬆變形，其症狀為——

a.骨骼變軟，致使腿骨、脊椎骨、胸廓及骨盆的骨骼彎曲變形。

b.腿骨及下背部骨骼，因長出的軟骨未能鈣化，受到壓迫會有風濕性疼痛。

c.全身衰弱伴有行走困難，尤其是上下樓梯時。

d.易發生自發性複性骨折。

(3)齲齒：佝僂症的幼童出牙遲緩且易畸形，永久齒也較易被蛀蝕。

(4)肢搐症(tetany)：由於鈣與維生素D吸收不良，或副甲狀腺機能障礙，使血鈣下降，會引起肌肉麻木、刺痛和抽搐痙攣的現象。

維生素

三、維生素E

1.特性

(1)維生素E(Vitamin E)又稱生育醇(tocopherol)，主要有 α 、 β 、 γ 、 δ 四型。

(2)維生素E是淡黃色的油狀物、不溶於水、溶解於脂肪。

(3)在高溫與酸性的狀況下安定。

(4)在酸敗的脂肪、鉛或鐵鹽存在的情況下，很容易被氧化。也易被紫外線破壞。

(5)維生素E易被氧化，所以本身是很好的天然抗氧化劑。

(6)吸收與貯存：維生素E和其他脂溶性維生素一樣可溶於膽鹽和脂肪中，經由腸道吸收，由淋巴系統進入血液。身體所有組織均含有少量維生素E，主要存於肝臟、肌肉和脂肪組織。維生素E透過胎盤而進入胎兒的量很少，因此新生兒體內組織存量極少。

2.功用

(1)當抗氧化劑：

①在腸胃消化道內，維生素E可保護維生素A、胡蘿蔔素及多不飽和脂肪酸，使其不被氧化破壞。

②保護紅血球細胞膜的完整，因維生素E可防止紅血球細胞膜上的多元不飽和脂肪酸與磷脂被氧化，以免紅血球遭破壞而導致貧血。

③在組織內，可防止亞麻油酸與磷脂被氧化，以維持細胞膜的完整，並促進亞麻油酸的正常功能。

④防止食用油脂的酸敗，油脂的酸敗是不飽和脂肪酸被氧化

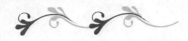

的現象。植物油雖然含有較多的不飽和脂肪酸,但也同時含有維生素E,所以反而較動物油不易酸敗。

⑤與硒有抗氧化的協同功效。

(2)維生素E可保護肌肉和神經組織的構造和功能:
缺乏維生素E,致使神經功能受損害、反射不良、手腳的感覺減低、運動失調、視網膜改變等,此乃證明維生素E具有維持神經正常結構與功能的作用。

(3)維持動物的生殖機能:
實驗證實,缺乏Vit E會引起雌鼠不孕症及雄鼠睪丸退化。

(4)與電子轉移有關,它可以形成類似輔酶Q的型式,當作輔因子。

(5)攝取維生素E有助於維生素A的貯存。

3.需要量
(1)維生素E的需要量依年齡、體重和食物中所含不飽和脂肪酸多少而異,當多元不飽和脂肪酸的攝取量增加時,維生素E的需求亦應增加。

(2)衛生署建議國人每日維生素E的攝取量,如下表:

年齡	需要量(mg α-TE)	年齡	需要量(mg α-TE)
0月～	3	10歲～	10
3月～	3	13歲～	12
6月～	4	16歲～	12
9月～	4	19歲～	12
1歲～	5	31歲～	12
4歲～	6	51歲～	12
7歲～	8	71歲～	12

維生素

此外，孕婦增加2毫克、乳婦增加3毫克。

4.來源

植物油是維生素E的主要來源，其中以小麥胚芽油最豐富，葵花油、大豆油、玉米油、米糠油等，都是很好的來源；其次是胚芽、綠色蔬菜、乾豆類。

5.攝取失衡之影響

A.過多

大劑量補充維生素E的情況相當普遍，雖然維生素E中毒的情況極少，但攝取過多(超過建議量10倍時)可能發生中毒，而會有血脂肪升高、血液凝固障礙、白血球作用失調及血清甲狀腺素下降等現象。

B.缺乏

維生素E缺乏的情況相當少見，只有在慢性脂肪吸收不良的人身上才可見。嚴重缺乏時會發生以下症狀：

(1)紅血球溶血作用速率增加、肌酸尿、平滑肌中有褐色素沈澱。

(2)神經肌肉功能損害、反射遲鈍、行動障礙、手腳感覺不良及視網膜變化等。

(3)溶血性貧血：早產兒其血清中維生素E含量很低，會增加紅血球的溶血現象，此種嬰兒若餵予高量多元不飽和脂肪酸和低維生素E奶類製品時，會有典型症狀：水腫、皮膚病變和溶血性貧血。如補充維生素E，症狀即可消失。維生素E曾被建議用於多種疾病的改善，如心臟病、肌肉萎縮症、痤瘡、潰瘍、習慣性流產、更年期障礙及性無能等。但是，客觀的研究卻未能支持這些論調，且無顯著的效果。

維生素

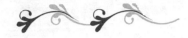
四、維生素K

1. 特性

(1)維生素K至少含有三種形態：①天然的維生素K_1，存在於綠色植物②維生素K_2，為腸道細菌作用合成③合成的維生素K_3(萘酚醌；menadione)，其生物效力為前二者的2～3倍。

(2)維生素K(Vitamin K)溶於脂肪、不溶於水、有抗熱性、易為酸、鹼、光及氧所破壞。

(3)吸收與貯存：飲食中維生素K的吸收需要膽汁的存在，大多於小腸上半部吸收；在小腸後半部之腸內菌可以合成維生素K。體內通常可維持一定的貯存量，但任何組織的貯存量皆不高。

2.功用

(1)維生素K的主要功能是控制肝臟合成凝血酶元(Prothrombin)與其他凝血物質。

(2)凝血酶元是血液凝結機轉起始的必需物質；若缺乏維生素K，血液凝結的程序就無法進行。

(3)與粒腺體內之氧化磷酸化有關，跟維生素E一樣都具有類似輔酶Q的構造。

(4)促進血漿蛋白質RNA合成。

3.來源

(1)約50%來自食物，如綠色蔬菜、花椰菜、豬肝、蛋黃。

(2)約50%來自腸內細菌合成。

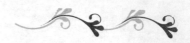

4.攝取缺乏之影響

維生素K缺乏會造成紫斑症；與維生素C缺乏之壞血病所形成點狀出血不同。

A.成人：飲食中缺乏維生素K，似乎不太可能發生。

成人的缺乏，使肝臟無法產生凝血酶元，可能的因素如下：

(1)膽管阻塞，膽汁無法流入腸道，協助維生素K吸收。

(2)嚴重腹瀉，干擾脂肪與維生素K的吸收。

(3)服抗生素或含硫藥物，干擾腸道合成維生素K的細菌生長。

(4)食用大量維生素A與E，干擾維生素K的吸收與代謝。

B.嬰兒：

(1)出生至一週內的新生兒，因腸道內缺乏合成維生素K的細菌，或因胎盤轉送維生素K較少，故血液中凝血酶元含量低，會發生出血，血液凝固較正常遲緩。

(2)早產兒、缺氧嬰兒及母親接受抗凝血劑治療的嬰兒，較易發生維生素K缺乏的現象。

(3)新生兒的出血性疾病，可由出生後立即給予注射維生素K而預防之。

五、維生素F

通指Linoleic acid、Linolenic acid及Arachidonic acid三種必需脂肪酸，用於協助膽固醇之輸送及排泄。(詳見於第三章脂質)

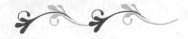

貳、水溶性維生素

一、維生素C(抗壞血酸)

1.特性

(1)維生素C(Vitamin C)又名抗壞血酸(ascorbic acid)，白色酸味結晶，結構相當簡單，是六碳糖的衍化物。分子式為$C_6H_8O_6$。

(2)是最不穩定的維生素、水溶性很高，易被光、熱、氧、鹼、氧化酵素與少量金屬如銅、鐵所破壞。

(3)易被氧化，是很強的還原劑，所以在食品加工上可當抗氧化劑。

(4)在乾燥態、酸性溶液內、低溫時，較為穩定。

(5)吸收與代謝：人、猿、天竺鼠是少數需由食物中攝取維生素C的動物。維生素C可很快地由腸胃道吸收而分佈於體內各組織。腎上腺及視網膜含有特別高濃度的維生素C。維生素C的吸收率可能因發燒、壓力、長期注射抗生素或cortisone等因素影響而降低。血漿維生素C的濃度高於0.6mg/dl，即表示組織已飽和。抽煙及使用口服避孕藥者，血液中維生素C含量較低。腎臟控制維生素C的排泄，如組織已飽和，多餘部分則由尿液排出體外；如組織含量不足，排泄量則小。所以每日需要定量維生素C供應；但維生素C會代謝形成草酸鹽，因此大量服用易引起尿道結石。

2.功用

(1)促進膠原(collagen)的形成：

膠原是一種蛋白質，是細胞與細胞間的結合物質，有助於皮膚、肌肉、骨骼、韌帶、牙齒釉質之結締組織的形成。維生

維生素

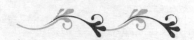

素C是膠原製造過程中不可缺少的要素，可以促進傷口癒合、燒傷復原、及增加對受傷及感染的忍受力。

(2)參與羥化反應(氫氧化作用)：

①將色胺酸轉變為血清促進素(serotonin)，它是一種重要的神經傳遞物及血管收縮素。

②將膽固醇轉變為膽酸，由糞便排出體外，可減少體內膽固醇含量。

③將酪胺酸轉變為正腎上腺素，以維持血管與神經正常的活動力。

(3)當抗氧化劑：

維生素C是一種重要的抗氧化劑，可保護腸道內的維生素A、E及不飽和脂肪酸，使其不被氧化。

(4)增加鐵質吸收：

維生素C能將三價鐵還原為可被吸收型式的亞鐵離子 (Fe^{2+})，加速鐵透過小腸黏膜而被吸收。

(5)增強對傳染病與熱病的抵抗力：

組織中含有豐富的維生素C能激起白血球抵抗細菌的能力，可抵抗傳染病。許多臨床醫學報告顯示維生素C可以預防及治療感冒；研究中證實給予感冒患者高單位維生素C，有減低感冒症狀的發生率及嚴重程度之效應。

(6)抗癌：

鮑林博士等，於1978年報告，維生素C對多種的癌症具有抗癌的效果，其結果顯示可延長病人的壽命平均達300天之久。目前在醫學上對此報告依然有很熱烈的討論與研究。

維生素C抗癌之功效，可能有以下幾種原因——

①維生素C可促進細胞中膠原蛋白合成，對病人體中癌細胞轉移可能發揮圍堵的作用。

②維生素C對多種致突變的作用有抑制效果。尤其對多種亞硝基化合物之致突變作用有明顯的抑制。體內的亞硝基化合物有120多種，其中80％有致癌性。

③由流行病學研究之結果顯示，若從新鮮水果、蔬菜及沙拉中攝取足量的維生素C，可降低胃癌、食道癌與子宮癌的發生率。

④在維生素臨床醫學研究為首的Dr. Dietrich Homing研究中指出，抽煙者維生素C的需要量比非抽煙者多40％。因抽煙者會增加致癌的危險率，而維生素C能抑制致癌物的產生及防禦香煙的毒素。

⑤因此，維生素C在毒物學上之重要意義，可能在於它能在環境中或細胞中抑制多種致癌性亞硝基化合物形成，具有防癌的作用。

(7)與固醇類激素的合成有關，在腎上腺皮質部含有大量維生素C。

3.來源

(1)台灣產的水果中，以蕃石榴的維生素C含量最豐富。

(2)酸性柑橘類水果亦含豐富的維生素C，如柳橙、橘、柚、葡萄柚等。

(3)其他不酸的新鮮水果如桃、梨、蘋果、香蕉含量較少。

維生素

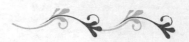

(4)此外，綠色蔬菜也含有維生素C，以青椒含量最豐富。

(5)烹調法：採用涼拌或快炒，可保存較多的維生素C。

4.需要量

衛生署建議國人每日維生素C的攝取量，如下表：

年齡	需要量(mg)	年齡	需要量(mg)
0月～	AI=40	10歲～	80
3月～	AI=40	13歲～	90
6月～	AI=50	16歲～	100
9月～	AI=50	19歲～	100
1歲～	40	31歲～	100
4歲～	50	51歲～	100
7歲～	60	71歲～	100

除外，孕婦增加10毫克，乳婦增加40毫克。

5.攝取失衡之影響

A.過量

多數人未經醫生監督即大量服用維生素C，雖然在過去大劑量通常被認為是無毒性的，但有關其併發症的報告卻與日俱增。

(1)腎結石：

由於維生素C分解會使尿中酸度與草酸鹽的排泄增加，對某些人而言，可能會促進腎結石的形成。

(2)壞血病：

長久大量食入維生素C，身體已適應此高濃度，一旦減少用量，易發生維生素C的缺陷症。

維生素

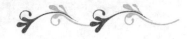

(3)一般性干擾：

造成腸胃不適、干擾抗凝血劑的作用、抑制維生素B_{12}的活性、紅血球的破壞。

B.缺乏

缺乏維生素C會導致細胞間膠原合成不足，常見的臨床症狀為：暫時性關節疼痛、易怒、暴燥、嬰幼兒生長遲緩、貧血、呼吸短促、傷口癒合不良，易感染疾病。

(1)嬰兒壞血病(infantile scurvy)：

發生於出生後六個月至一歲，當攝取不足時，傳染病、熱病及甲狀腺機能亢進均會使症狀明顯。其症狀均與組織膠原的脆弱有關，如下肢的疼痛、軟弱、不喜歡動、被人撫摸時則啼哭、骨骼鈣化不完全、骨軟畸形、膚色蒼白、體重減輕、發燒、腹瀉、嘔吐、牙齦腫脹出血等。

(2)成人壞血病：

典型的壞血症已不多見。成人缺乏維生素C幾個月後就會造成壞血病，其症狀為齒齦腫大、感染及出血；身體虛弱、貧血、體重減輕、四肢不明原因的疼痛與不適；全身皮下有瘀斑或出血點。

二、維生素B群

維生素B不是單一種，而是十數種合在一起的維生素，稱為維生素B群(Vitamin B complex)。它有共同的來源、性質與功能，關係十分密切。

A.其主要功能為當做輔酶的成份，負責：

①熱能代謝——是葡萄糖氧化產生熱能所需，也是脂肪和蛋

白質釋放能量不可缺少的輔酶。

②維持神經系統的正常功能。

③維持腸胃道肌肉的功能，及口腔、眼睛、皮膚的健康。

所有維生素B群，可自然存在於啤酒酵母、肝或全穀類中，有的可由腸道細菌產生。

B.吸收和貯存：

維生素B群都是水溶性物質，在腸道易被吸收。由血液運送至全身各組織，在體內保留量有限，過多則由尿中排出。

C.維生素B群具有相同的功能，它們之間是相互影響的，當較多量的食用某一種時，會提高其他維生素的需要量，故有食用維生素習慣者，宜服用B群代替只服用單獨一種或兩種特殊的維生素B，治療缺陷症時亦同。

二之1、維生素B_1(硫胺；噻胺)

1.特性

(1)硫胺(Thiamine；Vit B_1)，白色粉末，易溶於水，有酵母氣味。

(2)乾燥型態時及酸性溶液中加熱(甚至到120℃)，均很穩定。

(3)在中性與鹼性溶液中加熱，易被破壞。

2.功用

(1)熱量代謝作用中重要的輔酶：維生素B_1在體內形成輔酶TPP，協助醣類、脂肪與蛋白質的熱量代謝，以產生能量，所以當體內產生1000 kcal熱量時，大約需0.5毫克的B_1。葡萄糖產生熱量與葡萄糖轉變為脂肪貯存在組織內之作用，皆需

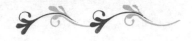

由以維生素B₁為成分的輔酶所達成。

(2)維持神經的正常功能：維生素B₁可維持神經細胞的功能和神經傳導物的作用，預防多發性神經炎，故硫胺又稱抗神經炎因子。

(3)維持腸胃、心臟肌肉的緊張度：維生素B₁可促進腸胃消化道正常的蠕動、幫助消化、預防便祕，以維持良好食慾。另外，維生素B₁亦可維持心肌彈性，以進行正常的收縮功能。

3.來源

全穀類、胚芽含量最豐富；此外，酵母、肝臟、瘦肉尤其是豬肉、大豆、花生、豌豆、牛奶、蛋黃均是很好的來源。

4.需要量

(1)維生素B₁的需要量與熱量的需求成比例。

(2)衛生署建議國人每日維生素B₁的攝取量，如下表：

年齡	需要量(mg)	年齡	需要量(mg)
0月～	AI=0.2	10歲～	男1.1　女1.1
3月～	AI=0.2	13歲～	男1.2　女1.1
6月～	AI=0.3	16歲～	男1.3　女1.1
9月～	AI=0.3	19歲～	男1.3　女1.0
1歲～	0.6	31歲～	男1.2　女1.0
4歲～	男0.8　女0.7	51歲～	男1.1　女1.0
7歲～	男1.0　女0.9	71歲～	男1.1　女1.0

此外，孕婦第二、三期增加0.2毫克、乳婦增加0.3毫克。

維生素

5.缺陷症

缺乏維生素B₁會影響腸胃消化道、心臟血管及周圍神經系統。

A.早期症狀：

　並不具特異性，包括疲倦、對事物缺乏興趣、情緒不穩、易
　激動、憂慮、消沈、恐懼、食慾不振、體重及體力減低。

B、嚴重缺乏則引起腳氣病(beriberi)，症狀為：

　(1)消化不良、食慾不振、便祕、消瘦。

　(2)多發性神經炎：雙腿沈重軟弱、小腿肌肉痙攣、灼熱、麻
　　痺與萎縮。症狀由腳開始，然後向上延伸至小腿肌肉、再
　　至大腿，嚴重肌肉退化致使步履蹣跚。

　(3)心臟機能障礙：心臟擴大、心悸、呼吸困難及運動性心
　　悸，嚴重時可能發生心臟衰竭，有生命危險。

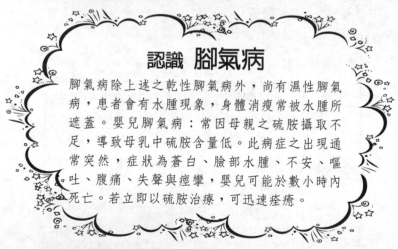

認識 腳氣病

腳氣病除上述之乾性腳氣病外，尚有濕性腳氣病，患者會有水腫現象，身體消瘦常被水腫所遮蓋。嬰兒腳氣病：常因母親之硫胺攝取不足，導致母乳中硫胺含量低。此病症之出現通常突然，症狀為蒼白、臉部水腫、不安、嘔吐、腹痛、失聲與痙攣，嬰兒可能於數小時內死亡。若立即以硫胺治療，可迅速痊癒。

C、慢性酗酒者，極易發生維生素B₁缺乏，而產生神經病變及威
　尼凱–柯沙科夫症候群(Wernicke-Korsokoff syndrome)。

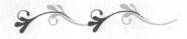

二之2、維生素B₂(核黃素)

1. 特性

   (1)核黃素(Riboflavin；Vit B₂)，橘黃色，無臭、微溶於水、呈黃綠色螢光液。

   (2)易被紫外線、可見光與鹼破壞。

   (3)對熱、氧化劑與酸則很安定。

2. 功用

   (1)熱量代謝過程中的輔酶：

   ①維生素B₂：是兩種輔酶(FAD、FMN)的成分，能幫助醣類、脂肪和蛋白質分解利用，產生能量。

   ②在蛋白質代謝中，負責將胺基酸的胺基移去(脫胺作用)。

   ③細胞中氧化產生能量所需的酵素也含B₂，所以維生素B₂；對於組織中能量的產生，負有控制的功能。

   (2)維護眼睛、皮膚、口腔與唇舌之健康。

3. 來源

   奶類及奶類製品、內臟、瘦肉、蛋類及綠色蔬菜。

4. 需要量

   (1)維生素B₂的需要量也與熱量需要有關。

   (2)衛生署建議國人每日維生素B₂的攝取量，如下表：

年齡	需要量(mg)	年齡	需要量(mg)
0月～	AI=0.3	10歲～	男1.2　女1.2
3月～	AI=0.3	13歲～	男1.4　女1.3
6月～	AI=0.4	16歲～	男1.5　女1.2
9月～	AI=0.4	19歲～	男1.4　女1.1
1歲～	0.7	31歲～	男1.3　女1.1
4歲～	男0.9　女0.8	51歲～	男1.3　女1.1
7歲～	男1.1　女1.0	71歲～	男1.2　女1.0

維生素

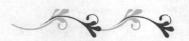

此外,孕婦第二、三期增加0.2毫克、乳婦增加0.4毫克。

5.缺乏症

(1)早期症狀:眼睛畏光、癢、角膜周圍微血管充血。

(2)口唇炎:口唇腫脹、口角破裂、潰爛,如有細菌感染則其周圍發炎、疼痛。

(2)舌炎:舌呈紫紅色並發炎、疼痛。

(3)脂溢性皮膚炎:易發生於前額、鼻翼、面頰、下頜皮膚重疊處。

二之3、維生素B₃(泛酸)

1.特性

(1)泛酸 (pantothenic acid),此維生素名字來自希臘字〝Panthos〞,意為『無所不在』之意,此種維生素在各種生物中廣泛的分佈。

(2)水溶性,黃色油狀物。

(3)對氧化及還原劑安定。

(4)耐濕熱,但在乾熱、酸、鹼溶液中加熱易被破壞。

2.功用

泛酸是輔酶A(Co A)的成分,參與重要的生化反應如:

(1)Co A是丙酮酸代謝的輔酶。

(2)參與脂質分解:長鏈脂肪酸分解時,每切除2分子碳需要1分子Co A。

(3)參與脂質合成:與蛋白質結合成醯基載體蛋白質(Acyl carrier protein;ACP),而為脂肪酸合成之輔酶。

(4)是合成膽固醇與類固醇的輔酶。

(5)幫助胺基酸代謝。

維生素

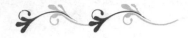
3.來源

  (1)泛酸廣佈於食物中，主要來源為動物性食品，其次，是穀類及豆類。

  (2)肝臟、酵母、蛋黃及肉類含量特別豐富。

  (3)水果、蔬菜及牛奶則含量較少。

4.需要量

衛生署建議國人每日維生素B_3的攝取量，如下表：

年齡	需要量(mg)	年齡	需要量(mg)
0月～	1.8	10歲～	4.0
6月～	1.9	13歲～	4.5
1歲～	2.0	16歲～	5.0
4歲～	2.5	31歲～	5.0
7歲～	3.0	71歲～	5.0

此外，孕婦增加1.0毫克、乳婦增加2.0毫克。

5.缺乏症

泛酸較不易缺乏，但攝食不含泛酸的食物時容易有疲勞、食慾不振、消化不良、腹痛；周圍神經炎(手臂及腿的抽搐痛、腳的灼熱感、失眠)，精神抑鬱等。

在酗酒者身上觀察到的神經病變可能與缺乏泛酸有關。

二之4、維生素B_5(菸鹼酸)

1.特性

  (1)菸鹼酸(niacin)為白色針狀結晶體、有苦味。

  (2)適量溶於熱水、微量溶於冷水。

  (3)對酸、鹼、熱、光及氧均很安定。

維生素

(4)色胺酸是菸鹼酸的先質。

2.功用

(1)組成輔酶NAD、NADP的成分：

①是糖解作用、細胞呼吸作用的重要輔酶。

②合成脂肪酸、膽固醇時之輔酶。

(2)預防與治療癩皮病。

3.來源

(1)色胺酸是菸鹼酸的先質，而牛奶、雞蛋均是色胺酸含量極佳的來源。因此，能供應適量蛋白質的飲食，即足以供應足量的菸鹼酸。

(2)瘦肉、魚類、內臟、酵母、全穀類、花生均是菸鹼酸豐富的來源。

4.需要量

衛生署建議國人每日維生素B_5的攝取量，如下表：

年齡	需要量(mg NE)	年齡	需要量(mg NE)
0月～	AI=2	10歲～	男14　女14
3月～	AI=3	13歲～	男16　女15
6月～	AI=4	16歲～	男17　女14
9月～	AI=5	19歲～	男17　女13
1歲～	8	31歲～	男16　女13
4歲～	男11　女10	51歲～	男15　女13
7歲～	男13　女11	71歲～	男14　女12

（註）N.E.(Niacin equivalent)即菸鹼素當量。菸鹼素包括菸鹼酸及菸鹼醯胺，以菸鹼素當量表示之。

維生素

嬰兒2～8毫克，兒童11～16毫克，成人男性15～22毫克，女性12
～17毫克，孕婦第二、三期增加2毫克、乳婦增加4毫克。

5.缺乏症

當連續幾個月飲食中缺乏菸鹼酸後，即可出現癩皮病(pellagra)。
癩皮病可能發生於以穀類食物做為熱量及蛋白質之主要來源的
地區。玉米缺乏色胺酸，如利用玉米為主食而缺乏其他互補食
物的補充，則易患缺乏症。

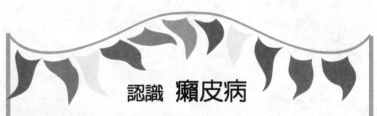

認識 癩皮病

癩皮病會影響腸胃道、皮膚和神經系統。其症狀特徵為：

 1.早期徵候：疲倦、頭痛、背痛、體重減輕、食慾不振及
  健康狀況不良。

 2.消化系統的障礙：

  (1)舌炎、口炎、喉嚨痛：舌炎會延伸至整個消化道，以
    致進食、吞嚥均有困難。

  (2)胃酸分泌減少、貧血，頗似惡性貧血。

此病特徵為患者出現『4D』症狀，即腹瀉(diarrhea)、皮膚
炎(dermatitis)、癡呆(dementia)及死亡(death)。治療：高熱
量、高蛋白飲食。補充治療劑量的維生素B群。

維生素

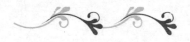

二之5、維生素B₆

維生素B₆(Vitamin B₆)是吡哆醇(pyridoxine)、吡哆醛(pyridoxal)及吡哆胺(pyridoxamine)的總稱,因前者最常見,故B₆即是指吡哆醇。

1.特性

　(1)可溶於水、對熱、酸相當穩定。

　(2)對光敏感、易被鹼破壞。

2.功用

　(1)胺基酸代謝的重要輔酶:

　　①參與脫胺作用,以便胺基酸氧化產生熱量。

　　②參與轉胺基作用,此反應是合成非必需胺基酸很重要的過程。

　　③促使色胺酸轉變為菸鹼酸。

　(2)將亞麻油酸轉變為花生四烯酸,以合成前列腺素,調節生理機能。

　(3)是抗皮膚炎的因子。

　(4)參與紅血球形成。

　(5)與中樞神經系統的代謝有關。

3.來源

　(1)腸道細菌合成。

　(2)含豐富蛋白質的動物性食物,均是B₆的良好來源,如瘦肉、魚類。

　(3)此外,馬鈴薯、甘薯、全穀類,也是B₆的很好來源;但穀類中的B₆會在精碾中即喪失。

維生素

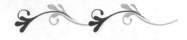

4.需要量

(1)維生素B₆的需要量與蛋白質的代謝量成比例。

(2)衛生署建議國人每日維生素B₆的攝取量，如下表：

年齡	需要量(mg)	年齡	需要量(mg)
0月～	AI=0.1	10歲～	2.0
3月～	AI=0.1	13歲～	2.4
6月～	AI=0.3	16歲～	2.4
9月～	AI=0.3	19歲～	2.4
1歲～	0.5	31歲～	2.4
4歲～	1.2	51歲～	2.4
7歲～	1.5	71歲～	2.4

此外，懷孕期、哺乳期各增加0.4毫克。

5.缺乏症

老年人、酗酒、服用避孕藥及治療肺結核藥物者易患缺乏症。

常見病徵有：嘴、舌光滑、噁心、嘔吐、眩暈、神經障礙(煩悶)、皮膚損害。小紅血球色素減少症(淺色性貧血)。

二之6、維生素B₇(生物素；維生素H)

1.特性

(1)水溶性、游離狀態為結晶體。

(2)熱、光、酸之下穩定。

(3)鹼、氧化劑下易分解。

2.功用

(1)生物素(biotin)是參與羧化、脫羧作用及脫胺基反應之多種酵

維生素

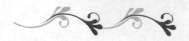

　素的輔酶。

(2)催化丙酮酸為草醋酸時，二氧化碳的固定，這是進入TCA循環的重要反應。

(3)是合成嘌呤類的重要媒介，而嘌呤是DNA及RNA的構成要素。

3.來源

(1)飲食中生物素的豐富來源包括內臟、蛋黃、豆類及堅果類。穀類、肉類、牛奶只含少量。

(2)腸內細菌也會合成一些生物素。

(3)在食物中生蛋白內含有抗生物素蛋白(avidin)，能與生物素結合而影響其吸收；若將蛋白在85℃煮5分鐘便可防止此作用的發生。

4.需要量

衛生署建議國人每日維生素B₇的攝取量，如下表：

年齡	需要量(μg)	年齡	需要量(μg)
0月～	5.0	10歲～	20.0
3月～	5.0	13歲～	25.0
6月～	6.5	16歲～	30.0
9月～	7.0	19歲～	30.0
1歲～	8.5	31歲～	30.0
4歲～	12.0	51歲～	30.0
7歲～	15.0	71歲～	30.0

此外，乳婦增加5μg。

維生素

5.缺乏症

　　長期持續食入大量生蛋白時，會有生物素缺乏的症狀出現，如鱗狀脱皮、倦怠、肌肉疼痛、厭食及噁心等。血紅素值下降而血中膽固醇值上升。若每天給予150微克生物素，五天後症狀即會消失。

二之7、維生素B₉(葉酸)

1.特性

　　(1)葉酸(folic acid)，又名維生素B₉，黃色結晶體，微溶於水。

　　(2)pH值5以下較安定，但在酸性環境下仍易被氧化。

　　(3)耐熱。

　　(4)其活性型為四氫葉酸(THFA)。

2.功用

　　(1)葉酸與維生素B₁₂是DNA合成所必需，因此為骨髓中紅血球合成及成熟時所必需。

　　(2)參與蛋白質的代謝。

　　(3)參與膽鹼的代謝。

3.來源

　　(1)肝、腎、酵母、穀類、家禽類和深綠色葉菜類含量豐富。

　　(2)根菜類、乳類、豬肉和淡綠色蔬菜含量較低。

4.需要量

　　衛生署建議國人每日維生素B₉的攝取量，如下表：

維生素

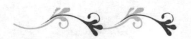

年齡	需要量(μg)	年齡	需要量(μg)
0月～	AI=65	10歲～	300
3月～	AI=70	13歲～	400
6月～	AI=75	16歲～	400
9月～	AI=80	19歲～	400
1歲～	150	31歲～	400
4歲～	200	51歲～	400
7歲～	250	71歲～	400

除此，孕婦增加200微克，哺乳婦增加100微克。

5.缺乏症

葉酸缺乏可能由於不當的飲食攝取或隨疾病而來，也與其他維
生素的缺乏相隨。葉酸缺乏會干擾紅血球的形成而引起巨球性
貧血(紅血球數目減少，血液循環中出現大而帶核的紅血球)、腹
瀉、吸收不良等症狀。葉酸可矯正因維生素B_{12}缺乏所致的貧血
現象。

二之8、維生素B_{12}

1.特性

(1)鈷胺(cobalamine；Vit B_{12})，是深紅色的針狀結晶體，微溶於
水，對熱安定。

(2)光、酸、鹼、大量維生素C會使其破壞。

(3)胃液中之內在因子是維生素B_{12}吸收的必要因素。

2.功用

維生素B_{12}在所有細胞中皆有功用，但在腸胃消化道、神經系統
與骨髓最特殊。

維生素

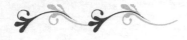
(1)在骨髓中，維生素B_{12}輔酶參與DNA之合成。若缺乏維生素B_{12}，DNA無法合成，胚紅血球(erythoblast)即無法分裂而繼續增大，變成巨胚紅血球而進入血液循環，故B_{12}與紅血球生成與成熟有關。

(2)是轉甲基(-CH_3)作用的輔因子，如甲硫胺酸轉為膽鹼(choline)的過程。

(3)抗惡性貧血之外在因子。

3.來源

(1)腸道細菌合成。

(2)動物性食物，以肝臟、瘦肉、內臟最優。

(3)植物性食品不含維生素B_{12}。

4.需要量

衛生署建議國人每日維生素B_{12}的攝取量，如下表：

年齡	需要量(μg)	年齡	需要量(μg)
0月～	AI=0.3	10歲～	2.0
3月～	AI=0.4	13歲～	2.4
6月～	AI=0.5	16歲～	2.4
9月～	AI=0.6	19歲～	2.4
1歲～	0.9	31歲～	2.4
4歲～	1.2	51歲～	2.4
7歲～	1.5	71歲～	2.4

除外，孕婦增加0.2微克、哺乳婦增加0.4微克。

5.缺乏症

維生素B_{12}的缺乏，通常是由於吸收障礙而非飲食攝取不足；造

維生素

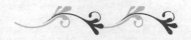

成吸收不良的原因可能是——

(1)做胃切除手術後胃酸缺乏,且未定期注射維生素B₁₂。

(2)遺傳因素,不能產生內在因子。

(3)自發性脂肪下痢。

維生素B₁₂缺乏會導致惡性貧血(pernicious anemia),因骨髓無法產生成熟的紅血球,只能將少數的大細胞(巨紅血球)送入血循,血紅素的量減少,而出現貧血的症狀:蒼白、厭食、呼吸急促、出血時間延長、舌炎、腹部不適、體重減輕、精神沮喪等。給予患者靜脈注射1毫克的維生素B₁₂,病情即有改善。

素食者,由於不吃動物性食物,可能會有維生素B₁₂缺乏現象;其血清維生素B₁₂含量低、舌炎、感覺異常及脊髓的一些病變;但無典型的惡性貧血出現。

二之9、維生素B₁₃

Orotic Acid—用於抗皮膚炎。

加工及烹調對維生素的影響

1. 維生素A:蔬果烹調時流失少,枯黃、脫水時流失多;脂肪酸敗時易破壞。罐頭、冷凍可保存九個月。

2. 維生素B₁:米在洗濯之後易流失;麵包加熱時約流失20%;加鹼如醱酵粉易流失。

3. 維生素B₂:B₂怕光,所以瓶裝牛奶之B₂易流失;不易溶於水,烹調時較安定。

4. 維生素B₆:對鹼及光線較敏感。

5. 維生素B₁₂:對光敏感,而且在鹼性情況下易氧化。

6.維生素C：剁切、加熱都會使維生素C流失。

7.維生素D：在加熱到180～190℃時，形成不活性物質。

8.維生素E：脂肪酸敗、或鉛、鐵鹽存在下，易被氧化。

＊種因子對維生素所造成之影響(＋：易受破壞；－：安定)

種　類	光	酸	鹼	熱	氧
維生素A			－	－	＋
維生素D	－	－	－	－	－
維生素E	紫外光＋	－	＋	－	＋
維生素K	＋	＋	＋	－	＋
維生素C	＋	＋	＋	＋	＋
維生素B₁		－	＋	乾－濕＋	
維生素B₂	＋	－	＋	－	
維生素B₆	＋	－	＋	－	
維生素B₁₂	＋	＋	＋	鹼＋酸－	
菸鹼酸	－	－	－	－	－
葉　酸	＋	＋	－		鹼－酸＋
生 物 素	－	－	＋	－	＋
泛　酸		＋	＋	乾＋濕－	－

三、肌醇(Inositol)

1.特性及功用

　肌醇對毛髮生長很重要。有助於預防動脈硬化，且對卵磷脂 (lecithin)的形成及脂肪、膽固醇代謝都很重要。它也幫忙清除肝 臟的脂肪。

2.來源

　水果、蔬菜、全麥等穀物、肉類、牛奶。

3.注意事項

　飲用過量的咖啡因，可能導致體內缺乏肌醇。

維
生
素

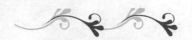

四、對胺基安息香酸(簡稱PABA)

1.特性及功用

　　PABA是葉酸基本的組成之一，可幫助泛酸的利用。這個抗氧化劑幫助預防太陽曬傷及皮膚癌。在蛋白質的分解及利用上扮演輔酶(coenzyme)一角，也助於紅血球的形成。如果因壓力或營養不良而長白頭髮，服用PABA能幫助毛髮回復原來的顏色。

2.來源：腎臟、肝臟、糖蜜(molasses)、全麥等穀物。

3.注意事項：磺胺劑可能引起PABA的缺乏。

五、膽素(Choline)

1.特性及功用

　(1)神經衝動之傳導、膽囊的調節、肝功能及卵磷脂(lecithin)的形成均需要膽素。

　(2)消除肝臟過多的脂肪、協助荷爾蒙製造，且是脂肪與膽固醇代謝所必備的。

　(3)缺乏膽素，大腦功能與記憶皆會受損。膽素對神經系統方面的疾病如帕金森氏症(Parkinson's disease)及續發性的運動障礙(tardive dyskinesia)均有益處。

　(4)缺乏膽素可能引起肝臟脂肪堆積。

2.來源：蛋黃、豆類、肉類、牛奶、全麥等穀物。

3.注意事項：至今尚無文獻記載服用膽素會產生副作用。

六、維生素P(生物類黃酮；Bionavonoids)

　　雖然嚴格來說，生物類黃酮不算真的維他命，但有時它仍被稱作維他命P。生物類黃酮會增加維生素C的吸收，宜一起服用。

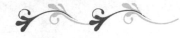

1.成份

各式各樣的生物類黃酮產品，其中包括hesperetin，橘皮苷 (hesperidin)，eriodictyol，槲皮黃酮(quercetin)，quercetrin及芸香 素(rutin)。人體無法自製此類維他命，必須由飲食中補充。

2.功用

它們被廣泛地使用於運動傷害，因其能減輕疼痛、腫塊、瘀 血。它們也能降低腿部及背部的疼痛，及緩和長期性出血與血 清缺鈣的症狀。生物類黃酮與維生素C互助合作，以保護微血管 的結構。除此，它有抗菌效果及促進血液循環、刺激膽汁形 成、降低膽固醇含量、防治白內障的功用。與維生素C一起服 用，還能減輕口部疹的症狀。

3.注意事項：過度服用可能引起腹瀉。

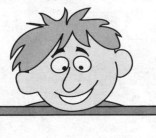

槲皮黃酮(Quercetin)是一種發現於藍綠藻內的營養補 充品，它可能有效地防治哮喘。鳳梨酵素(Bromelin) 和quercetin彼此互助，宜一起服用，以增加吸收效 果。每日服用1,000至2,000毫克的quercetin，分成3到 6份，可治哮喘及過敏。柳橙類的皮與果肉之間的白 色物質、青椒、蕎麥(buckwheat)、黑醋粟均含有生物 類黃酮。其它的來源則有杏果、櫻桃、葡萄柚、葡 萄、檸檬、柳橙、李、玫瑰實。

維生素

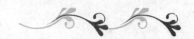

七、輔酶Q₁₀(Coenzyme Q₁₀)

輔酶Q₁₀與維他命E相似,但或許是個更強的抗氧化劑。它也被稱作泛醌(ubiquinone)。有十種常見的輔酶Q,但只有輔酶Q₁₀見於人體組織。Q₁₀隨著年齡漸增而漸減,宜由飲食中補充。它在免疫系統的功效及老化的作用上,扮演舉足輕重的角色。

1. 新英格蘭機構曾報導說,單單輔酶Q本身,就足以減低患有腫瘤及血癌的實驗動物之死亡率。臨床試驗正與化學療法並用,以減低這些藥物的副作用。

2. 在日本,它被用來治療心臟疾病及高血壓,且也被用來增強免疫系統:

   (1) 研究已顯示使用輔酶Q₁₀,有益於過敏、哮喘及呼吸疾病的患者,同時也用來治療一些精神異常的疾病如精神分裂症及阿滋海默症(Alzheimer's disease)。

   (2) 有助於防止老化、肥胖、念珠菌病(candidiasis)、多發性硬化症、牙周病、糖尿病。

   (3) 輔酶Q₁₀對免疫系統的好處相當多,治療愛滋病(AIDS)將是研究Q₁₀的首要目標。

   (4) 日本人的研究顯示Q₁₀能保護胃及十二指腸的內壁,它或許有助十二指腸潰瘍的治療。

   (5) Q₁₀能對抗組織胺(histamine;有擴張血管的作用等)、哮喘及過敏。

   (6) 使用輔酶Q₁₀,將為癌症的預防及控制跨出一大步。

3. 來源:鯖魚、鮭魚、沙丁魚含有高量的輔酶Q₁₀。

4. 注意事項:購買輔酶Q₁₀時要注意,並非所有的產品都會提供最純的Q₁₀。它的天然顏色是亮黃色,且當它呈粉末狀時,是近似無味。Q₁₀須遠離光與熱。純的輔酶Q₁₀在溫度超過46℃時,將會變質壞掉。

維生素

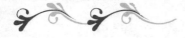

第五章、礦物質

◇簡介：

一、動物或植物經燃燒後所留下的灰分，即為礦物質元素。

二、礦物質在人體約佔體重的4～5%，卻是維持生命，構成軀體的重要成分。

三、體內礦物質的型態

1.游離型態

(1)金屬元素：形成陽離子，如Na^+、K^+、Ca^{2+}、Mg^{2+}、Fe^{3+}、Zn^{2+}等。

(2)非金屬元素：形成陰離子，如Cl^-、F^-、I^-、SO_4^{2-}、PO_4^{3-}。

2.形成有機化合物

如：磷脂、磷蛋白、血紅素、甲狀腺素與酵素等。

3.形成鹽類

如：骨骼與牙齒乃由磷酸鈣所組成。

四、動平衡(吸收及排泄之關係)

　　礦物質在體內需維持動態平衡，正常成人每日所食入礦物質的量與排出礦物質的量必須保持平衡。吸收及排泄均須持續受到調整，以避免過量而造成毒性效應；另一方面，也須注意保留需要量，以適應身體的需要。人體每天攝取食物，雖然營養素持續地在細胞進進出出，但大致上它們總是維持某種限度的恆定狀態，此現象謂之恆態(homeostasis)。體內的礦物質每日皆在進行新舊交替。例如骨骼就具有高度的活性，它持續地吸收及釋放其所含礦物質。因此，只要營養素的供應適當，即可維持在一動態平衡的狀態中。

礦物質

◇種類：

人體內存在的礦物質種類很多，約二十多種，其中十四種為人體必需：

一、巨量元素：每天至少要100mg以上。

如鈣、磷、硫、鉀、氯、鈉、鎂等七種在人體內含量多，需要量也大，其中鈣、磷即佔了所有礦物質的四分之三。

二、微量元素：每天需要數公絲。

如鐵、氟、鋅、銅、碘、鉻及鈷等含量少，需要量也較少。

◇功用：

人體內礦物質有一部分以有機化合物的形態存在，如磷蛋白質、磷脂質、血紅素、甲狀腺素等，另有一部分礦物質，在體內形成無機化合物，如氯化鈉、磷酸鈣，還有一部分是游離狀態的金屬離子。礦物質的功用，可歸納成下列數種：

一、構成骨骼牙齒的成分

鈣、磷是構成骨骼、牙齒的原料，以增加其堅硬度。

二、構成柔軟組織的成分

如肌肉、神經等含鉀、氮、硫及磷等。

三、調節生理機能

礦物質溶於體液及血液內，有調節生理機能的功用，列舉如下——

1.構成酵素的成分：如鐵在觸媒酵素及細胞色素中。

2.構成激素的成分：如鋅為胰島素的成分，碘為甲狀腺素的成分。

礦物質

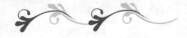

3.為維生素的成分：如鈷是維生素B₁₂之成分。

4.控制肌肉的收縮。

5.調節體內酸鹼平衡。

6.促進神經對刺激的正常反應。

7.調節滲透壓，控制細胞內外水分的平衡。

　礦物質在人體內存量的多少，與其所具有的功能之重要性不一定成正比。例如碘在人體內含極少量，但在維持人體正常的生理狀態有極大的影響。

◇個論：

壹、巨量元素

一、鈣(Calcium)

1.特性

　(1)鈣是一種金屬元素，在人體內含量為所有礦物質中最多的一種，約佔體重之1.5％至2％(約為1000～1200gm)。

　(2)其中99％存在骨、齒內。其餘分佈在血液(血清含鈣量為9～11mg/100ml)、髓液(5mg／100ml)、肌肉(70mg／100g)及神經組織內，以調節生理機能。

2.功用

　(1)構成骨骼牙齒的成分：

　①骨骼係結締組織之特別型，其形成之過程有二：即基質形成和礦物質沈積。

　②骨骼三種成分的特異功用為：成骨細胞與骨骼形成有關；骨細胞與骨骼保持有關；破骨細胞與骨鈣溶出有關。

礦物質

③骨骼之鈣化現象為成骨細胞合成膠原(Collagen；一種蛋白質)，排列成長纖維束。膠原係有機基質，最先之沈積物為鈣之磷酸鹽($CaHPO_4$)，其後形成安定之氫氧磷酸鈣[$Ca_{10}(PO_4)_6(OH)_2$]結晶。

④骨骼中除鈣、磷外，還有少量的鈉、鎂、碳酸鹽、枸橼酸和氟。

⑤骨骼是相當穩定的組織，但並非一成不變，其間的鈣經常與周圍的血清交換。血清中鈣與磷之比值相當穩定，血鈣濃度高時，鈣就沈積在骨骼上；反之，濃度太低時，骨骼中的鈣即游離出來，以維持血鈣濃度的恆定。

(2)活化酵素

三磷酸腺苷酶(Adenosine triphosphatase；ATP)、胰解脂酶、蛋白質水解酶均需鈣離子活化，才有活性。

(3)幫助血液凝固

鈣是血液凝固時必需之因素之一，因凝血酶元變為凝血酶是受凝血酶元致活劑和鈣離子的影響。

(4)維持正常的肌肉收縮

體液中含有適當的鈣、鈉、鉀及鎂時，可維持肌肉正常的張力及心臟的跳動。

(5)傳遞神經衝動，增進神經及肌肉對刺激的感應性。

(6)控制細胞膜的滲透性。

(7)治療經前症候群，有效降低孕婦的收縮壓、舒張壓及子癲前症。

(8)降低罹患大腸腫瘤、結直腸癌的機率。

礦物質

(9)降低血壓。

3.吸收及利用

　　鈣質主要在酸性介質下被吸收，因此主要吸收的部位為十二指腸。在小腸下段食糜呈鹼性時，吸收即停止。鈣質是以主動運輸及被動擴散的方式吸收。一般情況下飲食中的鈣質只有20～30%被吸收，有時甚至僅10%被吸收。

　　許多因素影響鈣質的吸收——

A.有利鈣質吸收的因素

(1)維生素D：維生素D的活性型為$1,25\text{-}(OH)_2VitD_3$刺激腸黏膜吸收鈣。

(2)酸性胃液：胃液中之鹽酸可降低小腸腸道內食糜之pH值，有利Ca之吸收。因此鈣質吸收部位以十二指腸上段較多。

(3)乳糖：乳糖在腸內由乳酸菌作用醱酵成乳酸，以致腸管內的pH值降低，有利鈣之吸收。或乳糖與鈣形成乳糖鈣複合分子，有利鈣之吸收。

(4)脂肪：腸內有適量的脂肪，則使食糜通過消化道的時間延長，因而增加鈣質的吸收。

(5)生理狀態：當身體需要鈣質時，消化道吸收的鈣量增加。

(6)蛋白質的攝取：蛋白質的攝取量愈多，鈣質吸收量也增加。

B.不利鈣質吸收的因素

(1)維生素D：維生素D之活性型$1,25\text{-}(OH)_2VitD_3$不足，則會減少鈣質的吸收量。

礦物質

(2)脂肪：飲食中脂肪過多，會影響鈣的吸收。脂肪痢(Steatorrhea)時會減少鈣質吸收。

(3)草酸及植酸：草酸及植酸在腸道內均會與鈣結合成不溶性物，即草酸鈣、植酸鈣。此種結合物不被消化道吸收。

(4)腸胃道的活動力：食糜迅速通過腸胃道時，鈣質的吸收減少。

(5)壓力：情緒不穩定時會影響鈣質的吸收。心理的壓力會減少吸收，增加排出。

(6)鈣與磷的比例：磷的攝取量會影響鈣的吸收，過多的磷使鈣的吸收不良。當維生素D供應充足時，飲食中鈣與磷的理想比值為1：1。

4.代謝

鈣由小腸上段(十二指腸)吸收，經由毛細血管、門靜脈、肝，進入全身循環。血鈣的正常濃度為9～11mg/100ml。其中40%的鈣質與血漿蛋白質結合，成為非擴散性鈣；40%呈游離狀態，即擴散性鈣，這些鈣質常被用來沈積於骨骼與牙齒，及調節生理機能，另有少部分擴散性鈣與枸櫞酸鹽結合成有機化合物。當血液中鈣離子的含量降低時，副甲狀腺分泌副甲狀腺素，以恢復血鈣正常濃度。

礦物質

A.副甲狀腺素有三種作用：

(1)在腎臟，副甲狀腺素活化羥基酶，羥基酶使之25-氫氧基維生素D，再羥基化成1,25-雙氫氧基維生素D_3即(1,25-(OH)2-D_3)。1,25-雙氫氧基維生素D_3循環至小腸，刺激小腸黏膜上皮細胞合成鈣結合蛋白質。腸管中的鈣質需與小腸黏膜上皮細胞內之鈣結合蛋白質結合，才能運送通過小腸黏膜進

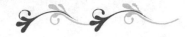

入毛細血管。因此副甲狀腺素有活化維生素D，促進鈣質吸收的作用。

(2)活化的維生素D，可使骨端儲存的鈣質自骨骼迅速釋出。

(3)使腎小管再吸收鈣量增加。

B.當血鈣濃度增高(增5％)，就可刺激甲狀腺分泌降血鈣素(calcitonin)。降血鈣素抑制骨鈣溶出，並使血鈣移向骨骼沈積，以調節血鈣之恆定。

5.排泄

正常情況下，攝食的鈣約有65～75％由糞便及尿液排出。微量的鈣經由皮膚排泄。由尿液排出過多的鈣易形成腎結石。

6.來源

(1)牛奶及奶製品是鈣質的最主要且最佳的來源。因為生奶中含鈣量高，且含有維生素D、乳糖及蛋白質等有利鈣質吸收的營養素。

(2)除奶類食物外，深綠色的蔬菜及魚貝類，如沙丁魚、牡蠣、小魚等均為鈣質的好來源。

(3)其他：堅果、稻子豆粉、乾乳漿、海草、大豆粉、芥蘭菜、蒲公英葉、芥菜葉、芝麻等。

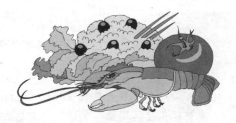

礦物質

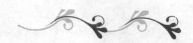

7.需要量

衛生署建議國人每日Ca的攝取量，如下表：

年齡	需要量(mg)	年齡	需要量(mg)
0月～	200	10歲～	1000
3月～	300	13歲～	1200
6月～	400	16歲～	1200
9月～	400	19歲～	1000
1歲～	500	31歲～	1000
4歲～	600	51歲～	1000
7歲～	800	71歲～	1000

8.攝取失衡

A、血鈣過多症

　　飲食中攝食的鈣質過多，或副甲狀腺素分泌過多，均會使血鈣過高。其症狀除血液中鈣離子過高外，同時骨骼鈣化過度，軟組織如腎亦起鈣化。且因腎小管對磷的再吸收減少，因此血磷過低。

B、鈣質缺乏症

(1)鈣質供應量稍不足，可使兒童骨骼牙齒發育遲緩。如嚴重缺乏，且磷與維生素D亦不足，則會導致發育停滯及軟骨病(ricket)。

(2)軟骨病之症狀是二腿彎曲成O形或X形，手腕、膝、踝關節增大，胸骨突出成雞胸狀，肋軟骨骨端成念珠狀突起。

(3)成人長期缺乏鈣質，其骨骼因脫鈣作用，逐漸軟化成畸形，行走困難，稱骨質軟化症(osteomalacia)。兒童軟骨病與成人骨質軟化症均與維生素D、鈣及磷有關。

礦物質

(4)骨質疏鬆症(osteoporosis)是老年人骨萎縮症。當見於更年期後之婦女，因動情激素(estrogen)分泌減少所致。骨質疏鬆症與骨質軟化症不同。

(5)血鈣極低時，神經纖維及神經中樞的應激性增加，導致肌肉痙攣、搐搦、疼痛，稱手足搐搦(tetany)。此現象常見於攝食之鈣不足或磷過多之孕婦。有時亦發生在維生素D缺乏或副甲狀腺機能減低之人。

二、磷(Phoshorus)

1.特性

磷為必要礦物質之一。磷在身體中的含量僅次於鈣，佔體內礦物質的四分之一。約有80～85％與鈣結合成磷酸鈣，存在骨骼牙齒中，在骨中鈣與磷成2：1。其餘15％～20％的磷與蛋白質、脂質及醣結合，存在軟組織與體液內。

2.功用

(1)磷為構成骨骼牙齒的成分。

(2)為核酸的成分。

(3)磷脂質的成分；磷脂質為細胞膜的主要成分，磷脂質在細胞膜上控制溶質滲透細胞。

(4)磷為在能量代謝上磷酸化合物的成分，如ATP、ADP等高能磷酸化合物。

(5)無機磷酸鹽是體內重要緩衝劑。

(6)許多種維生素B，與磷酸鹽結合，形成輔酶。

礦物質

3.代謝

年齡較大的兒童及成人混合飲食時，其吸收之磷約為50～70％。嬰兒吸收率較高。攝食鈣與磷的量大約相等時，有利於無機磷的吸收。牛奶中含鈣、磷的量相近，因此牛奶為磷的好來源。影響鈣吸收的因素也影響磷的吸收。嚴重的腎臟病時，磷的保存量增加，但血鈣降低。副甲狀腺機能不足時，血清磷會增加。反之，副甲狀腺機能亢進時，磷量降低。

4.來源

(1)肉類、家禽、魚及蛋為最好的來源。

(2)牛奶、奶製品、堅果及豆類也是好來源。

5.需要量

衛生署建議國人每日P的攝取量，如下表：

年齡	需要量(mg)	年齡	需要量(mg)
0月～	150	10歲～	800
3月～	200	13歲～	1000
6月～	300	16歲～	1000
9月～	300	19歲～	800
1歲～	400	31歲～	800
4歲～	500	51歲～	800
7歲～	600	71歲～	800

礦物質

6.攝取失衡

(1)使體內合成ATP及有機磷減少，影響熱能產生，以致肌肉無力。

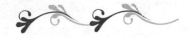

(2)腎功能衰退或副甲狀腺功能減低，使過多的磷淤積血液中，
以致鈣與磷的比率中鈣質太低，因而發生手足搐搦。

三、.鎂(Magn esium)

1.特性

成人體內約含有20〜35mg的鎂，其中60%為磷酸鎂、碳酸鎂存
在骨骼表面，其餘大部份分佈在細胞內，細胞內鎂的含量僅次
於鉀。全身鎂量的2%，存在細胞外液中，血清內鎂的濃度約為
2〜3mg/100ml，其中約有80%呈游離狀，其餘的與血清蛋白質
結合在一起。

2.功用

(1)為骨骼的成分。

(2)為合成蛋白質所必需。

(3)鎂離子與鋰、鈉、鈣離子共同調節神經的感應性及肌肉的收
縮。正常的肌肉收縮作用中，鎂與鈣為對抗劑。鈣刺激肌肉
收縮，而鎂則有鬆弛的作用。

(4)在骨骼的鈣化作用上，鈣與鎂具有對抗的作用，過多的鎂會
干擾骨骼的鈣化作用。

(5)影響胰島素代謝。

(6)孕婦補充鎂，可預防體重過輕的新生兒發生腦性麻痺與心智
遲緩。

(7)治療孕婦的子癇症、小腿痙攣；治療婦女的泌尿道疾病；紓
解經前症候群的症狀。

(8)治療偏頭痛。

礦
物
質

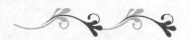

3.代謝

  (1)飲食中的鎂吸收率約為24～85％。體內鎂的濃度受腎臟控制。血液中的鎂經腎小球過濾後，大部分被腎小管再吸收。鎂在小腸前段被吸收。

  (2)有利鈣質吸收的因素，(除維生素D外)也有利鎂之吸收。

  (3)食物中之脂肪、植酸及過多的鈣，均會減少鎂之吸收。

  (4)如飲食中鈣質少則鎂之吸收增加。

4.來源

  (1)多含於硬殼果類、乾豆類及深綠色蔬菜。

  (2)此外，海產食物、可可、巧克力等亦富含之。

5.需要量

  衛生署建議國人每日Mg的攝取量，如下表：

年齡	需要量(mg)	年齡	需要量(mg)
0月～	30	10歲～	男230　女240
6月～	75	13歲～	男325　女315
1歲～	80	16歲～	男380　女315
4歲～	120	19歲～	男360　女315
7歲～	165	71歲～	男360　女315

此外，懷孕期增加35mg。

6.攝取失衡

  A.過多

    鎂吸收過多或由尿液排出極少時，血液中鎂的濃度增高；其症狀為極端口渴、昏睡，肌肉與神經的感應性減低。

礦物質

B.缺乏

(1)鎂缺乏會無胃口，生長不良，心電圖異常，擾亂神經肌肉之正常感應性。

(2)在心臟疾病上扮演決定性的角色，缺鎂會出現高血壓、心律不整、冠狀動脈收縮痙攣、心肌梗塞

四、硫(Sulfur)

1.特性

硫是含硫胺基酸的主要成分，如半胱胺酸及甲硫胺酸。體內各種蛋白質均含此類胺基酸，特別是皮膚及毛髮中之角蛋白(keratin)，含硫約4～6％，胰島素含硫約3.2％。肝素(heparin)、維生素B_1、生物素，均含硫。

2.來源

瘦肉類、奶類、蛋類及乾豆類、花生等，都是硫的重要食物來源。

五、鈉(Sodium)、鉀(Potassium)及氯(Chlorine)

血漿與細胞內液的電解質組成有很大的差異，而其二者濃度卻正好使滲透壓得以維持平衡。

A、**細胞外液(ECF)**：血漿與間質液所含陽離子中90%以上是鈉離子，而陰離子以氯離子含量最高。

B、**細胞內液(ICF)**：鉀離子是細胞內液之主要陽離子，而磷酸根為陰離子之冠。

C、**體液與電解質的平衡**

體液平衡與電解質平衡是相互依存的，要使體液與電解質平衡，攝取量必須等於排出量，脫水則會改變電解質的平衡。

礦物質

當細胞外液的溶質濃度增加時，位於下丘腦渴感中樞(thirst center)的細胞會脫水，而引發喝水的慾望。因此，鈉、鉀、氯三種元素是人體必須，且相互關係密切的礦物質。人體內礦物質中，鈉佔2％，鉀佔5％，氯佔3％，三種元素遍佈於全身組織及體液內。

D、鈉、鉀、氯有下列四種重要的生理功用：

(1)維持體內水分的平衡。

(2)維持正常的滲透壓。

(3)維持正常的酸鹼平衡。

(4)鈉、鉀、氮、鈣、鎂等成一定的比率，以傳遞神經衝動，維持肌肉正常的收縮。

五之1、鈉(Sodium)

1.特性

人體內的鈉(sodium)約有50％存在於細胞外液，40％在骨骼組織，10％以下存在於細胞內液。骨組織內的鈉可隨時與細胞外液互換。以納的濃度而言，血漿中之濃度為細胞內液的14倍。

2.功用

(1)維持體內正常的滲透壓與水分平衡。

(2)維持神經細胞的感應性。

(3)維持肌肉正常的收縮。

(4)調節細胞膜的通透性－細胞膜之鈉幫浦(Na pump)可維持細胞內、外液離子濃度的差異，也能讓更多的物質穿過細胞膜，葡萄糖就是靠著鈉幫浦通過細胞膜的。

礦物質

3.代謝

飲食中鈉的來源多為無機鹽類,主要為氯化鈉。鈉在腸胃道可迅速且完全的被吸收,只有極微量由糞便中排出。人體是藉著腎的排泄來達到體內鈉的平衡。正常狀況下,飲食中含鈉量高,尿液排泄量增加;食入量少,排泄量亦隨之減少。當飲食中之鈉量受到極端限制時,正常腎臟的排鈉量幾乎是零,完全被留於體內。此外,由汗液排泄之鈉量約每公升12～120毫克當量。

4.來源

(1)食鹽:一茶匙食鹽5公克含鈉量2公克(1公克食鹽可提供400毫克的鈉)。

(2)加工食品大部份是高鈉食物,如罐頭類(尤其是魚、肉類罐頭)、醃漬食品、臘味食品、脫水蔬果、速食麵、湯等。

(3)調味醬,如醬油、味精、沙茶醬、辣椒醬、蕃茄醬及甜麵醬。

(4)天然食物含鈉量較高的有硬殼海產、牛奶、瘦肉、菠菜、芹菜、甜菜和胡蘿蔔。

5.需要量

鈉的確實需要量仍未知,但食用低鈉飲食500毫克時,仍能維持體內鈉平衡。對成人而言,估計安全而適當的鈉攝取量為每天1100～3300毫克(約相當於食鹽3～8公克),嬰兒為115～350毫克,青少年為900～2700毫克。

6.攝取失衡

鈉耗竭或鈉滯留可造成人體許多改變,影響水分平衡、血壓、細胞膜的通透性與神經肌肉的功能。

礦物質

(1)鈉耗竭：

劇烈運動大量出汗、愛迪生氏病(addison's disease)、嚴重嘔吐與腹瀉，均引致大量的鈉流失，使細胞外液鈉含量減少。鈉缺少的症狀為虛弱、精神惶惑、噁心、昏睡、肌肉痙攣，嚴重缺乏會導致循環衰竭。

(2)鈉滯留：

心臟或腎臟衰竭、腎上腺皮質激素分泌過多(見於腎上腺腫瘤)，或使用ACTH激素治療時，鈉的排泄量減少，水分即蓄積於細胞外液中，引起水腫、酸鹼平衡失調。

(3)高血壓：

導致高血壓的因素很多，包括遺傳體質、肥胖、抽煙、壓力、心臟病、腎臟病及高鈉的飲食習慣。根據流行病學研究的資料顯示，高血壓患者其每天鹽的攝取量與血壓有直接關係。所以食鹽的食入量被認為是導致高血壓的環境因素。故養成清淡口味的飲食習慣，是預防高血壓之道。

五之2、鉀(Potassium)

1.特性

人體內鉀(potassium)含量約250公克，97%存於組織細胞內，其餘的在細胞外液。

2.功用

(1)鉀是所有細胞的必要成分，其量隨著體細胞質量之增加成比例性增高。

(2)與鈉共同維持滲透壓及水分平衡。

(3)是某些酵素在細胞內催化生化反應之必需物質。

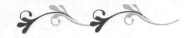

(4)細胞外液的鉀與其他離子共同為神經衝動之傳遞及肌肉收縮所需。維持體液正常濃度的鉀離子，對心肌正常功能極為重要。

3.代謝

鉀很容易由腸胃道吸收，雖然腸胃消化液中含有適量的鉀，但大部分均可被再吸收，小部分自糞便排出，過多的鉀則由腎排泄。但腎臟對於保留鉀在體內的能力比鈉低。所以即使在食用低鉀飲食時，組織之鉀濃度減低，每日尿液中鉀排泄量仍有15～30毫克當量。在蛋白質合成、肝糖形成時，鉀迅速自血循環中移出並進入細胞內；當蛋白質分解、肝糖分解或脫水時，鉀則離開細胞進入血循環中。在『鈉幫浦』機制中，鈉被移出細胞的同時，鉀進入細胞內，以維持細胞內外陽離子的平衡。

4.來源

鉀普遍存在於各種食物內，魚類、瘦肉、家禽均是良好來源。水果、蔬菜和全穀類含鉀特別高，尤其是香蕉、洋芋、蕃茄、芹菜、柑桔、葡萄柚等。

5.需要量

鉀的每日建議攝取量：成人為1875～5625毫克，一歲以下嬰兒為350～1275毫克，兒童及青少年550～4575毫克。

6.攝取失衡

　A、鉀缺乏

　(1)造成鉀缺乏的原因有：

　　①攝取不足，如嚴重營養不良、慢性酗酒、神經性厭食。

　　②吸收不良，如長期的嘔吐、胃管引流及腹瀉。

礦物質

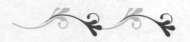

③鉀的流失增加，如腎上腺腫瘤、手術、外傷、燒傷及長期的發燒。

④長期使用低鉀的營養注射液，或降血壓及及水腫的利尿劑等。

(2)鉀缺乏的症狀：

血漿含鉀量低，稱為低血鉀症，症狀為噁心、嘔吐、肌肉衰弱、血壓下降、心跳加速、心律不整。

B、鉀過量

(1)高血鉀症是腎衰竭、嚴重脫水或腎上腺功能缺乏所導致。其症狀為臉部、舌頭和四肢麻痺、肌肉衰弱、呼吸不順暢、心律不整、心臟衰竭、心臟跳動可能停止在收縮期。

(2)高醣與低鉀飲食可矯正血鉀過高，醣類的攝取可使肝糖形成，而使鉀移入細胞，降低血鉀含量。

五之3、氯(Chlorine)

1.特性

體內的氯(chloride)，幾乎均為離子狀態，大部分存於細胞外液，少量存於紅血球與其他細胞。

2.功用

(1)調節滲透壓、水分平衡與酸鹼平衡。

(2)提供胃之酸性環境，以利於酵素活化與消化之進行。氯是胃液中之主要陰離子，並與氫離子結合。

(3)是澱粉活化劑之一。

3.代謝

礦物質

胃液與食物中的氯經過腸胃消化道時，很快被吸收進入血循環

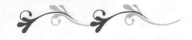
中。為製造胃液，氯再自血循環中取出；改變飲食中氯的供應量，並不影響胃液的製造。氯離子的排出通常與鈉離子平行，在汗液與糞便中，氯離子也與鈉或鉀共同存在。氯的攝取主要來自食鹽，在正常情況下不致於缺乏。

4.來源

食鹽、海產食物、蛋、牛奶、肉。

5.需要量

每日建議攝取量：成人為2000毫克

6.氯之失衡

嚴重嘔吐、引流與腹瀉會引起氯的大量流失，而由於重碳酸根(HCO_3^-)取代氯離子，鹼中毒乃隨之發生。

貳、微量元素

一、鐵(Iron)

1.特性

  (1)正常成人體內含鐵量約為3～5 gm。成年男人每公斤體重約含鐵40～50mg。成年女性每公斤體重約含35～50mg。新生嬰兒每公斤體重約含70mg，全身鐵量約為250mg。體內鐵質約有70%是具有生理功用之鐵質(為必需)，30%為貯存鐵質(非必需)。

  (2)鐵的分佈：鐵以五種形式分佈於身體各部分。

    ①血紅素(Hemoglobin)：體內的鐵約有60～70%在血紅素內。

    ②肌紅蛋白(myoglobin)：5%的鐵含在肌肉中之肌紅蛋白。

    ③運輸中之鐵：鐵在小腸吸收後立刻與 β-球蛋白結合成肝

礦物質

轉鐵褐質(Transferrin)在血漿中運送，這種化合物中之鐵與球蛋白的結合很鬆，它在適當的組織細胞中可很快的被釋放出來。體內鐵質僅千分之一以肝轉鐵褐質的形式存在於血漿蛋白中。

④貯存的鐵：體內的鐵約有15～30％以鐵蛋白(ferritin)及含鐵血紅素(hemosiderin)的形式貯存於肝、脾、骨髓內。

⑤組織細胞內之鐵：其餘的鐵分佈在全身細胞內，為含鐵酵素(呼吸酵素)之成分。

2.功用

(1)鐵之主要功用在運送氧與二氧化碳：

鐵在體內的主要功用是參與細胞的呼吸作用。鐵是血紅素(hemoglobin)、肌紅蛋白(myoglobin)及細胞色素(cytochrome)的成分。血紅素、肌紅蛋白是肺臟與組織細胞間，氣體交換的重要運輸工具。血紅素最主要的特性是它能和氧作可逆性的疏鬆結合，這也是體內氧運送的主要方式。在肺臟，血紅素能與氧結合，將氧運送至組織毛細血管，並將氧釋入組織，以完成氣體的交換程序。血紅素分子中與氧結合的是鐵原子，氧是以分子形態與血紅蛋白結合，所以結合很鬆，到組織毛細血管中可很快的釋出氧。肌紅蛋白可將微血管內之氧運送至肌纖維的粒腺體內，供細胞利用，同時將二氧化碳自肌纖維內送至微血管，再由血紅素運至肺排出體外。全身各細胞內均含細胞色素(cytochromes)，細胞色素也含鐵蛋白質，在呼吸鏈上有傳遞電子的作用。

(2)為 β－胡蘿蔔素轉變成維生素A時所需。

(3)合成嘌呤(purines)所需。

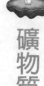
礦物質

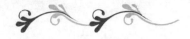

3.吸收

鐵在十二指腸前段的吸收率最高(酸性環境)。無機鐵($FeSO_4$)最容易被小腸吸收。二價的鐵鹽(Fe^{2+})溶解度大,故較三價的鐵鹽(Fe^{3+})易吸收。鐵質的吸收受下列因素影響:

A、有利鐵質吸收的因素

(1)維生素C:膽汁內含抗壞血酸鹽(ascorbate)及其他還原劑,這些或可螯合鐵(將鐵離子鉗夾隱沒在環狀結構中),或將三價鐵還原成二價鐵。飲食中的維生素C有促進鐵質吸收之作用。

(2)酸性介質:酸性環境(胃酸)影響食物中鐵質的可溶性及可利用性。胃切除者及胃酸分泌不足者鐵質吸收不良。

(3)鈣:磷酸鹽、草酸鹽及植酸鹽均會與鐵結合成不可溶性的化合物,阻擾鐵質的吸收。飲食中有適量的鈣質,則可除去磷酸鹽、草酸鹽及植酸鹽,而有利鐵質吸收。

(4)內在因子(intrinsic factor):胃分泌之胃液中含有抗壞血酸鹽及內在因子,胃內因子促進原血紅素鐵(heme iron)之吸收,因原血紅素鐵之構造與維生素B_{12}類似。

(5)生理狀態:懷孕、生長及鐵缺乏症者,血液形成增加,鐵之需要量增多,則吸收也增加。

B、不利鐵質吸收的因素

(1)鹼性介質:胃內鹽酸缺乏,或服用制酸劑,均會阻擾鐵質吸收。

(2)鐵之抑制劑:在腸胃道內之草酸、植酸、磷酸可與鐵形成不可溶性化合物,阻攝鐵之吸收。

礦物質

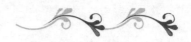

(3)小腸的活動力：小腸活動力增加，縮短食糜與腸腔的接觸
　　時間，因而使吸收減少。

(4)脂肪痢(Steatorrhea)：脂肪痢時鐵質吸收減少。

　　多半在小腸上端尤其在十二指腸吸收，其吸收方式是一種主
動運送。進入黏膜內，與去鐵蛋白(apoferritin)結合成鐵蛋白
(ferritin)。鐵質即暫時以鐵蛋白之形式貯存於黏膜細胞內。
因此小腸黏膜吸收鐵質之多少與黏膜中去鐵蛋白之飽和狀況
有關。小腸黏膜細胞內貯存鐵質是否釋入血流，由血流中肝
轉鐵褐質所含鐵量及飽和程度決定。肝轉鐵褐質經常保持其
1/3的飽和度，如果體內鐵質充足，則血流中肝轉鐵褐質達其
飽和度，小腸黏膜細胞內貯存之鐵質即無法釋入血流。而隨
著黏膜細胞的更新(約2～3日)排出體外。如身體需要鐵質則
肝轉鐵褐質之飽和度低，當肝轉鐵褐質到達小腸黏膜細胞時
即有更多鐵質通過黏膜細胞而與肝轉鐵褐質結合。換言之體
內鐵質不足時，鐵的吸收率更高。正常成人每天吸收鐵質僅
約食物中鐵質總量之5～12％。鐵質缺乏的人則可高達50
％。植物性食物中之鐵質僅2～10％被吸收，而動物性食物
中鐵質則約有10～30％被吸收。原血紅素鐵(heme iron)易被
吸收且利用率亦高。體內鐵質不易排泄，因此身體以控制鐵
之吸收率來調節體內的含鐵量。長期吸收過量鐵質或輸血過
多，以致體內鐵質過量時，肝內去鐵蛋白即達飽和，肝內出
現大量的鐵血紅素　(hemosiderin)。鐵血紅素與鐵蛋白
(ferritin)相似，但含鐵質較多且極不可溶。有些遺傳性疾病
吸收過量鐵質，而形成肝內鐵血紅素過多，稱「血鐵質沈
著」。如血鐵質沈著並伴有組織損傷則稱「色素性肝硬變」。

礦
物
質

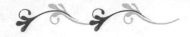
4.貯存

約有1000mg的鐵以鐵蛋白(ferritin)及鐵血紅素的形式貯存體內。
其中約有30%貯存於肝臟內,30%貯存於骨髓,其餘貯存在脾臟
及肌肉內。每天最多約有50mg貯存鐵移出。身體很節儉的利用
鐵質。

5.代謝

血漿中鐵質的來源有三:①由腸道吸收(二價鐵),②由體內貯存
處釋出(三價鐵),③紅血球破壞後分解出之鐵質。血漿中鐵質之
置換量,24小時約35～40毫克,其中只有1～1.5毫克來自於腸道
吸收。體內對於鐵的利用極為經濟,紅血球的生命期約120天左
右,當紅血球破壞時,90%的鐵質仍可被肝臟與脾臟再利用或貯
存。血紅素分解釋出的鐵質重新進入血循環,其他部分則用以
合成膽色素,製造膽汁。其餘就由尿、汗液排出。由月經流失
的鐵質每天約0.3～1毫克。

6.排泄

正常情況下,鐵質排出量極微。除食物中不被吸收的鐵質由糞
便排出外,體內鐵質可隨腸胃上皮細胞脫屑、膽汁、皮膚正常
的脫屑及出血而排泄。尿液及汗水中不含鐵質。正常男性每日
失去的鐵質約為1.0mg。女性在生育年齡(月經開始至更年期每日
平均另有0.5mg的流失。(每次月經流失血量約30～70ml,也就
是說每月流失鐵質16～32mg,平均每日為0.5mg)。婦女經期失
去的血量有個別差異,如大量流失血液,可能產生缺鐵性貧
血。

7.來源

(1)肝臟是鐵質最好的來源。

(2)其次為蠔、貝類、腎、心、瘦肉及舌。

(3)植物性食物中以豆、蔬菜為最好來源，例如梅乾、葡萄乾等。

(4)其他食物如蛋黃、乾果等。

(5)奶及奶製品含量少。

(6)一般飲食中含鐵量不超過6mg／1000Kcal，女性攝取熱能2300Kcal時，含鐵質約為13.8mg，不夠供應身體需要，故需特別添加含鐵食物。

8.需要量

(1)鐵質的需要量與生長、懷孕、哺乳、月經等生理情況及年齡有關。

(2)衛生署建議國人每日鐵的攝取量，如下表：

年齡	需要量(mg)	年齡	需要量(mg)
0月～	7	10歲～	15
3月～	7	13歲～	15
6月～	10	16歲～	15
9月～	10	19歲～	男10　女15
1歲～	10	31歲～	男10　女15
4歲～	10	51歲～	10
7歲～	10	71歲～	10

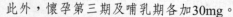

此外，懷孕第三期及哺乳期各加30mg。

9.缺乏症：

礦物質

(1)鐵質缺乏引起低色素血球小貧血(hypochromic microcytic anemia)。

(2)引起鐵質不足之因素為受傷、疾病、流失多量血，或飲食中含鐵、蛋白質及葉酸、維生素B_{12}、維生素B_6、維生素C等不

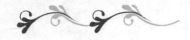
足或吸收不良所致。

(3)鐵質缺乏，在開始時，組織貯存鐵質不飽和，某些酵素減少，血清鐵質減少，最後血紅素及血球容積(紅血球佔全血容積之比)減少。

(4)缺鐵性貧血之臨床症狀發展緩慢，常被病人忽略。嚴重的貧血會有心臟症狀，因為血液中紅血球濃度降低時，血液粘稠度降低，因而血管中流動的阻力減少，流向心臟血量增多，心搏出量隨之增加。同時血液中紅血球的濃度降低時，供應組織的氧量減少，引起反射性的血管擴張，如此又增加了回心的血量，使心臟工作量增加，以搏出較多的血液，循環系統的功能受到極大的影響，終至心臟症狀出現。

二、氟(Fluorine)

1.特性
氟是骨骼與牙齒的成分。人體內之氟由汗腺及腎排出。

2.功用
少量的氟可促進牙齒琺瑯質對細菌酸性腐蝕性的抵抗力，防止蛀牙，且減少骨質疏鬆症之發生。

3.來源
除自來水中添加氟外，牛奶、蛋黃及魚等食物中均含少量氟。缺氟地區在牙膏內加氟可減少蛀牙發生。

4.需要量

(1)飲水中加入少量氟，是防止蛀牙的最好方法，濃度以1 ppm為適宜。

(2)衛生署建議國人每日氟的攝取量，如下表：

礦物質

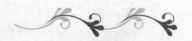

年齡	需要量(mg)	年齡	需要量(mg)
0月～	0.1	2.0	10歲～
3月～	0.3	2.0	13歲～
6月～	0.4	3.0	16歲～
9月～	0.5	3.0	19歲～
1歲～	0.7	3.0	31歲～
4歲～	1.0	3.0	51歲～
7歲～	1.5	3.0	71歲～

5.攝取失衡

過多的氟會產生毒性,使牙齒琺瑯質失去原來光澤,且有凹
痕,嚴重者形成深褐色斑齒。斑齒雖不美觀,但不易受細菌侵
蝕。飲水中含氟濃度高至2ppm以上則琺瑯質受損傷造成斑齒,
若再增加到4ppm以上斑齒發生率高達50%。

(1 ppm=百萬分之一)。

三、碘(Iodine)

1.功用

碘是甲狀腺素的主要成分,甲狀腺素有下列作用:

(1)刺激組織消耗氧,促進產熱作用。當環境溫度低於動物之體
溫時,甲狀腺素能增加熱的產生,補充消耗的熱量,以維持
體溫的恆定。

(2)為正常生長及成熟所必需。生理劑量的甲狀腺素能增加體內
氮的滯留和蛋白質的合成。

(3)甲狀腺素可增加腸胃道中葡萄糖的吸收,促進肝糖分解為葡
萄糖的作用及在肝臟中促進胺基酸轉變為葡萄糖的糖質新生
作用。

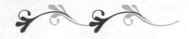

(4)在肝臟內，胡蘿蔔素轉變為維生素A時，需要甲狀腺素。因此甲狀腺素分泌不足時，血液中之胡蘿蔔素濃度增高，皮膚出現黃色斑點。

(5)維持正常的的神經系統功能。

(6)促進全身細胞的代謝等。

2.吸收

食物中之碘：有無機碘鹽、元素碘與有機物結合的碘等數類。在消化道中，元素碘與有機物結合碘均先變成無機碘鹽後，才被吸收。胃腸各段均能吸收碘，但以小腸吸收率最高且最快。碘被吸收後進入血液。碘化物很容易從血流中滲出進入細胞間隙，進入某些細胞。體內某些器官的細胞能不管濃度，濃縮碘化物。最顯著的是甲狀腺，其次為唾液腺、乳腺、胃腺、胎盤等，有些細胞內碘化物濃度較血漿高達20～40倍。有些碘化物離開血漿即分泌於汗液、唾液或消化液中。消化液、唾液中之碘化物可再被小腸吸收。血漿中碘化物部分被甲狀腺吸收(約佔總量之$\frac{1}{3}$)，其餘則經腎臟排出體外(約$\frac{2}{3}$)。

3.代謝

碘化物被攝入甲狀腺後，首先被氧化成具活性的元素碘，然後和大分子蛋白質上之酪胺酸分子結合成碘化酪胺酸。這大分子蛋白質稱甲狀腺球蛋白，是一種存於甲狀腺濾泡膠體中之醣蛋白。甲狀腺內之碘化酪胺酸聚合成三碘甲狀腺原胺酸(簡稱T_3)及四碘甲狀腺原胺酸(簡稱T_4)。通常所稱的甲狀腺素即指T_3及T_4而言。生成的甲狀腺素貯存於濾泡膠體中作為甲狀腺球蛋白分子之一部分，並且經由蛋白質分解酶的作用，釋出甲狀腺素並分泌到濾泡外之細胞間隙腔，進入循環，在血循環中，大部分T_3及

礦物質

T₄均與血漿蛋白質結合，剩下之部分以游離形式存在血液中。

4.來源

(1)碘廣泛的分佈在各種食物及飲料中，最好的來源是碘鹽。

(2)海產食物如蛤、龍蝦、牡蠣、沙丁魚、其他魚類均為良好的來源。鹹水魚含量多，淡水魚含量少。

(3)植物性食物中之含碘量與其生長的土壤含碘量成正比。

(4)動物性食物中含碘量與飼料中含碘量成正比。

(5)在高麗菜、蘿蔔、花生內有致甲狀腺腫素(goitrogens)，會干擾碘之利用並使甲狀腺腫大。加熱可使甲狀腺腫素(goitrin)失去活性。

5.需要量

(1)碘之建議量，成人約為每100仟卡熱能需5微克。

(2)衛生署建議國人每日碘的攝取量，如下表：

年齡	需要量(μg)	年齡	需要量(μg)
0月～	AI=110	10歲～	110
3月～	AI=110	13歲～	120
6月～	AI=130	16歲～	130
9月～	AI=130	19歲～	140
1歲～	65	31歲～	140
4歲～	90	51歲～	140
7歲～	100	71歲～	140

此外，懷孕期增加60μg，哺乳期增加110μg。

礦物質

6.攝取失衡

(1)區域性甲狀腺腫(endemic goiter)或稱單純性甲狀腺腫(simple goiter)：

流行的地區飲食中缺少碘，甲狀腺攝取不到足夠的碘，不能生產正常量的甲狀腺素。血液中甲狀腺素濃度太低，則下視丘分泌甲狀腺激素釋放因子(thyrotropin releasing hormone；TRH)刺激腦下腺分泌甲狀腺刺激素(TSH)，甲狀腺刺激素作用於甲狀腺，甲狀腺素的分泌量無法增加，使腦垂體前葉不斷的分泌甲狀腺刺激素刺激甲狀腺，甲狀腺腺體形成代償性的腫大。(此即缺碘性甲狀腺腫。)

(2)克汀症或呆小症(cretinism)：

懷孕期婦女缺乏碘，則出生的嬰兒嚴重的受影響。基礎代謝率低，肌肉無力，皮膚粗厚、骨骼生長停滯，身體矮小如侏儒，智力遲鈍。如早期用甲狀腺素治療，可使身體發育情況改進，但中樞神經系統所受損害則無法補救。

四、銅(Copper)

1.特性

成人(70kg體重)體內約含80到120mg的銅。分佈在全身組織內，但以腦、肝、心、腎，所含之濃度最高，骨骼及肌肉中之濃度低，但因骨骼及肌肉之總量多，因此銅總量之二分一分佈在骨及肌肉。初生嬰兒所含銅濃度最高，第一年期間逐漸減少。嬰兒每日每公斤體重需要0.08mg，兒童則只需其半量，一般成人每日每公斤體重只需0.03mg。

2.功用

(1)銅是體內多種酵素的成分：

①細胞色素C氧化酶(cytochrome C oxidase)的成分。

礦物質

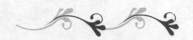

②藍胞漿素(cerulo-plasmin)之成分。藍胞漿素為血液中藍色含銅α—球蛋白，96%的血漿銅由它運送。亞鐵氧化酶(ferro-oxidase)之作用，可使亞鐵氧化成鐵，此為形成肝轉鐵褐質時所必需。

③藍胞漿素、紅銅素(erythrocuprein；存在紅血球中之含銅蛋白)及肝銅素(hepatocuprein；肝內銅蛋白)等合稱細胞銅蛋白(Cytocuprein)，具有過氧化雙重酶(superoxide dismutase)之作用，可催化分解過氧化基團(superoxide radical)成氧及過氧化氫之作用，以保護活細胞。銅影響紅血球的合成，缺乏銅使鐵的吸收及運送減少，因此血色素的合成減少。藍胞漿素具有自貯鐵組織中，將鐵蛋白內之鐵運送出之作用。當血漿中藍胞漿素濃度降低時，則自小腸及肝、脾等貯鐵組織鐵蛋白內運出鐵質之量減少。同時，藍胞漿素濃度低使亞鐵變成鐵之量減少，因而影響肝轉鐵褐質之形成。銅缺乏時影響利用鐵合成血紅素之作用，因此形成不正常且壽命短之紅血球。銅缺乏形成之貧血稱低血色素性貧血(hypochromic anemia)。

(2)銅是骨骼、神經系統及結締組織正常發育所需。

(3)在燒燙傷後，組織修補扮演重要角色

3.吸收

銅在胃及小腸上段吸收。吸收機轉有二：其一，少量的銅與胺基酸成複合物而吸收，其餘有些與小腸內蛋白質結合而吸收。沒有被吸收的銅由糞便排出。少量銅由尿液、汗水、月經排出。

礦物質

4.來源

　(1)銅分佈在各種食物中，尤其在肝、腎、牡蠣、硬殼果、穀類、乾水果、家禽、魚貝類等。

　(2)此外，龍蝦、生蠔、螃蟹、堅果、咖哩、大豆、蘑菇、麥麩、小麥胚芽、巧克力、糖蜜、可可粉、茶、酵母、蜂膠等也有。

　(3)牛奶含鐵及銅均少。

5.需要量

　成人及青春期男女青年，每日需1.3～2mg。

6.攝取失衡

　A.過多

　　(1)Wilson's disease是一種少見的的遺傳性疾病，大量銅被吸收並儲存在肝、腦、腎、角膜，使腦組織和肝變性。

　　(2)精神分裂症、高血壓、口吃、子癇前症、經前症侯群、憂鬱症、失眠等

　B.缺乏

　　(1)缺銅時，組織中的鐵無法利用而造成低血色素貧血(hypochromic anemia)。

　　(2)神經系統退化、不孕症、膽固醇升高等。

五、鋅(Zinc)

1.特性

　成人體內含鋅(zinc)的量約2～3公克，廣布於各組織中但並不平均。於眼睛、肝、骨骼、攝護腺及其分泌液、頭髮含高濃度的

礦物質

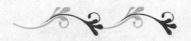

鋅。血液中的鋅85%存在於紅血球，但每個白血球的含鋅量為紅血球的25倍。

2.功用

(1)為七十餘種酵素的主要成分。

(2)是合成DNA及RNA的要素。

(3)是胰島素的成分之一。

(4)維持正常的細胞免疫功能所必需。

(5)精子形成及正常睪丸功能所需。

(6)增強濾泡刺激素(FSH)及黃體刺激素(LH)的作用。

(7)有助於合成、製造新的味蕾細胞。

(8)鋅可降低兒童呼吸道感染、治療攝護腺腫大、耳鳴。

3.來源

牡蠣、肝臟、瘦肉、魚及全穀類均是鋅的豐富來源。飲食能供應適量動物性蛋白質亦必能供應充分的鋅，所以素食及低蛋白飲食其含鋅量可能很低。

4.需要量

每人每天需要15mg。

5.缺乏症

缺乏鋅，罹患心臟病與糖尿病的機率較高，同時易導致懷孕期疾病、性腺不成熟、味覺及嗅覺異常、黃斑退化、老年癡呆症。

礦物質

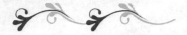
六、鈷(Cobalt)

1.功用

　(1)為Vitamin B_{12}之成分。

　(2)維持全身細胞正常功能所需。尤其骨髓細胞、神經系統及腸
　　胃系統之細胞。

2.來源

　肝、腎、牡蠣、家禽、牛奶、綠葉菜及穀類。

3.需要量

　每日攝取3～5μg之維生素B_{12}即滿足需要。

4.缺乏症

　(1)少發生缺乏症。

　(2)在胃內因子缺乏、胃切除及吸收不良時，才會發生缺乏症。

　(3)引發惡性貧血的症狀。

七、錳(Manganese)

1.特性

　(1)存在骨中最多，其次為肝、垂體、胰臟及腸胃組織內。

　(2)活化某些酵素。

　(3)肝細胞粒腺體內含量多。

2.功用

　(1)治療與預防遲發性運動障礙。

　(2)將精神分裂患者與腫瘤患者體內過量的銅，移出組織之外。

礦物質

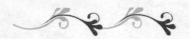

(3)減輕婦女經期症狀。

3.來源

全穀類(糙米、米糠與米殼)、硬殼果(堅果)、莢豆、扁豆、大
豆、水果、茶、香料、糖蜜、向日葵子、洋芋、萵苣及藍莓
等。

4.攝取失衡

A.過多

長期暴露於含錳之灰塵，則錳聚集肝、中樞神經。使神經肌
肉呈現類似Parkinson's disease之徵狀。

B.缺乏

(1)人類很少發生缺乏症。

(2)錳缺乏症與生長障礙、骨骼異常、糖尿病樣的碳水化合物
變化、身體不協調，以及容易發生痙攣有關

八、鉻(Chromium)

1.鉻的生理功能與葡萄糖忍受性(glucose tolerance factor；GTF)
以及脂肪代謝有關：可用以治療糖尿病，降低血糖、胰島素
濃度；讓胰島素發揮作用；降低去輔基脂蛋白B，預防缺血性
心臟病；防止高血壓，並減緩老化。

2.其來源包括啤酒酵母菌、小麥胚芽、麥麩、牛肉、禽肉、全
穀食品、乳酪等。

3.需要量嬰兒為10～60μg，兒童20～120μg，7～10歲50～200
μg，成年人50～200μg，其較不易缺乏。

礦物質

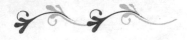

九、硒(Selenium)

1.特性

硒與40多種疾病有關,包括糖尿病、白內障、齲齒等。硒具有清除自由基的功能。自由基、脂褐質 (老年斑一類物質) 是百病之源,自由基在体內的積累導致免疫力低下,動脈硬化,誘發癌症;促人衰老,百病叢生。硒好像清道夫,把這些廢物清除了。

(1)硒是麩胺基硫過氧化酶(Glutathione peroxidase)的成分。

(2)少量的硒是組織呼吸的必要因子。

(3)另外,它與維生素E同時肩負預防氧化的功能,但兩者無法互相取代。

(4)硒一般被認為是有毒元素,過量的硒引起噁心、嘔吐、肝危害以及麻木等。

2.功用

(1)減低有毒礦物質的毒性、對抗數種癌症:預防攝護腺癌、肺癌、結直腸癌。

(2)硒缺乏症與肌肉無力、心肌病變、免疫功能障礙有關。

(3)降低化療藥物帶來的腎毒性與骨髓抑制作用。

3.來源

麥芽、啤酒酵母茵、魚、龍蝦、啤酒、蚌蛤、螃蟹、雞蛋、羊肉、蘑菇、蠔、豬肉、恭菜、蕪菁、全穀食品、辣椒、堅果;硒補充劑。

礦物質

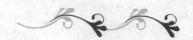

4.需要量

(1)硒的需要量依年齡漸增，在10～75μg之間。

(2)衛生署建議國人每日硒的攝取量，如下表：

年齡	需要量(μg)	年齡	需要量(μg)
0月～	AI=15	10歲～	40
3月～	AI=15	13歲～	50
6月～	AI=20	19歲～	50
9月～	AI=20	51歲～	50
1歲～	20	71歲～	50
4歲～	25	懷孕期	＋10
7歲～	30	哺乳期	＋20

十、硼(Boron)

1.功用

能使骨質代謝達到最佳狀態，幫助人體儲存骨本，並可預防或治療骨關節炎、骨質疏鬆症等，還可減少鈣質流失；對更年期婦女，硼補充劑具有與動情素治療類似的效果。

2.來源

紫花苜蓿、包心菜、萵苣、豌豆、青豆、大豆、蘋果、海藻、梅乾、葡萄乾、杏仁果、核果、花生。

十一、釩(Vanadium)

1.特性

現代人所罹患的疾病中，糖尿病、肥胖、心血管疾病都名列前茅，表示釩的攝取量過低。

礦物質

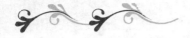

2.功用

(1)加強胰島素活性，矯正血糖；釩有助於控制糖尿病、降低血糖。

(2)預防高血壓；釩缺乏症會造成心血管疾病、生長遲緩等。

3.來源

蘑菇、荷蘭芹、蒔蘿、黑胡椒、葡萄等。目前市面上也可買到許多不同配方的釩，例如：釩硫酸鹽。

十二、鍺(Germanium；Ge -132)

1.特性

(1)這個微量礦物質是最近被kazuhiko Asai此日本科學家發現並研究的。他發現每日服用100～300毫克的鍺，可以改善許多種疾病包括風濕性關節炎、食物過敏、高膽固醇、念珠菌病、慢性病毒感染、癌症、愛滋病等。

(2)鍺同時也是一種作用快速的止痛劑。

(3)鍺的任務是把自身附著在氧分子上，這些氧會被攜帶到全身各部，以增加細胞的含氧量。我們的身體需要氧，以維持免疫系統正常運作，因為氧有助身體排除毒素。

(4)Asai博士相信所有疾病都是由於對那個部位的供氧不足引起的。研究人員已顯示有機鍺是提高組織含氧量的有效方法，因為它與血紅蛋白一樣是氧的攜帶者。

2.來源

蘆薈、治痢草(comfrey)、大蒜、人參、shiitake菇(日本香菇)，洋蔥、Suma藥草等。

礦物質

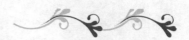

十三、鉬(Molybdenum)

1.特性

(1)這個必需礦物質用於代謝含氮物質，使身體能利用氮，唯其需要量相當微少。

(2)它協助嘌呤(purines)轉為尿酸的最末幾個步驟。它促進正常的細胞功能，且是黃嘌呤氧化酶(xanthineoxidase)系統的一部分。

(3)鉬見於肝、骨骼及腎。低攝取量與口腔、牙齦毛病及癌症有關。那些含有許多精製、加工食品的飲食，容易產生缺乏症。

(4)缺乏鉬可能使中年以後的男人性無能。

2.來源

豆類、穀物、豆科植物、豌豆、深綠葉菜類。

3.注意事項

熱度與濕氣可能改變此礦物質的作用。每日大量攝取超過15毫克，可能會產生痛風(gout)。攝取高量的硫可能減低鉬的含量。過量的鉬可能干擾銅的代謝。

十四、矽(Silicon；silica)

1.特性

(1)矽對骨骼及結締組織(膠原蛋白；collagen)的形成、健康的指甲、皮膚及毛髮，及骨骼形成早期的鈣質吸收等均是必要的。

(2)維持動脈的彈性需要矽，它是預防心臟血管疾病的主角。

礦物質

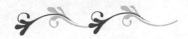
(3)矽對抗鋁在體內的作用，且對於預防阿滋海默症(Alzheimer's disease)及骨質疏鬆症是很重要的。

(4)矽的濃度會隨著年老而漸減，因此老年人需補充較多量。

(5)硼、鈣、鎂、錳、及鉀幫助矽的利用效率。

2.來源

苜蓿、甜菜、糙米、木賊(一種藥草)、母奶、鐘形椒、大豆、綠葉菜、未加工穀物。

礦物質

第六章、水

◇簡介：

一、水在人體的分布，佔體重的三分之二，是人體內主要的成
　　分。水僅次於氧而成為維持生命最重要的物質。

二、個體含的水量與性別及個體組織成分有關：

　　1.因體內含水量與脂肪含量成反比，所以，肥胖的個體體內含
　　　水百分比較瘦者低。

　　2.一般標準體重的男女，其體內所含水百分比，男比女高。

三、體內的水分，約有四分之三存在細胞內，稱細胞內液
　　(Intracellular Fluid；I.C.F)，其餘四分之一存在細胞外，稱為
　　細胞外液(Extracellular Fluid；E.C.F)。細胞外液包括組織間液
　　約佔體重之15％、血漿(plasma)約佔體重之5％、淋巴液
　　(Lymph Fluid)及淚腺、胰、肝、胃腸道黏膜的分泌物。

◇種類：

一、硬水和軟水

　　硬水含鈣與鎂，這些礦物質會使肥皂不易起泡，而且會在頭
髮、衣物、水管、餐盤、以及洗滌盆上留下一層沈澱物。雖然硬
水頗煩人，但研究顯示飲用硬水那地區的人，死於心臟疾病的機
率比較低。然而，我們相信硬水中的鈣對心臟、動脈、或骨骼都
不好。因為，硬水將它的鈣質及其它礦物質，沈積在這些結構的
外面；而對身體真正有益的鈣，是在這些結構的裡面。

　　軟水可以是天然的，或是硬水利用鈉處理以除去鈣與鎂而成
的。人工軟化過的水，其問題在於它比硬水還可能溶解水管的管
壁。這使鉛質水管造成一大威脅。除此，由鎘組成的塑膠管及鍍
鋅管暴露出另一項毒害的威脅。雖然這兩種管子現在很少使用，

水

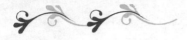

但今日所用的銅管也能導致過量的銅、鐵、鋅、砷經由軟水進入體內。

二、去離子水或去礦物質水

當一個原子或分子的電荷經由除去或添加電子而被中和後，所形成的水叫做去離子或去礦物質水。除了鎘、鋇、鉛等重金屬與某些形式的鐳以外，去離子過程還除去硝酸鹽、鈣、鎂。

三、過濾水

過濾這個方法使水質純淨、無污染，且味道較好。有許多處理水的方法及不同型的過濾水。大自然讓水流經小溪以過濾水質。當這些水通過溪中的石頭，水中的細菌吸附到石頭上，與石頭的礦物質諸如鈣、鎂等交換。除了天然的方法，尚有人為的幾種過濾水，例如蒸餾、粒狀活性碳處理，及逆滲透作用。典型的粒狀活性碳處理是利用一種固體且具有吸收力的物質，當水通過它時，能將水中的有機污染物挑出。這種處理法減少水的氯味。逆滲透作用被認為是一種過濾水質的好方法。它使用一種特殊的半透膜來濾掉水中的雜質。然而，我們相信沒有任何濾器能阻撓細菌或病毒通過。連最精細的濾器，其每一個濾孔都還足夠讓上百萬個病菌穿透。

四、氟化水

多年來，飲用水是否該添加氟化物一直是個爭吵不休的問題。支持者表示，氟化物是天然物，且它幫助骨骼及牙齒的發育，並維持它們的健康。反對者則辯稱，由氟化物衍生出來的氟是有毒物質，它會在體內堆積，對免疫系統造成不可挽救的傷害。今日，在美國超過半數的城市，添加氟化物於用水中。雖然很多疾病一直被認為與氟化水有關，例如唐氏症(蒙古症)、牙齒出現雜斑、癌症等，但將水氟化已成了標準而非例外。萬一你的自來水含氟化物，而你想除掉它，可以使用逆滲透作用或蒸餾系統

水

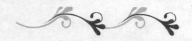

來淘汰幾乎所有的氟化物。

五、礦泉水

　　礦泉水是天然的泉水，通常來自歐洲或加拿大。這水必須是來自源頭的活水，不可以用幫浦從地下打壓或抽取，且必須在源頭裝瓶。依水源處的不同，水會含有不同的礦物質。如果你正缺乏某種礦物質，且正利用飲用礦泉水治療，則必須知道你喝的特定廠牌之礦泉水內含有哪些礦物質。如果你喝的礦泉水，其含有的礦物質不是你缺乏的，則壞處可能勝過好處。

六、天然泉水

　　天然水意味著其礦物質成分未經改變，但它可能會被過濾或處理。泉水自然地由地下的貯水湧出地表，這種水是不加工的，有時可能添加口味或氣泡。

七、蒸餾水

　　蒸餾牽涉到把水煮滾產生汽化的過程。蒸汽上升後，把大部分的細菌、病毒、礦物質、污染物等留下。然後，將這些蒸汽轉移到一個凝結槽，水蒸汽便在此冷凝成蒸餾水。一旦進入體內，蒸餾水會將被細胞及組織拒絕的無機礦物質清出體外。我們相信只有蒸餾水該被消費者飲用。增加蒸餾水風味的一種辦法是加一到二湯匙的蘋果醋(來自健康食品店)於一加崙(約3.8公升)的蒸餾水。醋是一種極佳的溶劑，且它有助消化。如果想添加礦物質，你也可以在蒸餾水中加入幾滴由微量礦物質研究室生產的濃縮礦物質液。每加崙的蒸餾水摻入兩湯匙的礦物質液。

八、自來水

　　家裡水龍頭流出來的水是得自地表水，也就是那些流經池塘、溪流、小河、及湖等的水。然而，雨水會將空氣中的污染物攜入這些水中，弄髒我們的飲用水。殘留的肥料及殺蟲劑、汽車

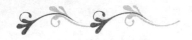

的含鉛廢氣及工廠排放的廢料，均容易被沖入地表水。除此，為了淨化飲用水，常常使用明礬、碳、氯、氟、石灰、磷酸物、蘇打灰、鋁化鈉等化學物質。這些化學物質原本是用來殺菌，但現在被認為會引起癌症。自來水還可能含有的毒物包括砷、石綿、鎘、氰化物，這些物質能與其它化學物結合形成致癌劑。並非所有的飲用水中都含有這些毒物。有些城市在飲水安全上排名較高。此外，並非所有城鎮均添加化學物或過濾水源以淨化水質。但有些城鎮加化學物到水中消毒，有些城鎮則過濾他們的水源。飲用水的處理方式及自來水的安全性乃取決於個人。改良自來水味道的方式有幾種。煮沸自來水可殺菌。然而，這些水若是作為飲用，則必須冷藏。也可將水存放入未加蓋的水壺達數小時，以改善水的味道，這種方法可趨散濃重的氯氣。水還可以在攪拌機內打出氣泡，以去除氯與其它化學物質。然而，以上各種方法只能改變水的味道，不能改良水質。

◇功用：

一、水是良好的溶劑

體內許多代謝反應均在水中進行。水分是消化作用後營養素的溶劑，以便於營養素的吸收、運送與利用。細胞的廢物均可溶於水再經由肺、腎臟、皮膚與腸道排出體外。

二、水分是所有體液的介質

消化液、淋巴液、血液、尿液與汗液均含有大量的水分。體細胞中所有的物理、化學反應，如營養素的消化吸收、利用及廢物排泄等，均在水的參與中進行。

三、調節體溫

體溫升高或氣溫較高時，體內的熱可隨水分，經皮膚、肺散發體外，以維持體溫之恆定。每kg的汗水可含600仟卡的熱。

水

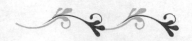

四、水為潤滑劑

水可潤滑內部器官、關節等。唾液可助吞嚥食物。腸胃、呼吸道、生殖泌尿道上之分泌液(含水分)具潤滑黏膜之作用。

五、水是身體的組成分

水分是所有細胞結構的成分，在大部分的組織中，細胞內液及細胞外液間可不斷地發生互換以維持滲透壓。

◇來源

正常的情況下，水的攝入受口渴控制中心所控制。此控制中在下視丘，當體液的滲透壓增加或細胞外液量減低，則引起渴的感覺而找水解渴。

一、飲用水或飲料

包括開水、茶、果汁、菜湯等含水的飲料，每日約由此來源得到1200ml的水分。

二、固體食物內所含水分

各種食物內均含水分。每日大約可自食物中得到900ml之水。各食物中含水量不同，有些食物中含水多，有些食物雖呈液體狀(如牛奶)，但含水量並不比蔬菜類高。

三、營養素在體內氧化所產生的水

1. 100gm的脂肪氧化產生 107ml的水。

2. 100gm的醣類氧化產生 55ml的水。

3. 100gm的蛋白質氧化產生 41ml的水。

如一日膳食中攝取蛋白質、脂肪、醣類產生熱量之比為15：35：50，總熱量2000仟卡，則可產生250ml之水。

水

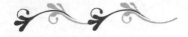

◇需要量：

一、一般情況下，每日應攝入之水量，在最少的運動量、沒有出汗，由飲料、食物及代謝產生之水，至少合計需1.5公升。

二、較合理的量為每攝入一仟卡熱量之食物時，成人需1ml之水。嬰兒需1.5ml/1kcal。

◇體內水分的損失：

體內水分的排出，主要經由腎臟、皮膚、肺臟及腸道糞便。

一、腎臟

由腎臟排出的水量，依固體廢物的多少而增減。在正常情況下為600ml。尿素及氯化鈉是主要的固體物。此固體物必需有定量的水分來溶解。如因體內廢物產生的量少，則強制排出的小便量隨之減少。如攝取高醣低蛋白質膳食，則組織的分解減少，同時蛋白質形成的尿素也減少，可使強制排水量減少。腎臟除強制排出水外，尚有500ml左右的水，隨身體需要及腎小管吸收率而有所增減。

二、皮膚

每日由皮膚及肺等無感覺的蒸發的水分約800～1000ml。皮膚蒸發水量的多少與體表面積成正比。這是身體維持體溫的重要方法。嬰幼兒的體表面積約為成人的三分之一。因此嬰幼兒由皮膚散失的水較成人多(以單位體重比)，而體溫的變化也較大。可視汗水散失的水分，受環境溫度及活動情況影響。環境溫度增高或活動增加，則汗量之排出增多，而尿量之排出則減少。發燒時，身體需要散熱以調節體溫，因此汗量增加因而尿量減少。正常人在適當的環境溫度及活動下，每日出汗量大約450～700ml。

水

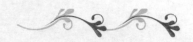

三、肺

呼吸時經由肺臟呼出一部分水氣。環境溫度、活動及身體情況會影響呼吸之快慢。故亦影響呼出之水量。正常人在適當環境溫度及活動下，每日呼出的水量，大約300ml。

四、糞便

少量的水分，由大腸隨糞便排出。每日糞便中含水量大約在200ml左右。

此外，腹瀉、嘔吐、出血、引流、燒傷(滲出物)，使用利尿劑或鼻胃管引流等均增加水之流失。腎病使腎濃縮尿液能力受損時，尿液排泄量可達正常人之三倍。動手術、發高燒，均增加水分排出量。

◇攝取異常之影響：

每日所攝入的水分，與排出的水分必需相等，才能維持代謝平衡。水的平衡與體內環境──氫離子濃度、水及電解質濃度、滲透壓、體溫及腸液的平衡有關。水的排出與攝入之多少，受環境影響。如寒冷的氣候，水分蒸發較少，水分的攝取量減少。炎熱的天氣下，由肺及皮膚蒸發的水分多，尿液量減少，水分的攝取量增加。

一、個體僅飲水、不進食食物下，能維持數星期的生命，但沒有水則只能維持數日，因脫水(失水)比飢餓更能使人致死。

二、個體失去大部分的脂肪、肝糖及半數的蛋白質(約減輕40%的體重)，而仍能生存，但失去10%的水，即可導致嚴重的紊亂(體內物理化學作用，大受影響)，身體水分減少20%則可致死。

水

第二部
Part 2

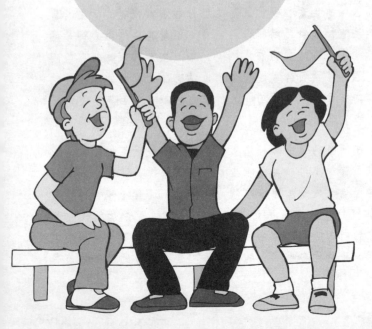

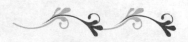

第二部

　　我需要營養補給品嗎？目前市面上有各式各樣的保健營養食品，每種都宣稱具有特殊的功用或療效，從各種維生素到天然物的精華萃取物，多到令人眼花撩亂，不知從何選取，不曉得哪種最適合自己的需要，哪些才可真正提供他們所宣稱的效果。對於喜愛運動的人，或是專業的運動員，我們總是希望可以得到更好的訓練成果，有更好的成績表現，不少營養補給品即是以此做為設計的基礎和宣傳的重點，但是這些補給品對提昇運動表現真的有幫助嗎？哪一種又是最有效最適合我的呢？

　　舉例而言，維生素和礦物質是維持身體正常機能的重要營養素，他們無法直接提供運動所需的能量，但是有些維生素卻是產生能量的過程中不可缺少的催化劑，有些維生素和礦物質在體內的代謝和組織的修護與合成過程中，也佔有非常重要的地位。既然他們在體內有如此重要的功能，那麼吃的越多是否就能更加提昇身體的機能，而有更好的成績呢？答案是否定的。

健康補給站

　　目前幾乎所有的研究都證明，如果體內不缺乏某種維生素或礦物質，則不論補充再多某種維生素，都無法提昇運動的表現，延遲疲勞的發生，或是加速恢復體力的過程。而且身體會根據體內維生素和礦物質的存量，而決定吃進去該種營養素的吸收程度，例如當體內的鐵質存量充足時，身體就會自動降低食物中鐵質的吸收度，此時你多吃進去的綜合維生素中所含的鐵質就浪費了。

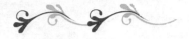

　　總而言之，均衡而營養的飲食仍然是促進健康和增進運動表現最有效的方法。但是如果你"覺得"某一種補給品可以讓你充滿信心，感覺更有活力，雖然可能只是心理因素，也會對你的表現有幫助，但是需要注意兩點：

1. 不要服用大量的某種營養素，除了有中毒的危險之外，也可能會影響其他營養素的吸收，而造成體內其他營養素的缺乏，例如服用過量的鋅，會妨礙銅的吸收。

2. 選購合格廠商的產品，並注意保存期限，因為不肖廠商的產品可能含有「有毒重金屬」，反而對身體有害。(必要時，可諮詢醫師、藥師的專業建議。)

　　因此，我們就在這一部，以市面上常見也較暢銷的各種營養補給品為對象，一一介紹說明其成分和功效，希望讀者能夠在選購時有所依據，視個人體質、體能的差異來加以補充，才不致於「損不足而益有餘」的浪費資源；更甚者，損害健康，造成「揠苗助長」的愚昧行為。

健康補給站

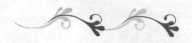

必需脂肪酸（維他命F）

◇簡介

「脂肪酸」－脂肪代謝到最小的單位就是脂肪酸。「必需脂肪酸」－是指那些體內無法製造，非得由食物提供的脂肪酸，簡稱EFAs（essential fatty acids），又稱維他命F；必需脂肪酸若攝取不足，則會產生缺乏症。人體所需的必需脂肪酸有3種，即亞麻油酸(Linoleic Acid；$C_{18:2}$ ω-6)、次亞麻油酸(α-Linolenic Acid；$C_{18:3}$ ω-3)和花生四烯酸(Arachidonic Acid；$C_{20:4}$ ω-6)，這些必需脂肪酸也是多元不飽和脂肪酸（polyunsaturated fatty acids），能幫助降低膽固醇、高血壓及減少罹患心臟疾病與中風的機率。

最重要與最常見的必需脂肪酸是一種屬於omega-6系列的亞麻油酸，亞麻油酸可以經由體內酵素的作用轉變成為有活性的Gamma-次亞麻油酸(Gamma-Linolenic Acid；GLA)。何謂GLA？GLA（γ-Linolenic Acid），它是人體內不可缺乏的必需脂肪酸的一種，也是形成前列腺素的先驅物。GLA在人體的脂肪代謝過程中是一種非常重要的不飽和脂肪酸，人體不容易自製，大部分需要從食物中攝取。它具有紓解女性生理期不適、增加皮膚健康、增強免疫力、降低發炎、維護心血管健康等重要功能。

而Gamma-次亞麻油酸也普遍存在於許多天然的植物油中，尤其是以月見草含量最豐富，而最近更發現琉璃苣中也有非常高的含量，但是由於我們生活與飲食習慣的改變，我們通常無法攝取足夠的亞麻油酸，而且亞麻油酸轉化為Gamma-次亞麻油酸的酵素也因為許多不良的生活習慣所抑制，如酒精、膽固醇、飽和脂肪酸、缺鋅、緊張...都會影響到轉化的效率，所以每日攝取必需脂肪酸的量約佔總熱量的10%～20%，才算足夠。因此，最好的方

必需脂肪酸

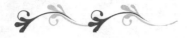

法是直接攝取gamma-次亞麻油酸，如此就可以直接補充我們所需的必需脂肪酸。天然的必需脂肪酸見於許多蔬菜及植物油（椰子或棕櫚仁油除外）。如果這些油經過高溫或氫化處理，則亞麻油酸將被轉換成無法被利用的反式（trans）脂肪酸。

前列腺素E₁的形成過程，可簡述如下：

順式-亞麻油酸(cis-linoleic acid)→珈瑪-次亞麻油酸
(gamma-linolenic acid)→dihomo-珈瑪-次亞麻油酸
(dihomo-gamma-linolenic acid)→前列腺素E₁(Prostaglandin E₁)

◇功用

一、大致而言，必需脂肪酸有兩大功能：

1. 是提供細胞膜的重要成份，它決定了細胞膜的流動與彈性，對於許多免疫細胞而言，這是非常重要的，而人類的腦細胞也充滿各種必需脂肪酸，研究顯示，當必需脂肪酸缺乏，人類的腦細胞傳導功能會受到影響，因此會使記憶與學習能力降低。

2. 必需脂肪酸的功能在於前列腺素(Prostaglandin)的合成，它是前列腺素的前驅物，缺乏會引起許多重要的生理功能不全，如心跳、血壓與血管收縮、膽固醇代謝與免疫力的下降。

二、綜合歸納，必需脂肪酸的功能可分為：

1. 產生能量及運送能量到全身各處。

2. 控制人體的生長、活力及精神狀態。

3. 協調氧化過程中的氧氣、電子運送及能量。

4. 控制養分進入細胞膜。

必需脂肪酸

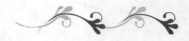

5.在氧氣的移轉及血紅素的製造上，具重要角色。

6.迅速恢復疲勞。

7.運送膽固醇及飽和脂肪酸，並減少它們對身體的傷害。

8.保持體內腺體分泌的活化。

9.協助關節液（潤滑液）的產生。

10.亞麻油酸(ω-6)是前列腺素的前驅物，用來合成前列腺素。

11.次亞麻油酸(ω-3)可轉化為 EPA 及 DHA 供身體利用。

12.協助電流的產生，以維持規則的心跳。

13.產生過氧化氫，以增強免疫系統對抗感染。

14.預防及減輕過敏現象。

◇結語

一、每日攝取量

目前並無共同的每日建議劑量。世界衛生組織及農業組織，組成的一個共同委員會，建議每日攝取亞麻油酸的量，應佔總熱量的4～10%；英國營養協會則建議次亞麻油酸至少應佔0.5%的總熱量；加拿大的每日建議，用量為亞麻油酸應佔總熱量3%以上，次亞麻油酸應佔總熱量0.5%以上；若依台灣衛生署建議的每日攝取熱量2000大卡，套上加拿大標準，每日至少應攝取亞麻油酸6.6公克，次亞麻油酸1.1公克。

二、必需脂肪酸缺乏症

1.發育不良。

2.皮膚炎。

3.生殖力降低。

必需脂肪酸

4.壓力應對能力降低。

5.血脂上升,心臟血管疾病罹患率升高。

6.中風的危險性升高。

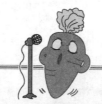

缺乏GLA的原因很多,包括下列因素:

1.**飲食攝取不當**:攝取過多的加工植物油或精緻醣類、缺乏維生素C、B_3、B_6、鋅、鎂的攝取,會使體內不易製造GLA。

2.**老化**:由於身體老化,體內形成GLA的功能降低,導致GLA不足的現象。

3.**生活形態**:抽煙、飲酒、咖啡、茶、壓力,這些生活形態都會降低GLA的生成。

4.**疾病**:糖尿病、癌症、甲狀腺功能低下,也會影響到GLA的形成。

　　另外,根據美國研究顯示,相信有高達80%以上成年人缺乏必需脂肪酸,因此GLA也可能呈現普遍不足的現象。

各種食物GLA的含量比較:

	GLA（γ-次亞麻油酸）
琉璃苣種子油	20～26%
月見草種子油	8～12%
黑醋栗種子油	16～18%
大豆油	0～1%
葵花油	0～1%
橄欖油	0%

必需脂肪酸

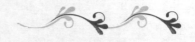

DHA與EPA

◇簡介

　　何謂DHA？DHA為二十二碳六烯酸(Docosahexaenoic acid)是屬於ω-3系列高度多不飽和脂肪酸(poly-Unsaturated Fatty Acid；PUFA)的一種，目前較普遍的ω-3脂肪酸有EPA、DHA和α-次亞麻油酸三種。人類體內的不飽和脂肪酸可分為四種：ω-7、ω-9、ω-3和ω-6型。ω-7和ω-9屬於單元不飽和脂肪酸(Mono-Unsaturated Fatty Acid；MUFA)，可由人體自行從飲食中的飽和脂肪酸(Saturated Fatty Acid；SFA)合成，但ω-6和ω-3型的不飽和脂肪酸是人類無法自行合成的，所以一定要從飲食獲得，因此ω-6和ω-3型的脂肪酸又稱為必需脂肪酸，而ω-3脂肪酸中的DHA通常存在於冷水深海魚魚油中。有專家發現，在人的視網膜、大腦細胞及母乳、精液中亦發現有大量DHA存在。

　　DHA是構成細胞及細胞膜的主要成份之一，但人類無法自行合成，必須從飲食中獲得，DHA在一開始時，是起源於海中的植物浮游生物，植物浮游生物中含有ω-3系列的α-次亞麻油酸、EPA及DHA，由小型魚類吃下以後，形成食物鏈，再被大型魚所吃下，在形成食物鏈的過程中，被魚攝取的α-次亞麻油酸會再轉變為EPA、DHA的形式，積存在魚體內；由此可知，藉著海中的食物鏈使得魚體內含有DHA，而魚體內DHA含量最多的部位則是眼窩脂肪、其次是魚油。目前所知道，DHA含量最高的食物是鮪魚，每一百公克中含2877毫克，其次是鯖魚1781毫克、秋刀魚1698毫克。

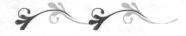

◇功用

1.有助於視力的提升

DHA對視網膜的感光細胞之光刺激傳導十分重要,由於DHA可通過血液視網膜屏障(Blood Retina Barrier),使視網膜細胞柔軟,進而刺激感光細胞,使訊息快速傳遞到大腦,進而提升視覺的功效。

2.增進大腦細胞之發育

在大腦皮質中,DHA是神經傳導細胞的主要成份,亦是細胞膜形成的主要成份,大部分的DHA不會被胃液所消化,而直接進入血液,被肝或腦等器官吸收,而EPA及 α-次亞麻油酸卻不被吸收,主要原因是由於DHA可經由血腦屏障(Blood Brain Barrier)進入腦細胞,而同是屬 ω-3系列不飽和脂肪酸的EPA及 α-次亞麻油酸卻無法通過血腦屏障被腦吸收。

3.抑制發炎

由於DHA會抑制發炎前驅物質的形成,所以具有消炎作用。

4.降低血脂肪、預防心臟血管疾病

主要是由於DHA可降低血液中三酸甘油酯、膽固醇及預防血栓的形成。

5.DHA與胎兒發育

據報導,胎兒在母體中即開始累積DHA於大腦中,其中以產前三個月及出生後三個月中累積速度最快,胎兒之DHA是來自母體所供給的營養,但出生後,嬰兒則需由飲食中攝取,母乳則是小寶寶最自然、最充份的DHA來源,尤其是初乳DHA的含量會更高。新生兒若餵予母乳則會比餵予嬰兒奶粉者得到更多的DHA,使得寶寶更聰明。

6.DHA對老人痴呆的防治也很有效

由於隨著年齡的增長，腦中的DHA就會逐漸減少，也就是說容易引起腦部功能的退化。事實上，腦細胞在二至三歲前會不斷的成長，長大成人後，則會逐漸減少。根據調查，在二十至三十歲時，腦細胞會以十萬個的比率逐漸減少，雖如此，DHA仍能使剩下的腦細胞具有活性化的力量，充分地提高記憶及學習能力。

◇結語

關於DHA一天應該攝取多少，目前並沒有一定的標準，不過研究人員認為每日攝取0.5至一克的DHA，每週三至五次最為理想。若DHA攝取不足，可能會造成學習能力低下，神經傳導不正確，生長發育遲緩等。

至於攝取過多DHA的不良影響，至目前為止並無傳出因食用過多DHA而造成中毒的例子，但攝取過多的DHA可能會造成下痢及肥胖。

《小記》

補充DHA的注意事項：

1.魚油含有多元不飽合脂肪酸，所以很容易被氧化而產生有害的過氧化物。應該在服用魚油時同時補充維生素E，以中和自由基的傷害。

2.患有血友病或凝血障礙的人不適合吃魚油，以免造成凝血功能不足。

3.因為魚油會影響凝血機能，所以孕婦補充DHA最好是以魚類為主；不要另外補充魚油，因為可能會增加出血機率。

4.由於DHA對空氣和光線都敏感，有特別容易氧化變質的缺點，所以在選擇食物時，以季節性及新鮮者為主，且在保存時應特別注意保存的時間勿過久，可貯存於暗處，避免氧化變質。

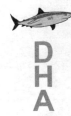

【註1】 EPA (Eicosapentaenoic acid)

EPA和DHA類似，大多存在於魚類的脂肪組織中，亦是一種高度不飽和脂肪酸。EPA的主要訴求是在預防心臟血管疾病方面，它可以減少血栓的形成，降低血液的黏稠度，所以多用於預防高血壓、動脈硬化、心肌梗塞。通常如果增加脂肪的攝取量，罹患乳癌及大腸癌的危險度就會增加，而魚油中的EPA會抑制上述疾病的發生。

一般海產類的食物中多含有EPA，像是昆布、海帶都有，可以從這些天然食物中去攝取。但是必須注意的是：EPA和DHA攝取過多的話，會造成體內過氧化反應，增加腦出血的機率。

【註2】 α-次亞麻油酸(α-Linolenic Acid)

除了食用深海魚可以得到豐富的ω-3脂肪酸外，在這兒另外介紹一種α-次亞麻油酸，也是屬於ω-3脂肪酸的一種，進入體內可以轉變成DHA和EPA，只不過轉換的速度較緩慢。

α-次亞麻油酸多以深綠色蔬菜作為主要來源，特別是冬季產的菠菜、白菜、茼蒿、蘿蔔、蕪菁等。原因是低溫容易使α-次亞麻油酸在植物體中的含量增加。其他如核桃、蕎麥、大豆及某些植物油—大豆油、紫蘇油、亞麻仔油等，也都是α-次亞麻油酸的豐富來源。特別是紫蘇油，40%～50%都是α-次亞麻油酸。

【註3】 如何選擇富含DHA的魚類呢？有專家指出「凡是魚鱗閃閃發光，背部為青色的魚，都含有大量DHA」。這類魚包括秋刀魚、沙丁魚、鮪魚、鰹魚等。至於其它食物如牛肉、豬肉、雞肉等肉類或牛奶中幾乎不含DHA。為了更清楚知道DHA含量及其季節性，特列出以下表格，讓各位更清楚的去選擇魚類，希望藉此能讓您吃得更聰明。

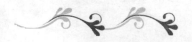

名　　　稱	DHA (毫克/100公克)	EPA含量 (毫克/100公克)	脂肪含量 (公克/100公克)
鮪魚(肥肉)	2877	1288	20.12
鰤魚	1784	898	12.48
鯖魚(青花魚)	1214	13.49	13.49
秋刀魚	1398	844	13.19
鰻魚	1332	742	19.03
沙丁魚	1136	1381	10.62
紅鱒	983	247	6.34
鮭魚	820	492	6.31
竹莢魚	748	408	5.16
海鰻	661	472	8.58
鰹魚	310	78	1.25
鯛魚(赤鯮)	297	157	2.70
鯉魚	288	159	4.97
鰈魚	202	210	1.42
比目魚	176	108	0.84
香魚	136	201	4.11
鮪魚(瘦肉)	2877	1288	20.12
鱈魚	72	37	0.22
烏賊	152	56	0.39
蛤仔	34	21	0.3
蜆	48	31	0.43

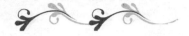

魚油(Fish Oil)

簡介：

什麼是Omega-3(ω-3）脂肪酸？聽起來有點陌生，但是一旦提起「魚油」、「DHA」可就熟悉了吧！魚油中豐富的EPA、DHA就是屬於一種ω-3脂肪酸。

過去十年來，營養疾病專家研究發現，Omega-3不飽和脂肪酸對於保護心臟血管有不可忽視的作用。在我們日常飲食當中的深海魚類如鯖魚、鮪魚、鮭魚、鯡魚、沙丁魚等魚體中含有豐富的Omega-3不飽和脂肪酸DHA和EPA，更由愛斯基摩人及日本漁夫的調查有驚人的發現，他們心臟血管疾病的罹患率出奇的低，這都與長期食用深海魚類有關。

魚油就是魚類身上的油脂。它的主要成分，是一種稱之為EPA和DHA的多元不飽和脂肪酸，而且，通常只在深海魚類，如：鮭魚、鱈魚、沙丁魚等才有；這種不飽和脂肪酸，可以將血液中過多的膽固醇帶走，不但不會造成動脈硬化，反而更能做為血管中的清道夫。因此，魚油的真正功效，就是清血，利於降低血壓，而減少心血管疾病的發病率。

◇成分及功用：

在營養學裡，健康的身體是賴於平衡的Omega-6與Omega-3脂肪酸，一般來說我們不容易缺乏Omega-6，它存在於植物油裡。而Omega-3則大部分只能從深海魚體得到。Omeag-3中的EPA能幫助清除血液裡的凝血塊，有助於預防血管栓塞及動脈硬化，促使血液循環順暢。而DHA則是腦與視網膜的主要成份，相信它在神

經傳導上也扮演者很重要的角色。研究又發現Omega-3有益於心臟血管的健康。

目前已知對於攝取DHA/EPA的好處包括：

1.**保持年輕、活化、有彈性的動脈**。

2.**降低膽固醇與三酸甘油酯**(清除血脂)：三酸甘油酯過高，除了可以用藥物來控制以外，研究顯示多攝取富含omega-3多元不飽和脂肪酸的魚油(如深海鮭魚油)也可以降低指數，而減少脂肪與醣類的飲食，多吃蔬菜水果、多運動、多吃高纖食物也一樣能夠抑制三酸甘油酯的指數繼續成長，當然，發生心血管疾病的機會就會減少。

3.**改善type II的糖尿病**：減少胰島素的不耐受症(intolerance)。

4.**抗血栓**：稀釋血液，減少中風與心肌梗塞機會。

5.**對抗癌症**：根據最新一期的American Journal of Clinical utrition " 美國臨床營養學刊" (American Journal of Clinical Nutrition 1999;70:85-90) 的研究，吃魚能夠減少的癌症包括：食道癌、咽喉癌、胃癌、大腸直腸癌、胰臟癌、以及卵巢癌....，而對於淋巴癌、乳癌、肝癌、膀胱癌、腎癌、與甲狀腺癌..... ，則沒有任何的幫助。

6.**孕婦與四歲以下兒童補充DHA/EPA**，可增加幼兒智力。

7.**老年人可減緩視力與腦力老化** 。

8.**自體免疫發炎症狀之減緩**(如氣喘、風濕性關節炎、風濕性腎臟病、紅斑性狼瘡)。

9.**保護心臟**：預防缺血性心臟病、心率不整、左心室肥大及心肌梗塞(胸腔疼痛)的發生。

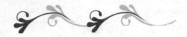

10. **降低血壓**：魚油降低了血壓、三酸甘油酯以及LDL膽固醇，但血糖並未受到影響。

11. **保護腎臟**：醫學博士約瑟夫‧格蘭德(Josephf P.Grande)等人認為補充omega-3脂肪酸，可以延緩免疫球蛋白A腎性病變(Ig A nephropathy)高危險病患的腎臟病病程的發展。

12. **預防克隆氏症(Crohn's disease)復發。**

13. **治療類風濕性關節炎**：風濕性關節炎病患在紐約奧爾班尼醫科大學(Albany Medical College)進行的研究中，甚至得以停止服用非類固醇類消炎藥(簡稱NSAID)，也不會讓病情再度爆發。

14. **降低體脂肪**：飲食中的魚油可以降低體脂肪，並刺激健康成人體內的脂肪氧化。

15. **防護紫外線刺激**：飲食中的魚油可以幫助對光線異常敏感的病患，防護紫外線刺激。其保護效力部分來自於前列腺素–2的減少。前列腺素–2與皮膚癌的產生有很大的關係，而富含omega-3脂肪酸的飲食，可以抑制紫外線在皮膚引起的癌化反應。

16. **穩定躁鬱症病患多變的情緒**：憂鬱症病患血中的omega-3脂肪酸通常過低，尤其是DHA。在飲食中增加omega-3脂肪酸可以改善憂鬱症發作時的病情。

17. 專家發現，DHA在視網膜感光體、大腦灰白質、睪丸以及精子細胞膜上的磷脂質中大量存在，而判斷出DHA與腦神經的發育及人體的成長有很大的關係。另外，也發現大腦中 ω-3脂肪酸的含量在胎兒足月期間快速增加，並且持續到嬰兒期才有逐漸減緩的趨勢，更加強了促進腦神經發育功能的說法。

魚
油

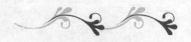

◇結語：

　　最後提醒各位，由於魚油含有多元不飽和脂肪酸，所以很容易被氧化而產生有害的過氧化物，所以補充魚油應該同時補充維生素E，以中和自由基的傷害，而患有血友病或凝血障礙的人，也不適合吃魚油，以免發生凝血功能不足。

　　許多人就把吃魚油當作藥物治療，以為這樣就會控制心血管疾病的病情，而不必看醫生。事實上這是錯誤的，因為魚油的清血功能，其實只能預防膽固醇堆積過多；一旦血管堵塞、血壓升高，甚至罹患心臟病、腦中風之後，光靠魚油是不能治療的。

　　此外，它和任何食品一樣不能多吃。因為魚油也是油脂的一種，屬於高卡洛里的食物，適度服用，固然有益，吃多了等於喝油，自然免不了發胖，還會造成脂肪肝。

《小記》

　　消費者經常將魚油和魚肝油當作同一食品，其實二者是相當不同的。魚肝油的來源是魚的肝臟，主要成分為維他命A和D，具有幫助骨骼生長、預防乾眼症等功效；二者對人體健康的作用完全不同。多吃魚油無益；魚肝油吃多了，也會增加肝、腎額外的負擔，造成中毒現象，在此順便提醒大家...。

魚油

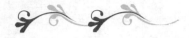

卵磷脂 (Lecithin)

◇簡介：

您知道嗎？人體內每一個活細胞均需要卵磷脂(Lecithin)。調節營養素進出細胞的細胞膜，有一大部分是由卵磷脂構成。若缺乏卵磷脂，細胞膜會硬化，而它的結構能保護細胞免於氧化作用的傷害。

卵磷脂的名稱(lecithin)是源於希臘文的『蛋黃』，也有人稱之為磷脂膽鹼(phosphatidylcholine)；卵磷脂是一種磷脂質，它是由脂肪酸、甘油、磷酸和膽鹼所構成的化合物，廣泛地存在於組織細胞膜中。我們也可以說，卵磷脂是一種乳化劑，就像是做沙拉醬時，要將水跟油均勻混合時，就必須加蛋黃來促進乳化作用。

卵磷脂主要的功能是能夠把人體內多餘的膽固醇代謝出體外。卵磷脂中含有另一重要的物質---膽鹼，是一種對於神經活動有所助益的化學物質，膽鹼是腦神經傳導化學物質Acetyl-Choline以及許多重要的化學訊息物質的前身。根據最近的研究發現：膽鹼與學習和記憶力有關，因此攝取適量的卵磷脂，對於腦部發育以及學習力均有幫助。

只要有細胞膜的食物就有含有卵磷脂，像是動物的內臟、卵黃中，就含有豐富的卵磷脂，但因為這類食品的膽固醇較高，因此在攝取時要特別注意；另外，大豆中也含有豐富的卵磷脂。

◇ 成分及功用：

1.卵磷脂和維生素E具有相輔相成的正面效果，可達到抑制老化的功能及以下列舉的效果，建議您，此兩種補充品應同時服用：

卵磷脂

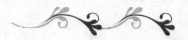

(1)降低膽固醇。

(2)使神經活動正常，避免老人痴呆、自律神經失調症、高血壓等。

(3)預防血栓的發生，防止膽固醇附著在動脈壁上。

(4)保持結締組織的機能正常，避免風濕症。

(5)使骨骼組織正常，防止變形性脊椎症。

(6)促進毛髮生長，美化肌膚，防止皮膚老化。

(7)提高腦下垂體，副腎皮質的機能、防止生理不順、精力減退、脫毛等。

(8)提高生殖機能。

(9)保護細胞膜，提高吞噬細菌的溶酵素體功能，防止感冒、腎臟疾病等。

2.在膽汁之中，卵磷脂就像肥皂一樣，可以溶解脂肪與脂溶性維生素，以利消化及吸收。卵磷脂最重要的功能之一，就是在血中攜帶脂肪與膽固醇，形成LDL膽固醇、HDL膽固醇以及VLDL膽固醇，而成為血脂的一部分。卵磷脂是強力的乳化劑，血中的卵磷脂有助於分解堆積在血管中的膽固醇，所以可以降低膽固醇。卵磷脂與膽固醇的比例為2：1到1：1時最好，此時的膽固醇含量可能很高，但不會使血液黏稠，也不會造成脂肪堆積的現象。

3.在動物模型中，缺乏卵磷脂與膽鹼會導致肝功能障礙而漸漸形成脂肪肝，也有可能會導致肝癌。一般也認為卵磷脂與膽鹼代謝異常，和多種不同的神經退化性疾病有關，例如：阿茲海默

卵磷脂

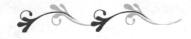

氏症。缺乏卵磷脂與膽鹼，會導致神經外膜的缺損與類澱粉物質的堆積，而這些都與阿茲海默氏症的病情惡化有關。

類澱粉物質是蠟狀的物質，由蛋白質與多醣類構成，在正常的情況下它就會堆積在幾種不同的器官與組織中。飲食中缺乏膽鹼會導致肝功能障礙，而飲食中的甲硫胺酸(methionine；一種胺基酸)與其他帶有甲基(methyl)的營養代謝物質濃度異常，則會造成膽鹼缺乏。

4. 約翰・葛羅頓(John H. Growdon)醫師的報告，用卵磷脂治療遲發性運動困難症(tardive dyskinesia)的療效，與膽鹼相同。膽鹼是神經傳遞物質乙醯膽鹼 (acetylcholine)的前驅物，而卵磷脂是天然飲食中的膽鹼來源。

遲發性運動困難症是一種中樞神經系統的異常，特徵包括臉部與舌頭的抽搐痙攣，以及軀體與四肢不由自主的擺動。

亞利桑納州的約翰・多米西(John Dommisse)醫師說，卵磷脂是減輕遲發性運動困難症症狀的營養品之一，其他有效的營養品包括：維生素E、維生素B_3、維生素B_6、錳。該疾病可能與抗精神疾病藥物的過量使用有關。

5. 紐約市執業的醫師羅伯特・亞特金(Robert C. Atkins)用卵磷脂來治療多發性硬化症。

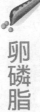

卵磷脂

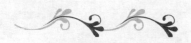

◇如何攝取：

卵磷脂是不是萬靈丹？

其實，卵磷脂就是一種油；因為它含有少量的磷元素，所以我們稱之為卵磷脂。它有一個俗名，叫做蛋黃素，顧名思義，在蛋黃裡面含量很多；只是因為蛋黃的膽固醇很高，大家不願意吃。

那麼，我們的身體是不是非常需要卵磷脂呢？是的，卵磷脂是人體很需要的營養成分。因為卵磷脂是構成細胞膜很重要的物質；而且，我們吃下卵磷脂之後，身體會產生一種高密度的脂蛋白，就是一般所謂的「血管中的清道夫」，能夠將血管中的膽固醇帶走，進而防止血管硬化之類的疾病。

所以，卵磷脂的好處，主要是對心臟病和高血壓的病人有益，可以減低發病的機率。

既然卵磷脂確實對人體有益，那麼我們需不需要特別去吃它呢？事實上，不管是動物或植物，都是細胞構成的，都有細胞膜，而細胞膜有三分之一以上是由卵磷脂組成，無論我們吃任何東西，都等於同時吃下了卵磷脂，所以不需要特地去買來吃。

而且，食用時還應注意，因為卵磷脂是一種油，就是高卡洛里的東西；吃多少卵磷脂，就等於吃多少油，還是會使人發胖，所以不能吃得太多...。

含有卵磷脂的食物包括：紅肉、雞蛋、肝臟、大豆、花生油、蘋果、柳橙。大衛・坎迪(David Canty)博士建議，可以每天服用到2湯匙的顆粒狀卵磷脂作為平時養生之用，其中會含有725到3,450毫克的磷脂膽鹼，以及250到500毫克的膽鹼。這樣的量大

卵磷脂

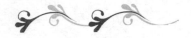

約是一般人從飲食中攝取到的30％到60％。至於針對不同病症的
使用方法，請向你的醫師或藥師詢問。

◇ 結語：

　　其實磷脂質本來就是生物體的細胞膜組成分，其生理調節機
能在於維持生物體細胞膜的正常結構，以確保人體新陳代謝順利
進行。許多藥廠也投入磷脂質的研究，並以治療動脈硬化、高血
脂、高血壓、肝機能障礙、及強化腦細部機能的藥物為主要開發
方向。

　　大部分的卵磷脂來自大豆，但近來，由新鮮蛋黃製成的卵磷
脂日漸風行。雞蛋卵磷脂可能成為愛滋病、皰疹、慢性非洲淋巴
細胞瘤(Epstein Barr)病毒及與老化相關之免疫系統毛病者的福音。
其它卵磷脂的來源尚有啤酒酵母、穀類、豆科植物、魚及小麥胚
芽等。

《小記》

《卵磷脂的保健養生功效》

活性生理因子	磷脂酸膽鹼（PC）、磷脂酸乙醇胺（PE）、磷脂酸肌醇（PI）、磷脂酸（PA）。
生理調節機能	1.增強腦細胞功能、增強記憶力。 2.保護肝臟、防止脂肪肝。 3.減少動脈硬化、預防心血管病變。 4.強化呼吸功能。 5.促進細胞活性化、有助於延緩老化。 6.幫助脂溶性維生素吸收。

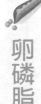

卵磷脂

蓖麻籽油(芥花油)(Canola Oil)

◇ 簡介：

蓖麻籽油(canola oil，又稱芥花油)是用蓖麻籽(rapeseed，亦即油菜子)提煉的單不飽和植物油，其中32%是多元不飽和脂肪酸，62%是單元不飽和脂肪酸，只有6%是飽和脂肪酸。芥花油可分為低芥酸(芥酸含量小於2%)及高芥酸芥花油，目前食用者多為低芥酸芥花油。

實驗證實，單元不飽和脂肪酸比飽和脂肪酸(如動物油、椰子油及棕櫚油)對健康更有益，因為單元不飽和脂肪酸會減少對人體有害的LDL膽固醇，而增加對人體有益的HDL(high density lipoprotein；高密度脂蛋白)膽固醇。

◇成分及功用：

1.由於深海魚油富含omega-3系列的脂肪酸(omega-3 fatty acid)，尤其是『20碳戊烯酸』(簡稱EPA)以及『22碳己烯酸』(簡稱DHA)，這兩者都可以減少血栓的形成。除了深海魚類外，蓖麻籽油、亞麻籽油、胡桃等富含 α-次亞麻油酸(alpha-linolenic acid；一種omega-3脂肪酸)的植物，能將omega-3脂肪酸轉換為EPA，對身體所提供的保護效果與omega-3深海魚油一樣。

2.研究人員以96名曾發生中風的男性及96名健康的對照組，研究他們對 α-次亞麻油酸的攝取。他們發現血中每增加0.13%的 α-次亞麻油酸，就可以減少37%的中風發生率。於是得到一個結論，omega-3脂肪酸對於預防中風非常重要。

3.針對22名血中膽固醇過高的病患，在瑞典的阿普莎拉大學

蓖麻籽油

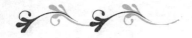

(Univsersity of Uppsala)進行為期3.5週的治療評估。這些自願受試者使用蓖麻籽油或橄欖油，兩種油都有降低血脂的作用，在降脂飲食中可以互換使用。

4.專家證實，當血中LDL膽固醇濃度大於130 mg/dl時，只要減少飲食中飽和脂肪及膽固醇的攝取，同時使用蓖麻籽油或橄欖油這一類富含單元不飽和脂肪酸的植物油，就可以有效降低中年男女血中的LDL膽固醇及去輔基蛋白質B(apoprotein-B)的量。

5.omega-3系列的脂肪酸對於腦部發育、視力功能、運動神經發展有顯著的幫助。

6.蓖麻籽油或亞麻籽油中的 α-次亞麻油酸可以增加EPA，而不影響DHA的濃度。Omega-3脂肪酸對免疫功能、血小板凝集及減輕癌症反應也有實際的重要影響，同時也可以加強對腫瘤的抗性。

◇結語：

　　準媽媽們最好能攝取更多的魚類、蓖麻籽油及橄欖油，這些食物有助於避免omega-6及omega-3脂肪酸比例的失衡，同時也更能適當運用 α-次亞麻油酸；因為人類的幼童、靈長類及其他的動物，omega-3脂肪酸(特別是DHA)集中在大腦及視網膜組織上，這種脂肪酸的累積，是在胎兒晚期以及新生兒初期。如果母親的飲食缺乏omega-3脂肪酸，就會使得嬰兒的紅血球、腦部及網膜組織DHA濃度降低，結果可能會導致眼睛功能異常，甚至失明。

蓖麻籽油

何謂蓖麻毒素？

蓖麻中含有一種劇毒物質----蓖麻毒素(Ricin)，也有人稱為蓖麻毒蛋白，任何人如果吸入、嚥下或者被注射入身體內都會有致命危險。蓖麻毒素容易製造，可以從任何蓖麻籽油植物的果實中提煉出來。

這種劇毒物質能破壞人體器官，造成肺功能、肝功能、腎功能以及免疫功能同時衰竭而死亡。大約70毫克或者兩百萬之二盎司的劑量，就可以使一個成年人死亡。這大約等於一顆鹽粒的重量。而每克蓖麻毒素的毒性，相等於氰化物毒性的6000倍。

不過，英國反恐怖專家韋爾金遜教授表示，在空氣中噴灑蓖麻毒素不可能造成大量傷亡。雖然科學家們正在研製有關疫苗，但直到目前為止還沒有任何蓖麻毒素的解毒藥物。

如果任何人受到蓖麻毒素影響的話，醫生也只能按照具體的病徵來進行治療。受影響者的症狀有別，主要是由於接觸蓖麻毒素的方式不同，其中包括發燒、胃痛和咳嗽等現象。如果有人吸入蓖麻毒素，就會出現嚴重的肺部受損，並最終導致心臟衰竭。如果有人通過消化系統接觸蓖麻毒素的話，就會出現肚子痛、腸胃炎、泌血和嘔吐的現象。此外，中樞神經系統也會受到影響以致出現休克的現象。有關症狀可能會在接觸蓖麻毒素後24小時才開始出現，而嚴重問題甚至可能到了數天後才會出現。

蓖麻籽油

月見草油(夜櫻草油) Evening Primrose Oil (EPO)

◇簡介：

　　月見草是一種很特殊的植物，只在傍晚才開花，月見草油是由月見草細小的種子中萃取出來的，其中含有豐富的人體必須脂肪酸及其衍生物質亞麻仁油酸。亞麻仁油酸可由蔬菜油或種子、核果類得到，是維持身體健康所必須的一種重要物質。

　　有些人不能把亞麻仁油酸順利地轉化，會造成身體中維生素、礦物質及酵素轉化過程的不順暢；從而產生諸如壓力，酒精中毒，嗜食而過量攝食油脂食物等。

　　前列腺素(Prostaglandin；PG)，是體內不可缺少之賀爾蒙。亞麻油酸的另一重要功能就是平衡身體內的前列腺素，不平衡的前列腺素可以引起發炎、疼痛、循環功能降低，這都是引起經期不適、濕疹、皮膚乾燥的原因。「月見草油」經研究證實內含有人體無法自己製造的必需脂肪酸GLA(Gamma-Linolenic Acid；屬於Omega-6系列)，GLA是一種類似賀爾蒙的神奇天然物質，用於人體中可合成Prostaglandins(前列腺素)，明顯的抵抗血栓及動脈斑的形成，保護缺血性心肌等作用。

◇成分及功用：

1. 月見草油是一種影響生長的必要物質。Omega-6系列的脂肪酸常見於玉米、向日葵、紅花等油品中。由於身體無法自行合成此種必須脂肪酸，而必須要從飲食中攝取，若缺乏必須脂肪酸就會造成生長與繁殖的障礙、內分泌失調，以及免疫功能異常等。

月見草油

2.GLA在體內轉換成的前列腺素(PG)，可與泌乳激素產生制衡作用，而可改善經前症候群，如：乳房腫漲疼痛、疲倦感、頭痛、心神不定、態度消極、改變飲食習慣，亦可刺激乳腺自然生長，保持良好的血液循環，使平坦、下垂的胸部快速成長與堅挺，而且可幫助紓解經前症候群、減輕焦慮感、維護肌膚健康、控制高血壓、降低膽固醇。調節女性內分泌不平衡所導致皮膚粗躁、濕疹、黑斑；對更年期所產生的症狀如情緒不安、燥熱、五十肩亦有幫助。

3.月見草油對男性的幫助可促前列腺素之形成，而可平衡風濕性關節炎時所產生之發炎物，因此具有抗發炎作用；另外，對常應酬者，亦具強化肝臟功能，可避免宿醉與酒精中毒。(在1993年，費城賓州大學醫學院研究臨床證實，大量的GLA可改善因免疫失調現象的風濕關節炎，具減輕發炎和疼痛的療效。) 研究人員建議：輕微類風濕性關節炎的病患，只要服用月見草油即可治癒。

4.月見草油可改善過敏體質，對濕疹、氣喘與過敏有緩解功能，避免宿醉與酒精中毒。瑞奇特(S.C.Rackett)等人在一篇針對飲食與營養素在皮膚病所扮演的角色的回顧論文中提到，魚油、月見草油及中國養生茶等，治療異位性皮膚炎(atopic dermatitis，例如：濕疹等)十分有效。

月見草油

5.月見草(EPO)若與魚油(Omega-3)同時一起服用，對血液循環，輸通心臟血管的功能更有相乘效果。對心臟疾病、血壓、高膽固醇患者來說，更加有益，是保護心臟的保健食品。對素食主義不能食用魚油(Omega-3)者來說，EPO是純植物提煉而成，同樣有保護心臟之功能也是素食者的福音。

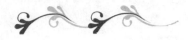

6. 俄亥俄州辛辛那提大學醫學中心(University of Cincinnati Medical Center)的研究人員,進行了一項動物實驗,他們發現,月見草油(紅花油中的亞麻油酸也可以)可以防止糖尿病引起的神經病變,這是糖尿病所引起的併發症中最嚴重的一種,因為它會損害神經纖維。月見草油也成功的改善糖尿病患異常的脂肪及血栓素A_2(thromboxane A_2)代謝,而血栓素是一系列可以讓血管及氣管平滑肌收縮,並促進血液凝固的物質。

7. 對於降低高血壓、糖尿病、動脈硬化、酒精中毒等有效,並可活化細胞,使腦部清晰。

◇結語:

　　月見草是純天然健康食品,會因每個人消化吸收能力或體質差異而有所不同,因此有效反應的時間長短不一。因為omega-3(如:魚油)與omega-6(如:GLA)這兩類必須脂肪酸在體內會互相競爭,所以選擇100%純天然產品可使吸收效果更佳外,尚可搭配深海鮫魚油、維生素B_6等,可產生加成效果。若同時攝取飽和脂肪酸 (如豬油)、飲酒、高膽固醇或高糖分飲食等等 ..則會使效果降低。

保存:請置於陰涼處,避免陽光直射。

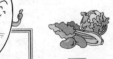

建議您—月見草油與深海魚油同時服用。(例如每日3顆月見草油,另加一顆魚油)

月見草油

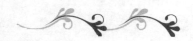

抗氧化劑(Antioxidants)

◇簡介：

維生素、礦物質及酵素中具保護身體，防止自由基形成功能者，稱作「抗氧化劑」。所謂「自由基(free radical)」，簡單來說，就是在外圍擁有不成對電子的原子或是分子。我們知道原子是由原子核及外圍的電子所構成的，在穩定情況下，這些外圍的電子應該是成對的。當某些原因使得原子或是分子失去或是多獲得一個電子時，此原子或是分子的外圍就擁有不成對的電子，而形成了所謂的自由基。「自由基」呈現一種極不穩定的狀態，它隨時想從周圍的其他原子或是分子處掠奪或是推送一個電子，目的是使自己儘快回復到穩定狀態。我們體內的自由基在掠奪或是推送電子時，可能會對其周圍的細胞、組織、器官或是外來的細菌、病毒、及各種病原體造成傷害。

生物內最常見的自由基是氧自由基(free oxygen radical)，這些氧自由基主要是由細胞內的粒線體(mitochondria)所產生的。粒線體是相當於生物體內的能源工廠，一切生命現象所需的能源都來自粒線體。粒線體藉由電子傳遞鏈(electron transport chain)的機轉來產生能量，而氧原子是此電子傳遞鏈的最後一棒。所以免不了在產能過程中會產生一些氧自由基出來。換句話說，只要有生命現象的存在，就免不了氧自由基的產生，所以我們是不可能完全消除自由基的，除非生命現象已停止。

三種已知的自由基分別是超氧化物(superoxide)、氫氧化(hydroxyl)及過氧化物(peroxide)自由基。這些自由基可能藉由接觸輻射及有毒化學物、過度日光曝晒，或經由不同的代謝作用，例如分解貯存的脂肪以產生能量等途徑形成的。

　　身體自然發生的自由基清除者(free radical scavenger)，能抑制自由基形成。這些清除者會中和自由基。某些酵素具有此重要功能。四種中和自由基的酵素是超氧化物歧化酶(superoxide dismutase；SOD)、methione還原酶(methione reductase)、過氧化氫酶(catalase)、麩胱甘肽過氧化酶(glutathione peroxidase)。我們的身體視製造這些酵素為理所當然。除了這些酵素，我們還可由飲食中攝取天然的抗氧化劑，例如維生素A、C、E及硒，以協助體內清除自由基。

◇成分及功用：

　　「抗氧化」等於「抗老化」；一般來說，具有抗氧化作用的物質都有幾個特性：第一、顏色深。第二、酸味。第三、苦味。只要這幾種特性越強，抗氧化的作用就越強。

1. **聚苯酚**：它是一種強的抗氧化劑，對於預防心臟血管疾病、抗癌、抗老化有很好的成效，在紅酒、可可、巧克力中都含有這類的物質，但其中的紅酒因含有酒精的成份，多喝還是會造成肝臟的負擔；巧克力則是因為糖分與脂肪的含量太高，所以目前還不能被列為健康食品，咖啡豆中其實也含有這類的物質只是經過烘培後就所剩不多。

2. **芝麻酚**：存在芝麻中所含的抗氧化物質，使芝麻具有一些苦味，也有助於提升肝的機能。

3. **酚類的另外一種就是兒茶酚**，這是只有綠茶才有的東西，能去除體內有害的活性氧，防止細胞受到氧化而產生過氧化脂質。

4. **異黃酮素**：它能直接活化體內的抗氧化酵素，清除自由基，主要存在豆類食品中。

5. **原花色素**：是一種強效的抗氧化劑，可以清除體內的自由基，

抗氧化劑

並且防止紫外線的傷害。存在植物樹皮與種子中如葡萄籽、松樹皮中。

6.**茄紅素**：其實也是β-胡蘿蔔素的一種，存在熟透的紅色的蕃茄中，並且經研究顯示，蕃茄汁與蕃茄醬等經過加工的蕃茄製品比新鮮蕃茄更容易被人體所吸收。

7.**蝦紅素**：與茄紅素一樣是屬於β-胡蘿蔔素的一種，但是它是存在動物性的海洋生物中如：鮭魚、魚卵、蝦子、螃蟹等，煮熟後會呈現橘色的海鮮類食物中。

8.**Gamma-次亞麻油酸(γ-Linolenic Acid；GLA)**

GLA是體內主要的一種T-cell調節者。GLA可以從植物油中的亞麻油酸轉變而成，但若缺乏鋅、鎂、維生素C、B_6、B_3、A，則此轉化作用可能無法進行。氫化植物油、人造奶油、或高脂肪飲食等，也能抑制這個重要的轉換。夜櫻草(evening primrose)油、黑醋粟(black currant)種子油、玻璃苣(borage)油均是GLA前身物(pre-formed)的主要來源。

9.**β-胡蘿蔔素**：紅蘿蔔、菠菜、南瓜、海帶、地瓜、芒果等黃綠色蔬菜水果中都有相當豐富的含量，它主要是合成維生素A的前驅物質。

10.**維生素C**：水果中的草莓、奇異果、芭樂、檸檬、花椰菜、青椒含量較豐富。

11.**維生素E**：各種堅果類、小麥胚芽、鰻魚、植物油等。

12.**L-半胱胺酸(L-Cysteine)**

製造麩胱甘肽(glutathione)需要此含硫胺基酸。它被肝及淋巴球用以解除化學物質與病菌的毒性。半胱胺酸是酒精、香煙、環境污染物的解毒劑，這些物質都會抑制免疫系統。

抗氧化劑

13.L-麩胱甘肽(L-G1utathione)

此強力抗氧化劑能去除體內的自由基，保護身體免受金屬、毒品、煙、酒之害。

14.硒(Selenium)

身為維他命E的好伙伴，硒對麩胱甘肽過氧化酶(glutathione peroxidase)這個主要的解毒酵素是必要的(每一個酵素分子含有4個硒原子)。它刺激抗體反應以對抗病菌感染。

15.超氧化物歧化酶(Superoxide Dismutase；SOD)

SOD是一種酵素。健康的人每天可以製造將近五百萬單位的SOD及它的伙伴過氧化氫酶(catalase)。SOD使細胞恢復元氣並減低細胞的損壞率。它除去最常見的超氧化物(superoxide)。SOD也協助身體利用鋅、銅、錳。隨著年紀漸增，SOD的濃度會減少，此時自由基的含量會增多。

SOD延遲老化的潛能，目前正被研究著。藥丸或藥片式的SOD補充品，必須有一層特殊的保護套膜，使SOD能完整無缺地通過胃部到達小腸被吸收。補充品必須能夠提供大約五百萬或更高單位的日需量。天然的SOD見於大麥草、綠花椰菜、甘藍菜芽、甘藍、小麥草、及大部分的綠色植物。

◇結語：

根據自由基理論(Free radical theory)，發生在生物體的疾病及老化有一大部和氧自由基的存在有關。所以，生老病死是宿命的過程。事實上，我們的身體已經有了一套抗氧化系統，包括一些酵素(如：catalase，glutathione，peroxidase)及一些抗氧劑(如：Vit C、Vit E及beta-胡蘿蔔素)，他們可幫忙清除這些氧自由基。但另有一些環境及飲食因素卻使我們體內的自由基增加，所以經由以

抗氧化劑

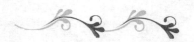

下幾點的努力，或許可減少體內自由基的產生，因而減少疾病的發生，甚至延緩老化：

1. 力求均衡飲食，多攝取新鮮的蔬菜水果，以增加Vit C、E 及 β-胡蘿蔔素的攝取。

2. 作息正常，不熬夜，不給自己太大的壓力。

3. 不抽煙、不酗酒、不暴飲暴食。

4. 避免過度日晒。

5. 少吃煙燻、油炸及發黴的食物。

6. 不濫服藥物。

完整的抗氧化物，必須包含下列三大要素：

1. 要能同時清除超氧自由基(O_2^-)及氫氧自由基(OH^-)。

2. 終止脂質過氧化反應。

3. 有效清除終端有毒產物「過氧化脂質」。

如果無法完整地擁有上述三種功能，長期服用抗氧化物也會出現副作用。

過量服用抗氧化維他命之副作用

抗氧化物	份　量	產生的副作用
維生素C	每日200毫克以上。	腹瀉、噁心、腹痛、頭痛、干擾抗凝血劑效果、腎臟結石。
維生素E	每日1,000單位以上。	渾身無力、容易疲勞、噁心、腹瀉、血流不止、免疫力低下。
維生素A	每日25,000單位以上	頭痛、噁心、脫髮、皮膚乾燥、骨節酸痛、倦怠嗜睡、肝中毒、永久性肝損傷、畸形嬰胎。
β-胡蘿蔔素	每日20毫克以上。	增加肺癌機率。

抗氧化劑

資料來源：Harvard Health Letter, Harvard Medical School,1996,1.

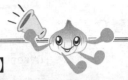

【日常生活中如何抗氧化】

1. **防曬**：皮膚是身體的最外層，是最容易受到紫外線侵害的部位，最好的方法就是作好防曬措施，避免晒出皺紋、黑斑、粗糙。

2. **避免劇烈運動**：適度的運動可以增加腦內啡，可有效的擺脫憂鬱、失眠等的身心症，但若過度劇烈、汗水淋漓，容易造成換氣過度，增加耗氧量，反而會使體內的自由基增加，加速老化。

3. **遠離放射線**：每人每年所接受的放射線有一定的安全量，身體檢查時所照的X光，通常劑量並不大，不至於造成大礙。如果是工作所需，如醫護人員，必須有鉛版、鉛衣保護免受傷害。

4. **避免抽煙**、喝酒：抽煙喝酒、生活作息不正常都容易造成活性氧的生成，如果你有稍微注意一下周圍有抽煙的人，是否皮膚較易出現乾燥、暗沈，這也是為何抽煙喝酒的人老得快的原因了。

4. **少吃油炸與加工食品**：油炸食物在體內容易產生過氧化脂質，加工食品因含有較多的化學物質也會加速細胞的氧化。

只要在生活、飲食上多注意一點，想要有年輕、健康、有活力的身體其實一點也不難，雖然不至於達到長生不老，但確實能使您活得更有品質。

抗氧化劑

茄紅素(Lycopene)

◇簡介：

何謂茄紅素(Lycopene)？蕃茄紅素(Lycopene)亦屬於類胡蘿蔔素的一種。茄紅素大多存在紅色的水果中，如：蕃茄、西瓜、粉紅色的蕃石榴及紅葡萄柚等呈紅色者，即是含茄紅素的關係，其中以蕃茄的來源最多。

人體血中的類胡蘿蔔素中，茄紅素佔了50%，在男性的睪丸、腎上腺及攝護腺中特別集中。很不幸的是，茄紅素的儲存量會隨著年齡的增長而減少。

人體無法製造茄紅素，必須由外界攝取，其在人體生理機能的調節方面佔重要之角色。茄紅素對人體而言，不僅僅是色素而已，它還是很強的抗氧化物，不僅可以保護植物不受陽光、空氣污染的傷害，在人體也可以對抗許多退化（老化）性疾病；具有非常重要的保健作用，其有助於體內新陳代謝、調節生理機能，對養顏美容、維持健康很有幫助，是捍衛一家老少的健康，家庭必備的營養保健食品，也提供我們最新鮮的美麗秘訣與健康補給。

◇功用：

茄紅素

1. **多吃蕃茄，遠離癌症**：茄紅素可以預防攝護腺癌、心臟病、肺癌、消化道癌症、結腸癌、直腸癌、食道癌、口腔癌、乳癌與子宮頸癌。

2. **預防黃斑退化**：老化性黃斑退化症(Age-related macular degeneration)，簡稱AMD，蕃茄中的類胡蘿素、茄紅素都可以

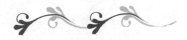

預防黃斑退化等諸多疾病，因此多攝取蕃茄，對視力的保持也有許多好處。

3. 類胡蘿蔔素中抗氧化能力最強的分子

(1) **降低心臟病猝發機率**：降低低密度脂蛋白(LDL)，避免其受氧化；更能降低血漿膽固醇濃度；甚至於以前曾被人誤認為有毒的蕃茄生物鹼如蕃茄素(tomatine)，也可以與膽固醇結合而排除膽固醇。研究發現，從飲食中攝取大量茄紅素的人，心臟病猝發機會是少量攝取茄紅素的人的一半。像其他抗氧化劑一樣，茄紅素能夠防止自由基傷害細胞、基因及其中的分子，它會在血液中循環，防護心臟病的發生。

(2) **抑制尼古丁與酒精的作用**：茄紅素的功效是β-胡蘿蔔素的2倍；所以，比β-胡蘿蔔素更能壓制尼古丁與酒精的作用。

(3) **提高免疫力**：茄紅素可以對抗自由基，用來保護免疫細胞白血球所產生的大量自由基，使白血球能夠免於傷害。

來源 & 建議

1. 蕃茄與蕃茄製品、蔬菜水果。

2. 熟食比生吃更能使茄紅素被身體吸收。

3. 一般的健康食品店可買到茄紅素補充劑。

4. 食用建議量：每天約2～6mg的茄紅素，約相當於1～3粒的膠囊。

5. 使用禁忌：一般成年男女皆可在建議量下安全地使用茄紅素不會有任何危險或副作用，雖然目前沒有任何已知的危險性，孕婦或12歲以下兒童建議暫勿使用。

茄紅素

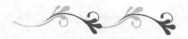

◇結語

1.吃蕃茄愈紅愈好：紅蕃茄的蕃茄紅素較多，要攝取到較多的蕃茄紅素，首先要選擇較紅的品種，因為愈紅、愈成熟的蕃茄所含的蕃茄紅素愈多。

2.熟食比生吃更好：烹調方面，宜盡量將蕃茄切碎，因蕃茄紅素存於細胞壁內，透過機械性的破壞，加熱過程似乎會破壞蕃茄的細胞結構，可以使蕃茄紅素較易釋放出來，我們就更容易吸收到蕃茄紅素。

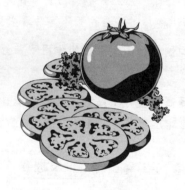

茄紅素

槲皮素(Quercetin)

◇簡介：

全世界都已經開始利用槲皮素與其配醣體(rutin；芸香素)治療數種疾病。也有人將兩者合併稱為維生素P。槲皮素(quercetin)係廣泛的分佈於植物界中含量最多之類黃素(flavonoid)分子。日常食用之蔬菜、水果，例如：蘋果、洋蔥、茶、莓及多種的十字花科蔬菜等，均含槲皮素成分。槲皮素存在的部位則包括植物之種子、核果、花、莖皮及葉片等。另在許多藥用植物：如銀杏、貫葉連翹(St.John Worts)、接骨木(Elder, *Sambucus canadensis*)和其他多項藥用植物中，槲皮素通常為這些藥用植物之主要活性成分。而目前許多試驗研究已證實它對人體具保健效果或療效。

◇成分及功用：

Structure of Quercetin

●槲皮素的化學結構

槲皮素化學結構如圖所示，化學式$C_{15}H_{10}O_7$，分子量302.23 g/mol。脫水的槲皮素呈黃色結晶針狀，95～97℃即達無水狀態，至314℃呈衰敗。老鼠試驗口服半致死劑量(LD_{50})為160 mg/kg。槲皮素不溶於水，每公克槲皮素可溶於290毫升純酒精或23毫升沸騰酒精。化學結構為糖苷配基(aglycone)，亦即無糖分子之類黃酮類分子之一，此類包括芸香苷、槲皮苷(quercitrin)、異槲皮酮(isoquercetin)及hyperside等分子。這些分子均具有與槲皮素相同的

槲皮素

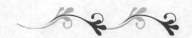

結構(除C環之-OH基置換外)。因此,這些分子之作用與槲皮素均相似,唯槲皮素具有較強之作用。槲皮素含量之分析法,乾燥磨粉之樣品以乙醇溶解後,利用分光比色計(UV)進行定量,波長為258 nm及375 nm,兩段波長。如以HPLC定量分析時,則設定其波長為366.5 nm,來進行HPLC分析法的試驗。

　　類黃酮分子聚合物的主要作用機制為抗氧化作用。從而槲皮素的活性作用亦以抗氧化作用為主。

1. 抗氧化作用機制主要為清除氧自由基作用,其具抑制xanthine氧化酵素及抑制脂質過氧化作用。

2. 其他尚有抑制低密度膽固醇(LDL)的氧化作用(體外試驗)。

3. 其作用可能為保護維生素E在低密度膽固醇中不被氧化或使維生素E氧化再生。

4. 槲皮素與維生素C (ascorbic acid)共同作用時,槲皮素可降低皮膚神經血管構造之氧化傷害,並抑制麩胱甘肽缺失(glutathione depletion)導致之神經傷害。

近幾年之研究結果指出槲皮素具有多項有益人體健康之作用,包括:

1. **預防心血管(cardiovascular)疾病**:Quercetin能抑制血小板凝集作用,防止血栓形成、血管疾病、腦中風及高血壓、糖尿病之併發症。其所具有的抗氧化作用可以阻止低密度脂蛋白(LDL)膽固醇的氧化作用,進而達到預防動脈粥樣硬化所產生的心臟病。

2. **抗潰瘍(anti-ulcer)**:如胃潰瘍。

3. **抗過敏性(antiallergy)作用**:組織胺為一種會引起打噴嚏、鼻

槲皮素

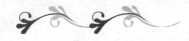

塞、眼睛充水及過敏反應的蛋白質，因quercetin能防止體內釋放組織胺，所以quercetin具有抗過敏功能。

4.**預防白內障(cataract)**：糖尿病在早期就會引起白內障，這是因為糖尿病會加強自由基傷害的關係。胰島素的增加與自由基的產生有關，也與脂質過氧化有關，而脂質過氧化作用更是自由基在血中的活性指標。而槲皮素的活性作用亦以抗氧化作用為主。

5.**抗病毒(antiviral)**：主要為流行性感冒病毒。具抗病毒的功能，尤與維生素C合併使用效果更佳。研究中，合併使用了100mg的維生素C及100mg的生物類黃酮，結果發現能加速治癒了疱疹病毒引起的唇疱疹。對抗濾泡性口腔炎病毒與腦心肌炎病毒。

6.**抗發炎(anti-inflammatory)等項作用。**

7.**有關抗腫瘤之研究則進行中，並已獲得初步正面之實驗結果：**阻擋消化道對致癌物質的吸收、抑制鱗狀細胞瘤生長。

(1)抑制heat shock protein的合成：有學者認為quercetin的抗癌活性是因為經由抑制heat shock protein(HSP70)的合成與表現而啟動癌細胞apoptosis機制。

(2)抑制腫瘤細胞的生長和增生：quercetin 可能具有抑制HSV-1及Adv-3的吸附及早期複製的作用，其ED_{50}值分別為22.6與24.3 g/ml。此外，quercetin可有效抑制血癌細胞的生長——對L1210的IC_{50}值為11.7g/ml，而其它血癌細胞株則是15.3～33.6 g/ml。以DNA ladder及 flow cytometry分析quercetin對L1210及U937血癌細胞的影響，證明癌細胞DNA 確實會因藥物作用而產生斷裂，並且造成細胞週期的改變，使L1210

槲皮素

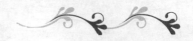

血癌細胞停滯在G_0/G_1期。

(3)抑制腫瘤細胞(human leukemia cells；HL-60)DNA的合成。

其次，在醫療用途上以口服槲皮素製劑後，初步結果發現腸內之吸收率極低，約僅2%左右，因此如何增加在人體內之吸收效率的研究正積極進行中。

◇結語：

槲皮素(quercetin)是世界上最強之抗氧化劑，抗氧化能力是維生素E的50倍，維生素C的20倍；分子結構小，水溶性，易被人體吸收，無蓄積性作用。

具有抗氧化、抗癌、預防心臟疾病、抗過敏、抗發炎、保護胃部等作用。對身體循環的其他效益：可增進微小循環，保持血管暢通；可增進血管彈性，維持血管通透性良好；抑制血脂肪LDL(低密度脂蛋白)的過氧化，防止血脂肪酸敗及動脈硬化；能通過腦血管障壁，保護腦細胞，防止老人痴呆。

所以，槲皮素(quercetin)是絕對值得推薦的健康補給品。

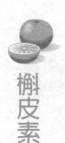

槲
皮
素

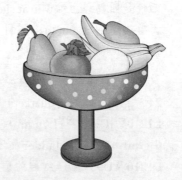

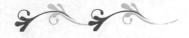

葡萄籽(Grape Seed)

◇簡介：

美國自十多年前一項對心臟血管疾病研究的結果發現，法國波爾多地區的居民，其罹患心臟血管疾病的比率出奇的低。為什麼呢？當初只知道當地居民與其他地區居民在飲食上最大的不同是，他們飲用的紅葡萄酒最多，後來一些醫藥的研究才發現紅酒中的有益物質是來自紅葡萄籽裡的活性類黃酮素 Active Flavonoids 叫 Oligomeric Proanthocyanidines(OPC)，葡萄籽內含高量的 Oligomeric Proanthocyanidines，在釀製過程中滲入了紅酒中，而這 Oligomeric Proanthocyanidines 是一種超級抗氧化劑，可以阻止人體內致癌物質的生成。

由文獻上得知，類黃酮素對於人體的循環系統極有幫助，它可以減低血小板的濃度，使血液循環更順暢，從而使心臟血管正常健康。類黃酮素還可以強化血管壁及淋巴腺壁，保護微血管使我們的皮膚不易紅腫與瘀血，對於過敏的人，如果在飲食中多補充類黃酮素也有助益。

◇成分及功用：

北京大學李長齡教授在杭州宣布，他們從普通的葡萄籽中提取出了一種具有超強抗氧化作用的物質。實驗証明，這種物質能有效清除人體內多餘的自由基，具有延緩衰老和增強人體免疫力的作用。

李長齡教授介紹說，20世紀90年代，世界醫學界發現，人們的許多疾病都源於體內新陳代謝的殘留物——一種叫做自由基的氧分子。它可以隨時與體內任何器官、組織共用一個電子而結合，

葡萄籽

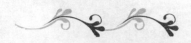

造成人體器官的老化。研究証明，人體的衰老、發炎、帕金森症、中風、癌症等70多種慢性疾病的發病與之有直接的關係。

以李長齡教授為首的研究人員經過反覆研究証實：葡萄籽中存在著一種人體內不能合成的天然物質——"原花青素低聚物"(OPC)，它能有效清除體內過多的自由基，抗氧化能力是維生素E的50倍，維生素C的20倍。目前，其抗氧化能力已得到國際公認，並且製成各種藥品或保健食品出售。

在此基礎上，他們又通過添加靈芝孢子粉、絞股藍等名貴中草藥的方式，研製出一種抗氧化能力比OPC單劑還要高30%的配方，並且已經申請中國國家專利。(摘自CCTV)

在食物中含有許多抗氧化物質，最傳統的抗氧化物質就包括了維生素C、維生素E、β胡蘿蔔素及硒元素；還有聚苯酚、類黃酮素、原花青素及蕃茄紅素。其中以原花青素最受專家重視，因為它的小分子結構能夠通透血腦障壁(BBB)，提供及加強腦內抗氧化的功能，同時它的抗氧化效率比維生素C高20倍；比維生素E高50倍。這樣超強的抗氧化力是不是大家夢寐以求的青春元素呢！原花青素存在於自然界的某些植物、蔬菜、水果的皮、莖、葉、種子中。葡萄籽、藍莓、小紅莓、松樹皮及夏威夷果葉子，都含有原花青素的成份。其中以葡萄籽所含的95%原花青素獨佔鰲頭。

葡萄籽

除此之外原花青素也是血管的守護神，保護血管彈性、阻止LDL膽固醇囤積在血管壁上及減少血小板凝集。對於皮膚，原花青素扮演了保護肌膚免於紫外線的荼毒、預防膠原纖維及彈性纖維的退化，使肌膚保持應有的彈性及張力，避免皮膚下垂及皺紋產生，使肌膚的年齡保密。在免疫系統上，原花青素具有毒殺乳癌、肺癌及胃癌細胞的功能，對於胃黏膜細胞有促進生長效果。

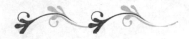
原花青素也是有效的關節發炎現象的紓解物質，同時它也具有抗過敏的作用。

在歐洲地區的傳統療法中，葡萄籽萃取物多被利用來改善靜脈曲張、下肢腫脹，預防心臟病復發。研究也顯示葡萄籽萃取物的抗氧化能力遠超過維生素C及維生素E，且易被人體快速吸收，有利於體內維生素C的再利用，抑制LDL膽固醇的氧化，有效袪除氧原子及過氧原子自由基，降低缺血性心臟病的氧化壓力，保護心臟免受二度受傷。

◇結語

地球因為氧氣而朝氣蓬勃，人類因為氧氣使生命得以持續。然而生命的繁衍，卻是成就於〝氧氣〞亦敗陣於〝氧氣〞，人類若要長生不老，青春永駐兼年齡保密，一定要靠後天內在及外在的保養與運動雙管齊下，才會達到傲人的效果。

原花青素的功效

腦部	1.原花青素的小分子結構能夠通透血腦障壁，提供及加強腦內抗氧化的功能，預防腦細胞的病變及老化，可能減少老人痴呆的風險。
血管	1.增強血管壁中的膠原纖維使血管強韌，富有彈性，讓血管更健康，有助於靜脈循環不良的改善，如靜脈曲張的改善。 2.阻止LDL膽固醇囤積在血管壁上，減少心臟血管疾病的風險。 3.減少血小板凝集，預防血管栓塞，降低動脈粥狀現象。
皮膚	1.原花青素的抗氧化效率比維生素C高20倍，同時它可以增強維生素C的效用，使皮膚代謝良好，預防黑色素囤積，為天然的防曬物質，可美白皮膚，讓皮膚更白皙潤澤。 2.保護肌膚免於紫外線的荼毒並預防膠原纖維及彈性纖維的退化，使肌膚保持應有的彈性及張力，避免皮膚下垂及皺紋產生，使肌膚的年齡保密。

葡萄籽

References:

1.Toxicology 148(2-3):187-97, 2000

2.Atherosclerosis 142(1):139-49, 1999

3.Journal of Molecular & Cellular Cardiology 31 (6): 1289-97, 1999

4.General Pharmacology 30(5): 771-6, 1998

抗老化=抗氧化

　　談到抗氧化，我們不能不談一談自由基，自由基是一種可自由行走於體內的不穩定原子，它的殺傷力包括毫無選擇性的攻擊細胞膜、細胞及組織，引起連鎖性的過氧化反應，使人體內部產生退化性症候群，如血管變得脆弱、腦細胞老化、免疫系統衰退、白內障、退化性關節炎、皮膚下垂及全身性老化現象。

　　究竟自由基應該從哪兒來又該從哪兒去呢？首先就讓我們視察一下自由基是從哪兒來的。自然界中存在許多自由基誘導因子。這些因子包括了水質、空氣的污染、過度的陽光曝曬、飲食不均、食物污染及壓力指數增加等。它們能夠誘發體內自由基的過度產生，改變體內的環境，造成體內的抗氧化機制耗竭，結果造就出一籮筐的退化性症候群。那自由基又該往哪兒去呢？人體內有一套抗氧化機制，它的功能發揮與我們日常的飲食習慣及食物攝取類型息息相關。

　　所以我們建議，要抗老化、有效祛除氧原子及過氧原子自由基時，葡萄籽是一項最佳的選擇。

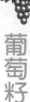

葡萄籽

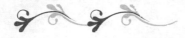

酵素(Enzyme)

◇簡介：

市面上流行的酵素很多，標榜著減肥、美容、整腸、抗老等功效，幾乎包辦了一般人追求健康的所有願望。如今，又有吃酵素可以增加免疫力、預防腸病毒的說法；究竟酵素是什麼？真正的作用又在哪裡？

簡單來說，酵素就是幫助維持人體正常生理機能的催化劑；缺乏特定酵素，所負責的化學工作就會受到影響，造成代謝異常。而酵素其實是無所不在的，我們吃下米、麵等食物，會發現越嚼越有甜味，是因為唾液中的酵素把澱粉消化了的緣故。

而任何酵素的作用都有所謂的「專一性」，就像一個鎖配一把鑰匙，每一種酵素都只負責參與一類化學反應；而且，所有的酵素，都必須在適當的環境、條件下，才能發揮應有的作用。

由此可見，那些宣稱既能減肥，又能幫助消化，甚至還能治病、抗老的神奇酵素產品，都是誇大不實的。基本上，如果吃酵素是用來幫助消化，通常是有效的；至於能不能以酵素治病？則需要注意。

因為所有的酵素都一樣，主要的成分是蛋白質，而任何外來的蛋白質進入人體，無可避免都會「先分解再合成」。因此，既然人體所需的酵素必須自己合成，而外來的酵素又會被分解，那麼，吃下這類酵素，還具不具有原先「清除自由基」等功效？就相當值得懷疑……。

酵素

◇成分及功用

何謂酵素？酵素可以輔助體內所有的功能。在水解 (hydrolysis)反應中，消化酵素分解食物顆粒，以貯存於肝或肌肉中，此貯存的能量稍後會在必要時，由其它酵素轉化給身體使用。

酵素也利用攝取進來的食物以建造新的肌肉組織、神經細胞、骨骼、皮膚或腺體組織。例如，有一種酵素能轉化飲食中的磷為骨骼。這些重要的營養素也協助結腸、腎、肺、皮膚等排出毒素。例如，有一種酵素催化尿素的形成，此氨化物經由尿液排出，另一種酵素使二氧化碳由肺部排出。

除此，酵素還分解有毒的過氧化氫(hydrogen peroxide)，並將健康的氧氣從中釋放出來。由於酵素的作用，使鐵質集中於血液，幫助血液凝固，以停止流血。酵素也促進氧化作用，此過程中氧會被結合到其它物質上。氧化作用會製造能量。另外酵素也可將有毒廢物轉變成容易排出體外的形式以保護血液。

酵素又稱為"酶"，是各種生物化學反應的催化劑，酵素存在於所有活細胞內，是它啟動了細胞之活力，使細胞展現出種種生命現象。如果沒有酵素，卵子、精子就無法結合，植物無法行光合作用，所有細胞活動都將失去動力，生命現象亦無從產生。美國自然療法博士亨伯特‧聖提諾說：「人體像燈泡，酵素像電流。唯有通電後的燈泡才會亮，沒有了電，我們有的只是一個不曾亮的燈泡而已。」人體內到底有多少酵素呢？有人說一千五百種，也有人說四千多種甚至上萬種……等，因為截至目前尚無人知道，所以至今成謎，不過可以肯定的是已被發現並命名的酵素有七百多種。酵素的特效性已被注目，科學家們正日以繼夜的在

酵素

加速研究，我們相信「維他命時代」後，就是「酵素時代」。

食物酵素可分成以下四大類：

1.脂肪酶—分解脂肪。

2.蛋白酶—分解蛋白質。

3.纖維酶—分解纖維素。

4.澱粉酶—分解澱粉。

　　酵素會將澱粉分解成葡萄糖、蛋白質分解成胺基酸、脂肪分解成脂肪酸；這些養分才能被細胞吸收利用。酵素是由蛋白質構成，但蛋白質不一定是酵素。由於酵素具有單一性，所以一種酵素只有一種功能，每種酵素各司其職，共同維持人體各種機能的正常運作。舉凡肌肉的運動、神經傳導、心跳、呼吸、思考、消化食物、建構、修補組織及加強解毒功能等等，均需酵素來催化；所以說，沒有酵素，就沒有生命。一九九七年美、英、丹麥三位學者，因對酵素可以儲藏並轉化動能做先驅性的研究而同獲諾貝爾化學獎。其中波以爾博士更指出，酵素就好比細胞的貨幣，再次證明了酵素對人體的重要性。

◇結語

　　商品化的酵素主要是消化酶；也就是說，它們專門參與消化過程。其它的商品則是新陳代謝酵素，處理其它生命現象的各種反應。體內所有的器官、組織及細胞，皆由這些新陳代謝酵素掌管。它們負責利用蛋白質、醣類及脂肪來建造身體。

　　市面上賣的消化酶有三種：澱粉酶(amylase)、蛋白酶(protease)、解脂酶(lipase)。澱粉酶與蛋白酶是體內又多又有效的

酵
素

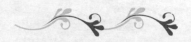

消化酶。澱粉酶見於唾液中,能分解醣類,而蛋白酶見於胃液中,能幫助消化蛋白質。除此,胰液與腸液也均含此兩種酵素。脂肪酶輔助脂肪的消化;脂肪酶在連續的反應中,最能發揮其功能。

　　一般而言,站在協助人體消化吸收的立場,酵素的確對某些族群特別有幫助:

1. **緊張忙碌的上班族**:可以改善體力不濟的問題。有些人認為光喝維生素B群飲料(蠻牛、康貝特)就可以精神百倍,其實不然,因為維生素B群只是促進能量產生的輔助因子,若沒有適當的營養素當燃料,一切還是白搭。綜合酵素產品,可以使我們吃下的食物,順利的分解、轉換成人體所需的型式。

2. **消化不良的人**:有些人吃很多還是胖不起來,建議飯後喝一小杯綜合酵素,可以使我們吃下的食物,順利的分解、轉換成人體所需的型式。

3. **長期慢性病患**:由於生病所帶來的生理壓力,長期下來很容易導致營養不良,原因就是消化不好,間接影響到食物的吸收與利用。補充綜合酵素,可以解決消化酵素不足的問題。

4. **想恢復身材的人**:藉由補充酵素,以達到節省體內酵素的目的。然後身體就會把體內酵素應用在解決多餘的脂肪上,促進熱量的代謝。

酵素

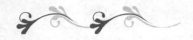

啤酒酵母(Brewer's Yeast)

◇簡介：

酵母菌是一種單細胞生物，它能以極快的速度繁殖，在兩小時後菌數增加一倍。它富含各種基本營養素，例如維生素B群(B_2除外)、鉻、16種胺基酸、14種或更多的礦物質、17種維生素(不包括維生素A、C、E)。蛋白質含量佔總重的52%。酵母菌也含高量的磷，因此要記得補充額外的鈣質。

酵母菌可培養在各式各樣的來源中；啤酒酵母是利用啤酒花(啤酒的副產品)培養的，此種酵母也稱「營養酵母」。

◇功用：

啤酒酵母粉含有豐富的維生素B群、胺基酸、多種維生素、礦物質，參與人體重要的生理代謝反應，就像是個天然的綜合維他命。

1. **啤酒酵母中所含的維生素B_1及煙丁胺酸**：可提高胃腸對營養的吸收，並具有穩定情緒的功能。

2. **改善便秘的情形**：現代人長期坐辦公桌、又缺少運動，便秘早已成為人人心中的痛。針對此一情形，啤酒酵母將是最好的選擇，因為啤酒酵母中所含的維生素B群，可以解決因腸無力所引的便秘，此外，啤酒酵母中的酵母細胞壁也能夠轉變成纖維素的一部份，若額外添加纖維素的話，會使便秘的改善更有效果。

3. **維持腸內有益細菌的平衡**：啤酒酵母能改善腸內細菌的平衡狀態，也能夠補充因食品過度加工所造成的維生素攝取不足的現

啤酒酵母

象，並能維持腸道的正常蠕動，幫助整腸。

4. **維護肝臟健康**：肝臟是人體的解毒器官，尤其在高度污染的環境之下，肝臟的負擔更是日益沈重，久而久之將會造成肝細胞壞死。而啤酒酵母可以提高肝臟的再生功能，阻止肝細胞的壞死，是維護肝臟健康的自然補給品。

5. **預防大腸癌的發生**：啤酒酵母內含有豐富的纖維質，可以維持腸道黏膜的完整性，減少有毒物質(致癌物)的吸收，因此可預大腸癌的發生。

6. **預防心血管疾病的發生**：纖維質可與膽固醇結合排出體外，因此具有減低血中膽固醇的功用。由於纖維質的存在，使得血糖不致上升過快，間接減少血中三酸甘油酯的形成。

7. **減肥**：把乾燥的啤酒酵母加在優格裡，就成了「啤酒酵母優格」，即使只吃了一點點，它也能很快的讓人有飽食感。當然這種飽食感是因人而異，不過即使是吃了啤酒酵母菌優格卻沒有飽食感的人，在下次進餐時吃比平常少的量就能感覺吃飽，或者能在兩餐之間攝取大量的水份消除空腹感。因為啤酒酵母有助於抑制食慾，所以體重自然也能減輕了。

8. **對於糖尿病人有益**：鉻是一種微量的元素，市面上常見的鉻補充品是chromium picolinate與含鉻的啤酒酵母；啤酒酵母是比較便宜的選擇，只是含鉻量較低而已；研究指出糖尿病人每日補充200mcg的鉻對於病情的控制可能有益，不過並非所有的研究都支持這種說法，甚至對於糖尿病人可能不但無效，也可能會有負面的效果。因此，目前科學上並未能夠完全地支持鉻對於糖尿病的的益處。

啤酒酵母

9. **抗衰老作用**：將啤酒酵母粉加入鮮奶、冷豆漿、果汁、生菜沙

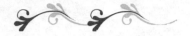

拉中一起吃，除了可以獲得豐富、均衡的營養之外，啤酒酵母粉中富含的DNA及RNA，為促進蛋白質生長的重要關鍵物質，是細胞抗衰老、再生的重點。連續吃幾個星期之後，保證妳容光煥發、皮膚水噹噹、幼咪咪的呦！

10.**增加癌症病患的免疫力**：啤酒酵母粉所含有的豐富營養物質與抗氧化元素硒，以及易消化的蛋白質，可提供作為體力與免疫力的提昇。對於許多正在進行癌症放射治療或化學療法的人而言，補充啤酒酵母粉可改善、增強病患的免疫系統。

◇結語：

提到雞精，一般人會聯想到雞精是個補充體力、提高新陳代謝的補品，長久以來上班族、聯考族、婦女朋友，一直是雞精的擁護者。可是對於素食主義者、經濟預算有限者，雞精最好的替代品是什麼呢？答案就是啤酒酵母粉。

酵母可以摻在果汁或水中一起飲用，而且是兩餐之間很好的一種體力補充品。酵母也可加入飲食中，輔助某些體內疾病的治療。

筆者建議，避免食用活的麵包酵母，因為活的酵母菌會消耗體內的維生素B群及其它營養素；家庭自製的麵包有可能尚存一些活酵母菌，所以應宜第二天食用。

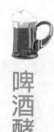

啤酒酵母

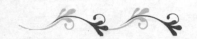

螺旋藻(蟠曲菌；Spirulina)

◇簡介：

　　螺旋藻是自1970年代以來頗受各界注意的一種"超級食物"，它因為富含多種營養，已被美國太空總署訂為下一世代登陸火星的太空食品。

　　螺旋藻是在無任何污染、且具鹼性的生態環境中生長的一種單細胞藻類植物。因形狀像螺旋，所以被稱為「螺旋藻」。科學研究證實，螺旋藻含有60%～70%容易被吸收的純天然蛋白質，此類蛋白質與一般由五穀提煉，及肉類所含的不同。

◇成分及功用：

　　它含有純天然的葉綠素，及不易流失的礦物質如鐵、鈣、鋅及鉀等，它含有豐富的維生素A、B及C、E、K等，尤以維生素B_{12}最為豐富。B_{12}是製造紅色細胞的原料，是防止貧血的有效元素。螺旋藻含有胺基酸，尤以苯丙胺酸最為豐富，苯丙胺酸有維持血糖平衡的功能，是一種天然止痛劑，它還含有能刺激人體產生新的細胞之核酸，因此有減緩老化、維持機能的功用。螺旋藻所含之高蛋白可抑制食慾，是一種良好的減肥劑。它含有豐富的鉀，能促進心臟的活力和人體的新陳代謝，可以消除疲勞，協助增強體能及人體的免疫力。

螺旋藻

1.螺旋藻降低膽固醇

　　日本TLKAI大學內科做了如下實驗：30個高膽固醇、輕度高血脂的男性雇員分為兩組，A組每天吃螺旋藻4.2克(約8片)，持續8週，總血清膽固醇在4週內從244降至233，降幅達4.5%；B組吃了4週便停止了，總血清膽固醇降低後恢復到最初的水平。研究人員

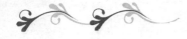
發現：LDL膽固醇在4週內顯著降低達6.1%，原來高膽固醇水平的人，血清膽固醇降幅更大。

西德的研究人員早就發現服用螺旋藻減肥期間，膽固醇降低；日本的研究則顯示在膽固醇降低的同時，並無體重減輕，意味著膽固醇降低與體重減輕無關。

2.β−胡蘿蔔素降低各種癌症風險

超過100例的動物實驗已經証實：維生素A和β−胡蘿蔔素能抑制各種腫瘤的發展。許多人類流行病學的研究顯示，高維生素A的攝入與癌症風險降低相關。1976～1986年至少有5例研究顯示，β−胡蘿蔔素和維生素A與降低肺癌事故相關聯。由於螺旋藻是含β−胡蘿蔔素最豐富的天然食品，現已對它進行抗癌效果試驗。哈佛大學牙科學院，重點研究β−胡蘿蔔素溶液用於鼠口腔癌變腫瘤，可使其數量和大小減少，或使其消失。

在第二個試驗中，當用螺旋藻β−胡蘿蔔素提取液飼餵20隻老鼠，以預防其發生口腔癌，結果全未患癌。對照20隻老鼠沒有飼餵螺旋藻提取液，都出現了口腔癌。從飼餵組口腔表皮取樣發現其含有免疫活性物質，據判斷是它們在癌細胞擴散之前就將其消滅了。

3.螺旋藻建造健康的乳酸桿菌群

乳酸桿菌的好處：消化吸收更好、免受傳染、增強免疫系統活力；而螺旋藻能建造乳酸桿菌群。日本的研究結果認為：餵飼螺旋藻的老鼠，體內乳酸桿菌含量比對照組增加了3倍。在老鼠飲食中加5%的螺旋藻，飼餵100天的結果為：(1)盲腸的重量增加13%。(2)乳酸桿菌增加327%。(3)盲腸內維生素B_1增加43%。螺旋藻沒提供這額外的維生素B_1，而是改善了整個維生素B_1吸收。此項試驗顯示：食用螺旋藻使人體內的乳酸桿菌增多，並使人體

螺旋藻

從整個飲食中吸收維生素B_1和其他維生素的效率提高。

這些對愛滋病似有幫助，一些愛滋病研究者相信，體內不能吸收營養(吸收不好或營養不良)，能導致嚴重的免疫缺損，而且乳酸桿菌缺乏，會導致傳染病流行，在愛滋病病人中，營養吸收不良與"存在感染機會"連在一起，會出現全面發展愛滋病。為了阻止愛滋病加重，建議以"營養補充"調整"吸收不良"為基礎，輔以補充乳酸桿菌，以保持適宜的內部菌群，並防止感染。

4.螺旋藻減輕汞及藥物對腎的毒性

日本進行下述研究：螺旋藻減輕了實驗室老鼠汞和藥物的腎中毒。科學家測定了兩個指標：腎的毒性血液尿氮(BUN)和血清肌酸。當老鼠飲食中添加30%的螺旋藻後，BUN和血清肌酸水平大幅下降。

在給老鼠注射配製好的高濃度有機汞藥物後，BUN增加310%，血清肌酸增高198%；餵食螺旋藻後，BUN下降20%，血清肌酸降低157%，有兩例降至最初水平。在給老鼠用普通藥物後，也能觀察到類似現象，如鎮痛劑、抗生素、抗癌藥等。這一研究表明：螺旋藻對人類免受重金屬毒害有益處。

5.γ-次亞麻油酸(GLA)與前列腺素刺激作用

能控制多種基本功能的重要激素------前列腺素的(PGE_1)的先質。前列腺素PGE_1參與體內多種基本生理過程，包括：調節血壓、膽固醇合成、炎症及細胞增生等。

多例研究結果證明：GLA(及其衍生物質PGE_1)缺乏症狀可以包括在許多退化性疾病和其他健康問題中。臨床研究顯示，飲食中攝取GLA對關節炎、心臟疾病、肥胖症和鋅缺乏有所幫助；據研究酒精中毒、老年綜合症、精神狂躁等，也部分地與GLA缺乏

螺旋藻

有關。

6.藻藍蛋白(Phyeoeyanin)對免疫系統的作用

據日本研究，藻藍蛋白提取出來後，由患有肺癌的老鼠嚥下。處理組(服過藻藍蛋白)的存活率比對照組(未服藻藍蛋白)顯著。6週後處理組存活率90%，對照組的存活率25%，8週後處理組還有25%活著，而對照組無一倖存。可見食用藻藍蛋白可提高患癌症的動物的存活率。

在另一試驗中，兩週後處理組的白細胞(淋巴細胞)活動高於或等於沒患癌症的普通組，這表示藻藍蛋白能提高淋巴細胞活性。淋巴系統的一般功能是保持機體組織的健康，保護其不受癌症、潰瘍、血栓和別的疾病的侵襲。由此可見，藻藍蛋白不僅能在局部對付癌症，還能透過淋巴系統全面地增強機體的抵抗力。

7.提高鐵的生物有效性和調理貧血症

由於螺旋藻以含鐵量高著稱，因此與一般補鐵物質----硫酸鐵做對比，餵食螺旋藻的老鼠，鐵的吸收量比餵硫酸鐵高60%，這表示螺旋藻中的鐵，有效性更高。早些時候的研究也証實，它在老鼠貧血症的調理中很有效。

另一項在日本進行的試驗是，對8名青年婦女較長期限制她們的飲食，顯現次長期貧血症----血紅蛋白低於正常水平。然後在每頓飯後食用4克螺旋藻，服用80天後，血紅蛋白提高21%(從10.9上升為13.2，不再貧血)。

8.營養不良的兒童食用，可調整營養缺乏

墨西哥的醫院給營養不良的兒童食用螺旋藻與焙大麥芽，做為"嬰兒營養配方"的一部分。30個2～6歲的兒童中，有27人短時期消除了食慾低下、夜汗、腹瀉和便秘等症。

螺旋藻

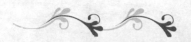

9.皮膚和外傷癒合，以及抗菌素作用

在法國有實驗證明，以螺旋藻為主配料的藥物，能加速外傷的治癒。在日本進行的研究證明，含螺旋藻的化妝品及其水解酶能促進皮膚新陳代謝，並減少疤痕。

另有研究證明，螺旋藻提取物能抑制細菌、大腸桿菌、酵母菌的生長。提取物中所含的抗生物質，具有藥用價值。

◇結語：

螺旋藻是全世界公認為最有開發前途的微生物藻類，它被視為一種快速的營養來源。螺旋藻生長在陽光充足的氣候帶及鹼性的水域。它象徵著食品製造的一大突破，其所生產的蛋白質是相同土地面積上，種植大豆所得蛋白質量的20倍。

螺旋藻應用範圍十分廣泛，可用於食品、飼料、精緻化工廠及化妝品等，特別是作為一種保健食品對治療或輔助治療某些疾病，具有獨特的功效。

螺旋藻是一種天然易消化的食品，它有助於保護免疫系統、降低膽固醇、吸收礦物質。禁食期間，服用螺旋藻頗佳。它提供能幫助清除體內毒素及治療患部的營養素，而同時也抑制食慾。因其所含的高量蛋白質有助穩定血糖，在兩餐之間服用螺旋藻，可能對低血糖患者有益。

綜合以上所言，螺旋藻幾乎包含了許多市面上常見的健康食品的功能，對於素食者而言，它富含的必需胺基酸與必需脂肪酸(gamma-linolenic acid)，是一般素食者非常容易缺乏的營養，也因此，我們特別推薦將螺旋藻當成素食者專用的營養補給品。當然，對於一般飲食者來說，它均衡又低脂的營養，更是非常好的天然食物。

螺旋藻

綠藻(Chlorella)

◇簡介：

綠藻是淡水單細胞藻類植物。早在西元1,800年後期，荷蘭生物學家首先發現其生存於河流湖泊中；綠藻之體積與人類紅血球相同，它含有豐富之葉綠素亦與人類之血紅素構造相似，治療上有補血功能。在陽光與養分豐富之生長環境下，綠藻可以在一日之內完成一次細胞分裂，產生四個新細胞；而每一新細胞又有足夠養分和能量獨立生長，生生不息地繼續細胞分裂，其快速的繁殖能力與旺盛的生命力是生物界稀有的。因此，世界衛生組織曾研究加以培養以供應人類之食糧，並稱之為"二十一世紀最佳食品"。

◇成分及功用：

綠藻含有廣泛的維生素(包括維生素 A、C、E、B群，胡蘿蔔素等)，礦物質 (包括鈣、磷、鎂、鐵、鋅、碘等)和養分(如胺基酸、蛋白質、脂肪、碳水化合物等)。它亦是所有已知植物中含葉綠素和核酸(核糖核酸和去氧核糖核酸) 成份最高的。它含有治療作用的營養，例如：維生素A、C、E 和胡蘿蔔素皆為抗氧化劑，有防止癌症和心臟病的作用；葉綠素、綠藻細胞膜和綠藻精之治療作用則在以下內容一一說明。

日本、台灣和歐美的專家、醫師和大學教授曾對綠藻做過多項科學和醫學研究，以下是根據他們之研究報告而作出的撮要：

1.綠藻可以正常化免疫系統

綠藻之細胞壁含酸性多醣體可引起人體產生大量干擾素(Interferon)。干擾素可明顯地增加體內吞噬細胞；吞掉外來細菌

綠藻

和病毒，又有抗癌的效果。 藻內之綠藻精 (Chlorella Growth Factor) 可刺激T細胞，從而提高人體免疫能力 (特別是對抗病毒的能力)。 綠藻含大量之胡蘿蔔素，亦是正常化免疫系統之重要物質。綠藻可以使虛弱之抵抗力提高而有治癌、防癌、減少病毒感染 (如外感) 等功效，亦可以平衡過於亢進之自身免疫系統而使之趨向正常。

2.綠藻可排除毒素，清理身體

實驗証明，綠藻可以明顯地把人體積聚之毒素排出體外，把日常不知不覺從食物食進之污染如農藥、P.C.B、水銀、鎘、鋁、鉛、砷等致癌或致病物質排出。

3.綠藻可以保健與養顏

綠藻含有豐富之天然去氧核糖核酸(DNA)和核糖核酸(RNA)。最新研究發現，其可以幫助人體之基因產生維修、治療和補充之作用，亦即可以令細胞保持健康之新陳代謝作用而產生保健與養顏 (抗衰老) 作用。

綠藻又含有多種養分如維生素A、B_1、B_2、B_6、B_{12}、C、E、胡蘿蔔素、菸鹼酸、泛酸、葉酸、生物素、鈣、鉻、鉀、硒、磷、碘、鎂、鐵、鋅、銅、葉綠素、蛋白質(約60%)、水份、纖維、脂肪 (約11%)、 醣質 (約20%)，這些都是製造血球和細胞之基本物質，亦是維持健康和養顏相當理想的食物。

4.綠藻可以控制體重

在發育期的兒童，如果常食用綠藻可以增加體重至健康水準，另一方面，綠藻又可以把食慾亢進者趨於正常，從而達到減肥的作用 (祇要每天服食15至30片綠藻，並且在想吃零食時再多服15片綠藻，而拒絕吃零食，便可以令想吃糖果或雜食之食慾慢

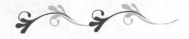

慢消失)。

5.綠藻可以調節酸鹼體質

　　現代人食用過多之肉類，可使血液偏向酸性和黏稠度增加，而影響血液循環與養分的供應，產生組織器官功能衰退、疲勞、抵抗力減弱等毛病；綠藻因為是鹼性食品，故能中和酸性體質而有調節酸鹼體質的作用。

◇結語：

　　綠藻之體積與人類之紅血球很相似，其葉綠素之分子結構亦與血球之血紅素很相似；不同之處只是在其分子的中間；葉綠素是鎂原子而血紅素則是鐵原子，葉綠素曾成功地治癒貧血病。Bernard Jensen 醫生報導說他曾用葉綠素液替其病人在三個星期內把紅血球提高400,000；中國傳統醫學上的"以形補形"理論，亦可以套入於綠藻：

1. 綠藻細胞膜保護其本身免受環境影響，其亦可以替我們解毒，保護我們的細胞健康。

2. 綠藻精有傳統中國醫學所講的"精"與"氣"，因其有驚人之生殖(精) 能量(氣)。臨床上，其強化我們的衛氣(抵抗力)和性能量。

3. 綠藻有足夠養分供其獨立生存，同樣亦有足夠養分供給我們健康地生存。

4. 綠藻的體積與紅血球相似，而葉綠素與紅血素在構造和作用上亦相似，這兩者都對其所屬生物體非常重要。 臨床上，綠藻可以補血。

5. 綠藻之高核糖核酸和去氧核糖核酸成份，可作為核糖核酸和去

綠藻

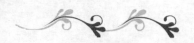

氧核糖核酸的建造材料(所有生物皆由相同之化學材料建造)，我們可以用其核酸作為遺傳基因修補和重新生長之用。 Benjamin Frank醫生用富有核糖核酸和去氧核糖核酸的食物，去幫助他的病人回復青春活力和外貌。 同時，他發現病人的健康問題如風濕、肺氣腫、心臟病、視力退化、失憶和抑鬱等，亦隨著進食這些食物而消失。

　　綠藻是健康食品，最宜常服用，可保健與養顏。外國的綠藻治療專家曾多次報導用綠藻防止和治療癌症、心臟病、肝病、胃和十二指腸潰瘍、皮膚病、膽固醇過高、風濕、暗瘡、便秘、高血壓、和多種常見疾病而收到良好療效。

　　預防勝於治療，若等到有病才服食綠藻，便可能要配合醫師之治療以增加療效。

> **小記**
>
> 以下是主要報告報導綠藻之療效和益處：
> 過敏、哮喘、肺氣腫、傷風、感冒、風濕、療傷、胰臟炎、牙槽膿溢、經期症候群、癌病、解毒、肝中毒、預防醉酒、大腸中毒、便秘、抵抗病毒、潰瘍、皮膚病、動脈粥瘤硬化症、膽固醇問題、高血壓、心臟病、糖尿病、艾泊斯坦、巴病毒症候群(如慢性疲勞症候群，特徵是重覆的發炎，過敏和疲勞)，變白菌屬酵母菌相連問題，肥胖病、痛風、單純泡疹、抑鬱、愛滋病、纖維性囊腫、猝發、低血糖症、體臭、燒傷、內分泌失平衡、抑壓、濕疹、乘飛機後遲滯期、坐骨神經痛、戒毒脫癮徵狀等問題。

綠藻

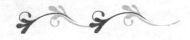

葉綠素(Chlorophyll)

◇簡介：

　　葉綠素為綠色植物與藻類的主要光合色素，位於葉綠體的類囊膜，能捕集光能，主要是吸收光譜的紅光及紫藍光，其依化學構造的不同可分為葉綠素a、葉綠素b、葉綠素c、葉綠素d。葉綠素常與類囊體膜上的蛋白質結合而存在，是一種色素蛋白複合體。通常一種植物會有一種以上的葉綠素。葉綠素a幾乎出現在所有的植物和藻類中(特別是綠藻和藍綠菌)而葉綠素b則較常見於高等植物，葉綠素c和d則較常見於藻類。行光合作用的生物，除了植物和藻類外，還有光合細菌；光合細菌內的光合色素(bacteriochlorophyll)和葉綠素相似，只是其結構中央為錳，而光合色素可分為a、b、c、d、e、f、g七種。

◇成分及功用：

　　葉綠素的基本單位是普菲林環(porphyrin ring)，是由4個吡咯環(pyrrole)連成一個大環，而環中央是鎂(Mg)原子，吡咯環具有特殊的側鍵，其中之一為長鍵醇，稱為葉醇(Phytol)。葉綠素在有機溶媒中，顯示普菲林化合物獨特的光吸收特性。葉綠素主要是吸收紅光與藍光。於乙醚溶劑中，葉綠素a的兩處吸收高峰的位置是430nm和660nm，而葉綠素b則在435nm及643nm。

　　葉綠素具有淨血功能，更能將體內殘餘的農藥與重金屬分解，並排除於體外，促進造血功能活潑，加強造血作用。引藻中葉綠素之含量約為一般蔬菜的5倍以上，葉綠素是植物體內最常見得綠色分子，葉綠素的構造與人類血液中攜帶氧氣的血紅素幾乎完全相同，都含有吡咯環又稱為「植物的血液」，不同的是葉綠素

葉綠素

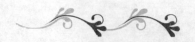

的中心原子是鎂，而且血紅素則是鐵。研究指出，若葉綠素處於鐵質豐富的環境之下，其鎂離子將會被鐵離子所取代，而使葉綠素轉變成血紅素。「吡咯紫質」是一種紅色色素，為血紅素之核心所在，對於製造紅血球非常的重要。

◇結語：

葉綠素是所有生物最終依賴─能特殊接受光激作用的化學物質，而且在補充適量的鐵質後，葉綠素也是一個提升血紅素的補血聖品。

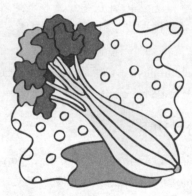

葉綠素

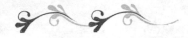

葉黃素(Lutein)

◇簡介：

葉黃素(Lutein)是近年來在市場上出現的一種健康食品原料，它在健康食品市場上受到歡迎的原因，是它對於老化性視網膜黃斑區病變的改善，具有明顯的效果；這種疾病，如果不加以治療可能會導致失明。

Lutein原本是存在於天然蔬果中的一種天然類胡蘿蔔素，人體沒有辦法自己合成，必須要由食物中才可獲得；過去許多研究指出Lutein對於恢復和改善視力有相當的成效，已經發表的研究分別指出Lutein對於老化性視網膜黃斑區病變、散光、老花眼、假性近視、眼睛疲勞等等，具有各種不同程度的改善效果。

何謂眼黃斑？AMD？

眼黃斑是位於眼球水晶體後方視網膜中心的一點黃色小斑點，含有最高密度的視覺細胞，負責視覺的清楚敏銳，尤其是影像中心的最細部。年齡相關的眼黃斑退損(age-related macular degeneration；縮寫AMD)是導致60歲以上老年人眼睛失明的第一大病因在美國，75歲以上每三人便有一人罹患AMD。造成眼黃斑退損的原因還不知道。很多時候眼黃斑退損是動脈硬化的結果。動脈硬化會使血管變窄，也會使供應眼黃斑的血管變窄，而使眼黃斑消瘦退損。這種稱為乾式眼黃斑退損。另外一種較不普遍的是微血管在眼黃斑周圍擴散漏血或漏液而造成視覺模糊或扭曲，稱為濕式眼黃斑退損。

眼黃斑退損症狀，初期是看到的影像中心消失看不到，或影像中心呈波狀、模糊或扭曲。一個簡單又容易測

葉黃素

試眼黃斑退損的方法是將一眼遮住，然後用沒遮的另一眼
看下圖(圖一)小方格中間的小黑點，如果中間的小黑點消失
看不到，或其周圍小方格看起來成波狀、模糊或扭曲，可
能是有眼黃斑退損，要立刻去找眼科醫師。

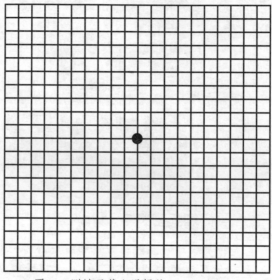

圖一：測試眼黃斑退損的 Amsler's Chart

在病症初期，雷射治療可能可幫助較不普遍的濕式眼
黃斑退損，但較普遍的乾式眼黃斑退損目前無有效的治療
方法。1994年美國哈佛大學醫學院和多處醫學研究中心合
作發表在著名的美國醫學學會期刊(JAMA)的研究顯示：平
均每天攝取6mg(毫克)的葉黃素(Lutein)或玉米黃素
(zeaxanthin)可降低眼黃斑退損的風險高達43%，而維生素
A、C、E沒有降低眼黃斑退損的機率。這是一項對照組控
制的研究，實驗組和對照組分別有356人和520人，介於55
～80歲。

葉黃素

◇功用：

1. **天然葉黃素對改善老化性視網膜黃斑區病變有效果**：有兩種類胡蘿蔔素可以預防AMD，就是葉黃素與玉米黃質(zeaxathin)，它們也是黃斑中唯一能找到的色素。β-胡蘿蔔素是已知對人體最有益的類胡蘿蔔素，不過，眼睛中並沒有它的存在。

2. **長期補充天然葉黃素可改善白內障**：西班牙的一個研究小組發表於最近一期的營養學期刊Nutrition (19:214-4, 2003)的一個17個人的小型臨床研究指出，長期地服用Lutein，可以對於白內障病人的病情有所幫助。

3. **對抗自由基的作用**

   (1)增進視力：葉黃素、玉米黃質，可以降低帶氧自由基造成的傷害。

   (2)保護視網膜：類胡蘿蔔素與抗氧化性維生素能夠保護視網膜，避免視網膜在吸收光線的時候受到氧化傷害。

   (3)降低白內障罹患率：自由基對眼睛水晶體蛋白質的損傷是白內障致病的重要關鍵。最有助益的食物包括花椰菜、玉米、菠菜、蕃茄醬。

   (4)治療視網膜色素變性：視網膜色素變性發生時，雙眼視網膜上的桿狀細胞與錐狀細胞會發生退化性變化，補充葉黃素對視網膜色素變性(retinitis pigmentosa)患者有益。

   (5)預防乳癌：葉黃素與玉米黃質能夠作為乳癌細胞的抗繁殖藥劑，也可以預防乳癌的擴散。

   (6)降低內膜中層增厚與心臟病罹病率：一項研究發現，血中葉黃素與玉米黃質的濃度較高者，罹患內膜中層增厚(intima-

葉黃素

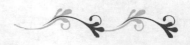

media thickness)、心臟病的機會較低。

◇結語：

除了像葉黃素與玉米黃質這樣的飲食能夠有效的阻止AMD，還有戒煙、減少酒精攝取、戴太陽眼鏡等生活習慣的調整可減少罹患AMD的危險外，平常在飲食中就攝取足量的類胡蘿蔔素、維生素等營養，也能有效預防AMD。

茄紅素(lycopene)、α-胡蘿蔔素、β-胡蘿蔔素、β-隱玉米黃質(beta-cryptoxanthin)、維生素A、維生素C、維生素E、硒、L-穀胱甘肽(L-glutathione)、鋅，以及多元酚等，也可以預防AMD的發生。

每 100 公克蔬菜的葉黃素含量 (毫克 mg)

蔬菜，每 100 公克 (g)		葉黃素含量，毫克 (mg)
無頭甘藍菜	kale	21.9
菠菜	spinach	10.2
美國菜花	broccoli	1.90
葉狀萵苣	leaf lettuce	1.80
綠豌豆	peas (green)	1.70
布魯塞爾芽甘藍	Brussels sprouts	1.30
玉米	corn	0.78
綠豆莢	green beans	0.74
紅蘿蔔	carrots	0.26
甘藍菜	cabbage	0.15
蕃茄	tomatoes	0.10

葉黃素

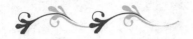

綠茶(Green Tea)

◇簡介：

公元前2735年，一片茶樹樹葉意外落入神農氏正煮沸的鍋中，此後數千年來，人們一直都在飲用茶這種飲料。飲茶為中國人古老之傳統飲食文化，東傳日本後更發揚光大為「茶道」。飲茶之好處並不僅止於生津解渴，其具健身治病功能自古即有記載，如唐代《本草拾遺》言：「諸藥為各病之藥，茶為萬病之藥」。意思就是說各種藥方僅能醫治各別的疾病，但茶卻能治百病。

茶的聲譽是來自其獨特的多元酚(polyphenol)與多酚氧化酶(polyphenol oxidase)這種酵素，多酚氧化酶會在茶葉收割時的切割、翻滾等過程中被活化。茶葉乾燥後，即成為綠茶。

◇成分及功用：

綠茶中最重要的成分是EGCG(epigallocatechin-3 gallat)，佔綠茶中兒茶素(綠茶中的抗氧化多元酚)的50％到60％。茶也含有咖啡因，大約是咖啡的40％到50％。

另外，茶葉中的礦物質(灰分)佔乾重的5～6％，其中60～70％於熱水可溶，茶中富含鉀、鈣、磷、鎂、錳、鋁、氟、銅、鋅、碘、及矽等。茶葉中有很多種色素物質，其中含量較多者為葉綠素及類胡蘿蔔素(carotenoids)。揮發性香氣成份，是茶之所以受人喜愛和最大的特色，香氣是由茶葉的品質及加工製造的條件所決定的。

綠茶所含的兒茶素比紅茶還多，這是因為在紅茶的製造過程中，需要經過天然發酵的過程，才能得到紅茶特殊的香氣及風

綠茶

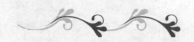

味，兒茶素就會在這過程中流失不見。烏龍茶則是居於中間，保有一些紅茶的顏色和氣味，兒茶素的含量也在兩者之間。兒茶素除了傑出的抗癌及抗菌的特性之外，還能夠降低血中膽固醇，並改善脂質代謝的功效。

1. **防癌的良藥**：這是因為綠茶中的多元酚具有抗細菌與抗病毒的特性。

   (1)綠茶可以抑制幽門螺旋菌，進而減少胃癌的發生。

   (2)綠茶也可以消除亞硝胺，進而減少食道癌的發生。

   (3)綠茶與咖啡因可抗皮膚癌：研究人員將綠茶中一種稱為EGCG的萃取物質和咖啡因，一起塗抹在以紫外線誘導發生皮膚癌的裸皮鼠皮膚上，和沒有塗抹這種綠茶物質的老鼠比較發現，裸皮鼠因為塗抹咖啡因與綠茶抽取物EGCG而皮膚癌的情況得到了明顯的改善與恢復。

   (4)綠茶有預防腸胃道癌之功效：美國南加州大學孫博士證實，綠茶可以防止消化道(包括食道及胃)癌症的發生，再次對綠茶的防癌功效，提供了肯定的答案。

2. **讓腫瘤消失**：綠茶多元酚具有很強烈的化學保護性質，能夠對抗各種不同的動物腫瘤，在一些流行病學研究中也有同樣的結論。研究人員發現綠茶中的成分，可以預防人類腫瘤的形成。人類的腫瘤需要特殊的酵素，才能夠侵入細胞並造成轉移(指腫瘤細胞散佈到身體其他的部分)，其中有一種酵素叫做尿激酶(urokinase)。綠茶中的EGCG就可以抑制這個酵素，從而使得腫瘤縮小，甚至可以讓腫瘤消失。

3. **預防心血管疾病**：綠茶清除自由基的抗輻射活性，與芸香素

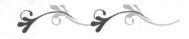

(rutin；一種類生物黃鹼素)及維生素E相當。綠茶中的抗輻射活性成分就是EGCG。由於綠茶含有很強的抗氧化成分，流行病學的數據顯示，綠茶所能提供的抗氧化保護，更甚於維生素C與維生素E，因此也更能防護心血管疾病。

4. **減少尿酸，防止痛風**：由於綠茶含有豐富的類黃鹼與多元酚，因此，可以抑制黃嘌呤氧化酶(xanthine oxidase)，這種酵素負責尿酸的產生，而減少體內的尿酸，是防止痛風的方法之一。

5. **預防關節炎的惡化**：從綠茶中分離出具有抗氧化活性的多元酚成分，在實驗動物身上具有抗發炎與抗癌變的特性。

6. **預防肝臟疾病**：每天飲用綠茶超過10杯的人，血中的肝臟疾病指標含量較少。綠茶可以防護心血管疾病與肝臟疾病，更能防止癌症發生。

7. **綠茶有抗氧化及美白的功能。**

8. **飲茶的防老效果**：自由基(free radical)為一種活性化學物質，存在於人體之代謝中或攝取之食物內，它會與身體之組織結構產生化學作用，造成身體老化和種種的生理障礙；飲茶為增加自由基清除劑，最自然且效果更佳之方法。

9. **患有糖尿病的病患，可以多喝綠茶，以預防產生失明的後遺症。**

◇結語：

　　喝茶有許多好處，茶葉中所含的兒茶素、咖啡因和黃酮醇類，是有益人體的三大主要功臣。許多研究指出，兒茶素能抗氧化、降低膽固醇；適量的咖啡因能提振精神、分解脂肪；黃酮醇類則能降血壓、除臭，因此喝茶真是好處一籮筐。

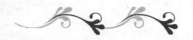

　　雖然喝茶有說不完的好處，不過茶葉都種在山坡上，許多工廠廢氣及殘餘農藥，都會附著在茶葉上，因此泡茶時，通常第一泡要倒掉，才能避免喝到有害物質。

　　泡茶時，一般都用高溫沖泡，次數多了之後，茶葉中所含的有益物質早已被破壞或流失，且浸泡太久，單寧酸溶出太多，也會干擾鐵質吸收，因此喝隔夜茶，有害無益。

　　茶葉中含有許多的草酸(oxalate)，因為草酸會和體內的鈣質結合成為草酸鈣，是一種不溶性的沉澱物，當它累積在腎臟，就成了腎結石，這就是為何喝茶可能會引起腎結石的原因。所以，美國許多醫師會推薦常喝茶的人要多吃鈣質高的食物或吃鈣片補充劑，因為高鈣食物會在腸道內先與茶的草酸結合，讓結合的草酸鈣隨糞便排泄，比較不會讓草酸進入血液中，降低草酸在體內沉積的危險，況且高鈣食物還能降低高血壓與預防骨質疏鬆症，對健康幫助很大。

　　孕婦和剛動手術的病人都不宜喝綠茶；綠茶裡含有的一種物質：「EGCC」會阻止「新生血管生成」。這種反應對殺死不好癌症細胞頗為有效，因為它是靠阻斷新生血管，藉由讓癌症細胞缺乏營養的供給，以「餓死」的方法來對付癌細胞，因此你可別以為綠茶妙用無窮就一直猛喝喔！

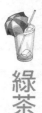

綠茶

【紅茶(Black Tea)】

由於台灣地區茶葉種類甚多，除綠茶外，還包括部分發酵茶類的包種茶、烏龍茶以及完全發酵茶類的紅茶；近年來我們熟悉的綠茶已知可以降低心血管疾病的發生機率，但紅茶是否也具有此功效？綠茶是日本人偏愛的傳統健康茶飲，而紅茶則是西方人較喜歡的飲品，若長期飲用紅茶也能降低心血管疾病的發生，對西方人而言也是一項好消息。

1.紅茶含類黃酮素，可降低中風、癌症罹患機率：

專家表示，只有健康的血管內皮細胞，才能控制血液流動，預防血液凝結以及血管破裂。過去也有研究發現，富含類黃酮素的飲食，可以減少罹患心臟病和中風的機率，而紅茶的成分就含有抗氧化的類黃酮素。

2.紅茶漱口可防蛀牙：

紅茶中到底是何種物質具有這種抗菌抑菌效果？研究中並沒有結論，不過紅茶中一樣含有很多抗菌物和抗氧化物，可能經由某種機制，對於細菌具有抑制效果。

3.紅茶也具有消除口臭功效：

孫璐西指出，這項除口臭效果的研究是以樣品對於甲硫醇（口臭代表性成分）的去除能力進行評估，結果發現，兒茶素含量甚微的紅茶也同樣具有相當優異的除臭效果，近一步檢測發現，主要是紅茶中的茶黃質所發揮的功效。

綠茶

兒茶素(Catechin)

◇簡介

　　茶葉是一種傳統的藥食同源的植物，中國古代就把茶葉稱為萬藥之首。主要成分－兒茶素(Catechins)，經實驗證明具有抗氧化作用，為當前最流行的健康食品。基本上，多攝取綠茶中的多酚類（Tea Polyphenol）物質能提高生理功能，增進人體健康。透過現代生化科技提煉的綠茶萃取精華成品，可保持有效的成分，發揮攝取新鮮茶葉中的多酚類物質相同成分的效果。

　　兒茶素類屬於多元酚類（Polyphenol）中的一種，因為有苦澀味，所以對茶湯滋味的影響蠻大的唷！茶葉中的兒茶素類可以分為三種游離型態：(Catechin；C)、(Epicatechin；EC)以及(Epigallocatechin；EGC)，與兩種酯化的沒食子酸(gallic acid)：(Epicatechin gallate；ECG)及(Epigallocatechin gallate；EGCG)，而以後者〔ECG及EGCG〕的含量較多。目前國外已經將各種兒茶素類從茶湯中分離出來，並且純化，以作為不同方式的運用。

◇功用

兒茶素的功用

1. **清除自由基**：兒茶素是天然的油脂抗氧化劑，抗氧化活性甚至比維生素E還高！並且可以清除人體產生的自由基，以保護細胞膜。

2. **延緩老化**：因為有清除自由基的功用，所以可以減緩衰老。

3. **預防蛀牙**：因為茶葉中含有氟，所以可以使牙齒對酸的侵蝕具有較強的抵抗力。除此之外，也有臨床實驗指出，兒茶素可以

明顯地減少牙菌斑以及減緩牙周病。

4.**改變腸道微生物的分佈**：兒茶素類可以抑制人體致病菌（如肉毒桿菌），同時又不傷害有益菌（如乳酸菌）的繁衍，所以有整腸的功能。

5.**抗菌作用**：可以抑制引起人類皮膚病的病菌，並且對治療濕疹有很好的療效。

6.**除臭**：兒茶素可以除去甲硫醇的臭味，所以可以去除抽煙者的口臭，並且減輕豬、雞以及人排泄物的臭味（因此兒茶素也可以抵抗人體腸道內產生惡臭的細菌）。

7.**其他**：還有一些研究顯示兒茶素還具有抑制血壓（可降低舒張壓與收縮壓）及血糖（抑制醣分解酵素）、降低血中膽固醇及低密度脂蛋白（LDL），並增加高密度脂蛋白（HDL）的量（日本用來做低膽固醇蛋）、抗輻射以及紫外線（美國已做成預防紫外線的化妝品）、抗突變（在微生物中已獲得證實，但還沒有人體試驗的報告）等功用。

◇結語

其實，茶在最早時是作為藥材使用的，直到西漢初期才逐漸普及而成為飲料的一種。由於茶中含有多種機能性成分，所以茶也可以算是一種保健飲料唷！兒茶素（Catechins）又稱茶單寧，和咖啡因同屬茶葉中的兩大重要機能性成分，但是又以兒茶素為茶湯中最主要的成分。由於大量研究報告證實了兒茶素具有的藥效，所以近來大家都愈來愈重視茶葉對人體的保健功效了。

兒茶素

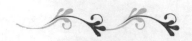

茶樹精油(Tea tree oil)

◇簡介：

茶樹(Ti-Tree或Tea Tree)

學名：互葉白千層(Melaleuca altemifolia)

科名：桃金孃科

產地：澳洲

雖然澳洲的白種移民早已認識此一叢林草藥，但一直到第一次世界大戰之後才開始慎重研究，嘗試著應用在正統醫療上。

茶樹是一種生長在澳洲的樹種，生命力非常強，早在二、三百年前，當地的原住民就認識茶樹的好處，他們用茶樹的葉子來對抗皮膚的各種狀況。

1770年英國庫克船長在一次登陸澳洲探險時，便在當地採集到茶樹的樹葉，並帶回英國研究，這是人類正式以科學的方式與態度來研究茶樹精油的開始。此後二百多年在世界各國不斷有相關的學術論文及臨床運用的發表。在科學家深入研究後發現茶樹精油是一種天然的抑菌劑，而且本身無毒、不刺激，對許多皮膚症狀的改善效果顯著，數十年來備受英、美、澳醫學界所推崇。

1970年以後，隨著人類追求自然與環保的趨勢，茶樹精油天然抑菌的功效和無副作用的價值，更為人們所重視。

◇成分及功用：

一九二三年，澳大利亞雪梨國家博物館研究員，化學家潘佛德博士(Dr. Arthur Penfold)研究發現，茶樹精油是一具強力殺菌效

果的天然殺菌劑，和當時最常用的消毒劑—石碳酸(Carbolic acid)
相比，其殺菌效果是石碳酸的十三倍，而且不像石碳酸有刺激
性。他進一步實驗發現，茶樹精油具有安全及獨特效果，使之塗
抹在人體肌膚上，也不會傷害皮膚組織細胞，塗在傷口上則可避
免感染。

其研究成果讓潘德佛和當時其他的研究人員大為振奮，從而
擴大研究範圍，進而發現茶樹精油能滲入皮下，幫助傷口、膿
腫、瘤的癒合，還發現茶樹精油對皮膚病也同樣有效，像乾癬、
膿皰或為黴菌感染的香港腳、癬及灰指甲。隨著研究範圍逐漸擴
大，研究人員也發現茶樹精油蒸氣還能改善鼻塞情形。證明澳洲
原住民為何鍾情茶樹，茶樹確實有其特殊之處。茶樹精油卓越的
抗菌性很快就受到矚目，在一九二七年左右被介紹到歐洲及美
國。

1.**降低細菌生長**—可幫助減少、降低多種細菌、黴菌的生長。

2.**紓緩鎮定**—對輕微刀傷、擦傷、刮傷、燙傷等傷口疼痛；蚊蟲
  咬傷、疹子引起的搔癢，及其他皮膚不適症狀，都有紓緩、止
  痛、止癢的作用。

3.**滲透力強**—可滲透入皮膚內層組織，發揮紓緩的功效。

4.**天然溶劑**—茶樹精油能當作天然清潔劑，具有強力分解油污的
  成份，適合做成家庭清潔用品。

5.**溫和不刺激**—天然溫和，對一般皮膚不會引起刺激過敏。

6.**防黴菌**—許多研究報告顯示，茶樹精油具有天然防黴菌的功
  效。

7.**自然芳香**—可用於薰香器，讓室內充滿自然清香。

茶樹精油

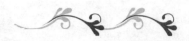

依其不同用途，使用方法如下：

1. **呼吸系統方面**：具有殺菌及抗病毒的效果，有助於抵抗傷風及流行性感冒，可緩和喉嚨痛、扁桃腺炎、牙齦疾病，以及紓解支氣管炎、胸部感染所引起的咳嗽以及充血現象。使用方法包括漱口水、喉嚨漱洗、藥布敷用、吸入法、蒸氣法或直接使用法。

2. **皮膚方面**：具有清潔、涼爽和抗黴菌的效果；可用來消除結癬病和紅疹病，紓緩曬傷，可保護傷處免受感染之外，還能促進傷口癒合，以及改善香港腳和灰指甲。使用方法包括敷面、藥布敷用、手浴、足浴或直接使用法。

3. **消化系統方面**：具有殺菌、抗病毒和抗黴菌的效用，能緩和口腔潰瘍、下痢和胃腸炎。使用方法包括漱口水、藥布敷用、直接使用法和按摩法。

4. **婦科方面**：具有抗黴菌的效果，有助於消除陰道念珠菌感染。使用方法包括坐浴法、灌洗法、藥浴法和直接使用法。

◇結語：

茶樹精油的殺菌效果特強，約為石碳酸 (酚) 的13倍；石碳酸是一種廣為使用的化學殺菌劑。茶樹精油的優點在於它完全沒有毒性，也不易引起過敏反應；也能夠抵抗多種細菌、病毒以及黴菌的感染。茶樹精油的顏色淡綠，幾近透明，其芳香能有效的驅蟲。

正因為茶樹精油有如此多的優點，所以素有「澳洲萬應藥」之美名。

茶樹精油

乳酸菌(Lactobacillus)

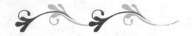

◇簡介

我們的腸內棲息了一百種以上，超過一百兆個的細菌。其中有對健康有益的好菌，也有會誘發疾病的壞菌。事實上，體內完全沒有細菌而呈現無菌狀態的動物，和體內有許多細菌的普通動物相較，前者之免疫力會比較脆弱。這是因為無菌的動物體內缺乏細菌的刺激，環境過於平和，所以體內的免疫力降低所致。當無菌動物的腸內有細菌棲息之時，也會對各種病原菌產生抵抗力。

棲息在腸內的細菌(有益菌)會互助共生，一旦分離，其功能就會減弱，在腸內的繁殖力也大大的減退。而乳酸菌族群能在腸道環境下共棲，維持環境平衡，產生有益菌的最大功效，以維持健康。

何謂「原生益菌(Probiotics)」呢？所謂「Probiotics」，此字眼中文有人將其譯為原生物素、生菌素、生菌劑、益生菌或原生保健性菌種。其衍生自希臘語，意思是"for life"，最早由Lilly及Stillwell於1965年提出，用以表示某一原生動物產生之可促使另一原生動物生長的物質。

1991年Huis in't Veld及Havenaar更廣義地定義─凡應用至人類或其他動物，藉由改善內生微生物相平衡、有益於宿主的活菌，不論是單一或混合菌株均可視為「原生益菌(Probiotics)」。一個完善而有效的原生益菌菌種應具備如下所列，包括菌株本身的基本特質、對宿主健康及臨床上提供有益的功能等多項特點：

乳酸菌

原生益菌菌種須符合之要件

健康及臨床特性	穩定性及加工技術特性
1.人類本身原有	1.維持確實存活力之能力
2.具酸及膽鹽抗性	2.發酵後優良風味及氣味之維持
3.對人類腸細胞具吸附性	3.儲存期間溫和酸度之維持
4.對人類消化道之定殖	4.加工及儲存期間定殖特性之維持
5.產生抗菌物質	5.於發酵產品中具優良儲存穩定性
6.對致癌及致病菌具拮抗力	6.冷凍乾燥或其他乾燥方法處理後具穩定性
7.人類攝取後具安全性	7.正確的菌株鑑定
8.臨床証實有健康效用	8.有效劑量之實驗數據

何謂「乳酸菌」呢？所謂的「乳酸菌」，就是指能分解、消化牛乳中所含的「乳糖」，產生發酵作用後製造出「乳酸」的細菌。而乳酸菌號稱"腸內清道夫"，主要功能是可以促進腸道蠕動、幫助消化。

目前已知的乳酸菌種類非常多，多半偏好在低溶氧量、富含可溶性碳水化合物、蛋白質分解物及維生素的環境中生長，大致可分類為球型而聯結成鏈鎖狀的乳酸鏈球菌、細長棒狀的乳酸桿菌，以及呈X字型、Y字型等的雙叉乳桿菌等三大類。一般來說，在人體內的乳酸菌多為「嗜酸菌」，屬於雙叉乳桿菌、腸球菌、乳酸桿菌中的一種。

乳酸菌

較重要的乳酸菌有：

Streptococcus lactis：乳酸鏈球菌

Lactobacillus acidophilus：嗜乳酸桿菌(又稱為A菌)

Lactobacillus bifidus：雙叉乳桿菌(又稱為雙叉桿菌、比菲德氏菌、B菌)

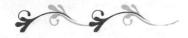

Lactobacillus rhamnosus：鼠李糖乳酸桿菌(T-Cell 1乳酸菌屬此菌種)

Lactobacillus bulgaricus：保加利亞乳酸桿菌

Lactobacillus casei：酪蛋白乳酸桿菌

Lactobacillus causasicus：高加索乳酸桿菌...等

◇功用

　　乳酸菌在食品加工上有許多功用，例如：可以添加在食物中抑制其它細菌生長，當作天然的防腐劑。也可利用它的發酵功能來發酵食物，製造優格、優酪乳、起司、部份的酒精飲料等。此外，乳酸菌更具有許多有益人體健康的功能：

1.抑制害菌，預防感染

　　乳酸菌有發酵的功能，可以將牛乳中的乳糖發酵為乳酸，或在腸道中將膳食纖維發酵產生酸性物質，使腸道成為酸性的環境，這樣的環境會使益菌容易生存，而害菌不容易生存；同時乳酸菌也會直接產生抑制害菌生長的物質，使害菌無法生長；另外，乳酸菌也會與害菌競爭在腸道上皮細胞的附著及生長，而大多數的害菌是必須附著在腸道上皮細胞上，才會發揮作用並且致病，所以乳酸菌使害菌在腸道中找不到生長的立足地方。最後乳酸菌還會與害菌競爭吸收養分，而且通常是乳酸菌較佔上風，所以阻止了害菌的生長。害菌減少則可減少腹瀉、脹氣、腸道感染的機會。

2.預防腹瀉、便祕及腸癌

　　腸道內有較多乳酸菌的嬰兒（例如餵哺母乳的嬰兒），若因感染而腹瀉，症狀會比較緩和。因感染而腹瀉的嬰幼兒，若服用乳酸菌，可緩和腹瀉的狀況，並縮短腹瀉期。乳酸菌亦可促進腸蠕動，幫助排便，排出腸道中由膽酸代謝而來的的致癌物，預

乳酸菌

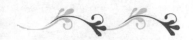

防大腸癌及直腸癌。

3.幫助乳糖消化及鈣質、鐵質、蛋白質及脂肪的吸收

　乳酸菌可將乳糖消化分解成乳酸，所以喝牛乳會腹瀉的乳糖不耐症患者，可以選擇乳酸菌製品取代牛乳。乳酸菌分解出的乳酸亦可促進鈣質及鐵質的吸收。乳酸菌也可將蛋白質及脂肪分解成較小的分子，利於幼兒、老人及病患之吸收。

4.增強免疫力

　乳酸菌可以提供免疫細胞營養，激發免疫細胞的活性，讓人體的免疫功能增強。另外對於經常引起人體過敏反應的一些過敏蛋白質，乳酸菌可以改變它們的抗原性，預防過敏或減輕過敏的症狀。

5.促進維生素合成

　乳酸菌可以促進維生素B_1、維生素B_2、維生素B_6、維生素B_{12}、葉酸、菸鹼酸、維生素K等的合成。所以乳製品當中若添加乳酸菌，可以增加乳製品中維生素的含量。

◇結語

　　乳酸菌其實廣泛的存在自然界中，不論人類或動物的腸道，或者是昆蟲，甚至土壤中，都有乳酸菌分布，早在數千年前，乳酸菌即被人類運用於製造酸酪乳、乾酪、醬油、泡菜、義大利臘腸、味噌或釀酒用的酸麵糊等，及一些對胃腸有益的發酵食品，也都是乳酸菌的相關產品。

　　乳酸菌可說在日常生活中隨處可見，直到近代才成為全世界知名的健康產品，而且廣泛應用於各種領域之中。

乳酸菌

優酪乳和牛奶優缺點比一比？

優酪乳和牛奶不同地方主要是它加了乳酸菌，因此牛奶中的乳糖會被分解成乳酸，而研究中發現乳酸和鈣結合時，最容易被人體吸收，因此優酪乳很適合青春期正在發育的青少年或更年期容易罹患骨質疏鬆症的婦女來飲用。此外，它營造了一個腸胃道酸性的環境，也能幫助鐵質的吸收。

加熱會殺死活性菌嗎？

的確，在攝氏60度加熱三十分鐘，乳酸菌就會死滅；若為攝氏一百度以上，僅僅數秒就會死滅。因此為確保乳酸菌之活性，必須要選擇以低溫製造的乳酸菌或乳酸類製品。

乳酸菌

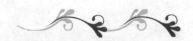

嗜乳酸桿菌(Lactobacillus Acidophilus；A菌)

◇簡介：

　　人出生之後沒多久，消化道就會孳長出各式各樣的微生物，嗜乳酸桿菌是最早長出的微生物之一，胎兒通過母親的產道出生時，就會從母親的陰道中獲得這種細菌。在女性的青春期，竇特蘭氏桿菌(Doderlein's bacillus)就會成為陰道中的優勢菌種，一般認為竇特蘭氏桿菌就是嗜乳酸桿菌。而嬰兒在出生時就會得到這種細菌。接受母乳的嬰兒，他們的腸道在幾天之內就會建立穩定的微生物菌叢生態。檢測這些嬰兒的糞便，就會發現主要的微生物就是嗜乳酸桿菌或雙歧桿菌。沒有接受母乳的嬰兒，糞便中的菌叢狀態與成人類似。雖然胃中會有一些原生的微生物，不過小腸才是各種微生物菌叢的大本營，而其中最具優勢的細菌就是嗜乳酸桿菌。這種細菌能夠忍受強烈腐蝕性的胃液而存活，通過胃袋而進駐腸道，然後在腸道中生長。

　　嗜乳酸桿菌(Lactobacillus Acidophilus；又稱為A菌)構成小腸共生菌群，用以協助維他命B群的合成。雙叉乳酸桿菌(Lactobacillus bifidus；又稱為雙叉桿菌、比菲德氏菌、B菌)也是小腸內共生菌中佔優勢的菌種，它提供一個製造維他命B群及維他命K的優良環境。

　　嗜乳酸桿菌產品是專門為維持小腸良性菌群而設計的。未被消化的腐敗細菌，可能產生過量的組織胺，導致過敏反應及額外的毒素堆積。

　　酸性的產品諸如酸乳、發酵乳、酸酪乳、乳酪。嗜乳酸桿菌(Lactobacillus Acidophilus)的工作是協助蛋白質消化，在此作用中

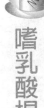

嗜乳酸桿菌

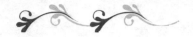

將產生乳酸、過氧化氫、酵素、抗生素、及維生素B群等。

◇功用：

用嗜乳酸桿菌和水清洗真菌感染的陰道，治療效果頗佳。嗜乳酸桿菌能破壞病原菌。當作灌腸劑時，也有助於建立一個健康的腸內環境。它藉由促進腸的蠕動來改善腸的功能，並軟化糞便。有了嗜乳酸桿菌，有害的病菌及囤積在小腸內的毒素均可被破壞。

雙叉乳酸桿菌已經證實能有效的治療肝硬化與慢性肝炎。許多對嗜乳酸桿菌沒反應的人，對雙叉乳酸桿菌都有正面的反應。

根據《結腸健康手冊》此書所指，健康的結腸應含至少85%的乳酸桿菌及15%的大腸桿菌。然而，一般的結腸菌數測試的結果恰恰相反，因而產生瘴氣、小腸及整個系統的毒性、便秘及吸收不良的現象，此症狀會導致念珠菌生長過盛。

嗜乳酸桿菌可能也有助於解毒。而導致中毒的因素包括反覆的使用抗生素、口服避孕藥、阿斯匹靈、皮質類固醇 (corticosteroids)、飲食欠佳、吃甜食、酵母菌、緊張等，這些都會造成良性菌的不平衡而產生毒素；良性菌容易與一些廢物結合，而被排出體外。

嗜乳酸桿菌也有抗菌作用。應該避免攝取過多的鋅與鐵，因為鋅能促進念珠菌的生長，而無法吸收鐵，要直到念珠菌病治癒，鐵質才能恢復正常吸收。

1. **對抗癌症**：嗜乳酸桿菌與雙歧桿菌可以算是彼此的表親，兩種細菌都有抗癌症的活性，因為它們可以抑制致癌細菌的生長，有些會產生致癌化學物質的細菌也會被它們壓制。

2.**治療氣喘**：由於8%到10%的氣喘及鼻炎病患，對這些酵母菌過敏，因此研究人員相信，利用嗜乳酸桿菌治療應該會有一定的效果。

3.**降低膽固醇**：研究人員發現，部分嗜乳酸桿菌菌株可以直接分解、利用腸胃道中的膽固醇，因此有益於降低血中的膽固醇濃度，不過其作用機制仍待研究。

4.**預防胃潰瘍**：像嗜乳酸桿菌這種益生菌可以抑制幽門螺旋桿菌，而幽門螺旋桿菌可能是一種造成胃潰瘍的有害細菌。

5.**治療大腸急躁症**：嗜乳酸桿菌對50%的病患有顯著的療效。

◇結語：

當服用抗生素時，這些「友善」的細菌會與有害的細菌一同被破壞。補充嗜乳酸桿菌有助於維持健康的腸內共生菌群。不健康的菌群會釋出大量的氨，因而刺激小腸膜。而且，這些氨會進入血液中，引起噁心、食慾減低、嘔吐、及其他中毒反應。

含在各種產品中的嗜乳酸桿菌，在高溫時會失去效用。應將它保存在乾涼的地方—冰箱，但不要放在冷凍庫中。我們不建議你購買綜合食品。因為不同的菌種可能會互相抗衡。每一公克含至少十億或更多菌數的純菌產品，通常會比綜合菌種的產品好。

服用嗜乳酸桿菌的時間是早晨空腹時及三餐前一小時。如果你正服用抗生素，則抗生素與嗜乳酸桿菌就不要同時服用。嗜乳酸桿菌有錠劑、膠囊及粉末等形式，我們推薦是用溫的蒸餾水來沖泡粉末的劑型後，以供服用。

嗜乳酸桿菌

比菲德氏菌 (Bifidus菌；B菌)

◇簡介：

　　Bifidus菌就是雙叉桿菌，主要存在於人體的腸道中。消化道中的細菌可分為益菌與害菌兩種，益菌可以將醣類代謝為乳酸、醋酸，使腸道形成酸性狀態，就可抑制害菌的生長。目前市面上的優酪乳多含有益菌且富含醣類，可有效改善腸內菌種，進而改善身體酸鹼度。

　　Bifidus菌是嬰兒腸道內存在的優勢菌種之一，但隨著年齡增長而漸漸減少。因此，市面上就出現了添加Bifidus菌的食品或優酪乳，補充體內缺少的Bifidus菌，達到預防疾病、增進健康的目的。

◇功用

　　Bifidus菌是新生兒腸胃道中最早進駐的菌種，可產生寡糖，為益生菌。

　　人體腸胃道在出生時原本是沒有細菌的，在出生5～6天後，開始由環境中「獲得」一些細菌，其中在小孩一歲前主要的細菌就是所謂的乳酸菌、比菲德氏菌，一歲以後才慢慢轉變成大人腸胃道的細菌族群生態（大腸桿菌為最多）。

　　這些細菌在演化的過程中，併入了我們的腸胃道，與人體形成一種「共生」的狀態，除了合成人體所需的維他命K及B-complex之外，這些細菌的主要功能就是形成一種生態平衡，抑制其他有害菌的生長。

　　比菲德氏菌常被作為嬰兒擁有健康腸道菌相的指標，其數量

比菲德氏菌

隨年齡增長而漸漸減少,許多學者專家臨床試驗中,顯示其與健康方面有著重要的關聯性。

經由比菲德氏菌於體內代謝所產生的醋酸與乳酸會降低腸道及泌尿生殖道的pH值,可抑制腐敗菌及病菌的生長,幫助人體消化道中菌叢生態平衡與重建,進而大量減少因腐敗菌分解食物、膽汁等所產生的有害代謝物或致癌物,減輕肝臟負擔,促使人體代謝正常化及腸道與泌尿生殖系統菌相趨於平衡狀態。

一般而言,比菲德氏菌還能夠增強人體巨噬細胞與中性白血球吞噬異物的能力,刺激細胞激素分泌,而提升此類免疫功能,讓我們對細菌感染的抵抗力增加。此外,亦有研究證明比菲德氏菌具有抗腫瘤的作用,所以比菲德氏菌對人體健康的維持是有相當助益的。

◇結語:

腸內菌並不能像人類的士兵一樣,直接與敵人搏殺,她們利用的是人類近代才會使用的化學戰;而要使化學武器發揮效用,首先要有充足的製造原料,同時要有具有生產能力的工廠,生產可以有效傷敵而有益於自身的化學製劑(這一點人類還無法辦到),然後將武器投擲施放在敵人當中,達到克敵致勝的功效。而一般被認為是人體營養來源的蛋白質和脂肪,有益菌並不喜歡,她們特別喜歡的是膳食纖維(Dietary Fiber)、寡糖(Oligosacharride)等醣類物質。

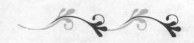
比菲德氏菌

有益菌利用這些物質來自我繁殖,同時可以用來生產有機酸,這是對抗壞菌的主要致命武器,其中包括乳酸、醋酸和其他的短鏈脂肪酸(Short Chain Fatty Acids)。這些酸性物質可以在腸道內營造一個酸性的環境,使喜歡鹼性環境的壞菌不易生存,它們

同時是直接提供腸道表皮細胞能源的物質，可以促進腸道表皮細胞的正常代謝機能，維持免疫屏障不被破壞，對於人體的免疫機能有極大的助益。

　　若要戰勝有害菌，首先要減少蛋白質和脂肪的攝取。由於蛋白質和脂肪是人體必須的營養素，所以不可以不吃，但必須適量而不過量，因為過量的蛋白質和脂肪會造成壞菌的增生，同時使腸內環境惡化，不利有益菌生存。

　　所以，要使有益菌戰力大大的提升，膳食纖維和寡糖便扮演著極為重要的角色。

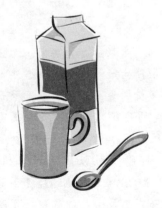

比菲德氏菌

寡糖(Oligosacharride)

◇簡介：

何謂寡糖？由3～7個單糖單位組成的醣類總稱為「寡糖」。寡糖類在自然界中存在量不多，例如含果寡糖豐富的蔬果有香蕉、胡蘿蔔、蘆筍、洋蔥等。在大豆中亦含有部分寡糖。工業技術合成的寡糖或多醣體分解而得到的寡糖，在近數年來已逐漸被利用在健康食品及家畜飼養上。本來不能為人類或動物消化的多醣類聚合物經特殊製程，製成動物體內不能消化的寡糖類時，此等寡糖雖不能為人類或動物所利用，但卻可被人類或動物腸道中滋生的細菌所利用。

寡糖類食品的利用，主要在使人類或動物體內有益菌大量增生，可壓抑無益菌的繁殖，提高動物或人類的疾病防止效果。或者利用寡糖來吸附病原菌，使其不能為害動物或人體，是最近食品界研究的一種新趨勢。

寡糖的來源約有異麥芽寡糖、果寡糖、乳寡糖、大豆寡糖與酵母寡糖等五種。工業製造技術所生產，除雙糖寡糖外，可利用最新酵素技術及分離技術，自多糖的食品原料製成三至五個糖為主成分的寡糖。在市面上寡糖的種類有：①異麥芽糖②異麥芽三糖③盤挪糖④果寡糖⑤乳寡糖⑥水蘇四糖⑦棉實寡糖⑧甘露聚醣寡糖等等。最後一種取自酵母菌的細胞壁所製成的甘露醣寡糖類(Mannanoligo saccharides；簡稱 MOS)，通常細胞壁是由葡甘露聚糖蛋白複合體所組成，寡糖甘露聚糖是由此細胞壁所分解製造而成。然而聚葡萄-甘露糖係不為一些有益菌所利用的。

寡糖

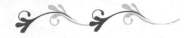

◇常見腸道中的細菌

一、分類

1. 所有人類腸道中約含有 100兆個各類屬細菌，其種類約在100種以上。

2. 人類或動物腸道中之細菌可大略分為有益菌屬、有害菌屬及介於兩類之間者(即無緊迫下，此菌為有益菌；然在不利環境下，此菌屬即成為有害菌屬)。

3. 腸道中有益菌之代表者為雙叉菌屬，而有害菌之代表者為產氣莢膜梭菌屬。

4. 人或動物體內有益菌與有害菌的消長，可顯示人或動物個體健康之狀況。

　如上所述，人類在緊迫、攝食抗生素、攝食免疫抑制劑，如可體醇或接受放射線照射等不利因子下，將導致人類疾病症狀的產生，產生自發性感染症。

二、機制

1. 有益性：可產生宿主所需的維生素，可合成蛋白質，並協助消化吸收，對外來菌增生之防止，免疫機能之刺激等功用，使人類或動物能維持健康。但某些助益菌在宿主受到緊迫或其他不利因素時，將轉變成為病原性菌。

2. 有毒性：細菌在腸內腐敗產生NH_3、H_2S、Amines、Phenol等臭氣物質，並產生致癌物質，終會產生毒素，導致對宿主造成影響，誘發下痢、便秘、發育障礙、肝臟障礙、肝性昏睡、抵抗性減退、自體免疫病發生、癌症、高血壓，最後使動物機能老化。

寡糖

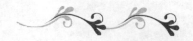

3.病原性：因身體及精神發生緊迫、老化、攝食抗生素、攝食免疫抑制劑如可體松(Cortisol)，接受放射線等，將導致動物疾病症狀的出現，誘發自發性感染症。如下痢、胃腸炎及細菌伺機性感染症(腦髓膜炎、心內膜炎、敗血症、尿路感染、腦膿症、肝膿症、肺膿症等)。

三、動物腸道有益菌增生之必要性

　　動物腸道中細菌族群之存在狀況，主要受宿主的生理、腸道中細菌族群的相互作用，以及食物、營養、藥物與氣候之變動等因素來決定。而宿主的生理包括消化道中的pH值、腸管蠕動、腸內分泌(酵素、膽汁、粘液、抗體)等。

　　雙叉菌屬(比菲德氏菌-bifidobacterium)，是腸道中有益菌的代表者。其主要功能為：

1.雙叉菌可在人或動物腸道中合成蛋白質，以及動物所必需的維生素B群及維生素K等。

2.雙叉菌能促進人或動物腸管蠕動，因此可預防與治療軟便、便秘等毛病。所有吮食母乳的幼畜或嬰孩，其腸道中均存在大數量的雙叉菌。

3.雙叉菌提高動物免疫力，因而能抵禦病原菌的感染。凡具有肝硬化、慢性腎炎及癌症患者，或便秘症、感冒、疫苗接種、放射線治療等場合，動物腸道中的細菌群即產生變化。其狀況顯示雙叉菌減少，大腸桿菌、鍊球菌以及產氣莢膜梭菌等大量增加。

寡糖

　　所以，要維持動物或人類的健康，有必要讓雙叉菌等有益菌能具有絕對的生長優勢，以提高動物免疫力，因而能抵禦病原菌的感染。

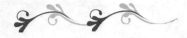
四、寡糖類作為細菌營養素之情形

各類細菌對寡糖的使用能力是不同的，故要使某些有益菌能大量繁殖增生，而同時不要讓有害菌增生，其營養素的選擇及供應是非常重要的。

A、有益菌能利用的寡糖

1. 雙叉菌屬-Bifidobacterium

   (1)adolescentis菌的利用情形：adolescentis菌對所有的寡糖均能利用，例如異麥芽糖、果寡糖、乳糖及大豆寡糖等，均能充分的利用。

   (2)bifidum菌的利用情形：bifidum 菌僅對乳糖類寡糖利用性佳，其他寡糖類大約不能利用。

   (3)breve菌的利用情形：breve 菌對所有的寡糖均能利用，例如異麥芽糖、果寡糖、乳糖(乳糖醇除外)及大豆寡糖等，均能充分的利用。

   (4)infantis菌的利用情形：infantis菌對所有的寡糖均能利用，例如異麥芽糖、果寡糖、乳糖(乳糖醇除外)及大豆寡糖等，均能充分的利用。

2. 真菌屬-Eubacterium

   (1)aerofaciens的利用情形：aerofaciens 菌對果寡糖與乳糖類寡糖利用性最佳，異麥芽糖類(除異麥芽糖外)與大豆寡糖次之。

   (2)limosum的利用情形：limosum 菌對異麥芽糖、果寡糖、大豆寡糖等利用性佳，惟對乳糖的利用性欠佳，僅半乳糖-乳糖寡糖能充分被利用，其他則否。

寡糖

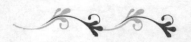

(3)moniliform的利用情形：moniliform菌對異麥芽糖寡糖均不能利用，而乳糖、乳酮糖可充分被利用，次為大豆寡糖中的棉實糖能被利用一點，其他寡糖均不能被利用。

B、兼具性細菌(有益、有害菌)能利用的寡糖

1.類細菌屬-Bacteroides

(1)distasonis菌的利用情形：distasonis對各種寡糖類中部分物質能利用，較有選擇性，例如對異麥芽糖、葡萄糖-果雙糖、乳糖、半乳糖-乳糖等四種寡糖能充分利用，其他大豆寡糖類似可被利用，但效果不定。

(2)fragilis菌的利用情形：fragilis對乳糖寡糖能利用外，其他所有寡糖均不能利用，故fragilis對寡糖的選擇性較強。

(3)melaninogenicus菌的利用情形：melaninogenicus對乳糖寡糖能部分利用外，其他所有寡糖均不能利用，此菌對寡糖的選擇利用性很低。

2.乳酸桿菌屬-Lactobacillus

(1)acidophilus菌的利用情形：acidophilus 對各種寡糖類中部分物質能利用，較具有選擇性，例如僅對葡萄糖-果雙糖、乳糖、乳酮糖等三種寡糖能充分利用，其他異麥芽糖部分可被利用，大豆寡糖之利用性效果不定。

(2)casei菌的利用情形：casei 對異麥芽糖、大豆寡糖等物質均不能利用，較能利用乳糖寡糖類中之乳糖、乳酮糖兩種，部分可利用乳糖醇。

(3)fermentum菌的利用情形：fermentum 對異麥芽糖、果寡糖、大豆寡糖等均不能利用，僅能利用乳糖寡糖類中之乳糖、乳酮糖兩種。

寡糖

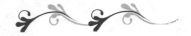

C、有害菌能利用的寡糖

1.梭菌屬-Clostridium

(1)butyricum菌的利用情形：butyricum 對異麥芽糖寡糖全不能利用，亦是唯一能利用聚葡萄糖-甘露糖者，另外果寡糖利用性佳，乳糖、乳酮糖亦可充分利用。大豆寡糖的棉實寡糖亦可利用，其他水蘇四糖與大豆寡糖可部分利用。

(2)difficile菌的利用情形：difficile 對乳糖寡糖可部分利用外，其他各類寡糖均不能利用。

(3)parautrificum菌的利用情形：parautrificum 對乳糖可全利用，乳酮糖部分可利用，其他全不能被此菌所利用。

(4)perfrigns菌的利用情形：perfrigns 對乳糖可全利用，乳酮糖部分可利用，果寡糖利用效果不定。其他寡糖均全不能被此菌所利用。

(5)ramosum菌的利用情形：ramosum 對乳糖類寡糖利用性佳，可利用乳糖、乳酮糖、乳糖醇。可部分利用果寡糖中的葡萄糖-果雙糖，及大豆寡糖中的棉實糖。其他異麥芽糖類被利用效果不定。

(6)sporogns菌的利用情形：sporogns對乳糖類寡糖利用性佳，可利用乳糖、乳酮糖及果寡糖中的葡萄糖-果雙糖，其他僅有甘露糖醇可部分被利用而已。

2.鍊球菌屬-Streptococcus

(1)faecalia菌的利用情形：faecalia對異麥芽糖、果寡糖、乳糖等寡糖利用性佳，在異麥芽糖中高濃度異麥芽糖、盤挪糖利用效果最好。在果寡糖中以葡萄糖-果雙糖效果最佳，乳糖寡糖在以乳糖、乳酮糖利用性最好。

寡糖

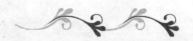

(2)intermedius菌的利用情形：intermedius 對異麥芽糖寡糖全不
能利用，大豆寡糖亦然。最能利用果寡糖產品，乳糖寡糖中
的乳糖、乳酮糖亦可被充分利用。

3.球菌屬-Peptococcus

prevotii對異麥芽糖及乳糖寡糖均不能利用，可充分利用甘露糖
醇，部分利用大豆寡糖等產品，果寡糖產品中僅葡萄糖-果雙
糖可部分被利用。

◇功用

一、類似膳食纖維的生理調節機能

寡糖不能被人體消化酶分解，其生理機能調節特性類似水溶
性膳食纖維，唯其黏度較低，而且也沒有膳食纖維水合膨脹
的物理性質。寡糖已知的生理調節機能包括：促進雙叉桿菌
增生、減少體內有毒代謝物產生、防止下痢或便秘、保護肝
臟、降血壓、降低血清的總膽固醇含量、降低血糖值、促進
體內產生維生素、幫助人體吸收礦物質、及預防大腸癌的發
生等。

二、使人體消化道菌叢正常化

寡糖可以選擇性地控制腸內微生物群落的生長，讓對人體有
益的內生性微生物能夠生長。在結腸部位寡糖可被有益菌種
雙叉乳桿菌（Bifidobacteria）所利用，因此可以使雙叉乳桿菌
大幅生長。雙叉乳桿菌利用寡醣的發酵生長過程中，會使腸
道pH值降低，有助於抑制腸道有害菌叢的生長，同時雙叉桿
菌還會在體內產生維生素，有助於補充人體營養素。

寡糖

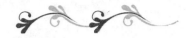
三、預防癌症、延緩老化

其它的醫學研究還證實，食用寡糖有助於改善慢性病症狀、預防癌症、及防止老化等，主要是因為寡醣可以使人體消化道菌叢生態正常化。1991年在「雙叉乳桿菌研究（Bifidus）」期刊上所發表的報告指出，老年人連續食用大豆寡醣一段時間之後，腸道的雙叉桿菌及乳酸桿菌數量增加，並且可偵測到天然的抗生物質產生，而有害菌如大腸桿菌和產氣莢膜桿菌的數量都顯著的減少，因此便秘或下痢的情形獲得改善，而糞便中的毒性物質含量也下降了。

活性生理因子	oligosaccharide
生理調節機能	1.促進雙叉桿菌增生。 2.減少體內有毒代謝物產生，預防癌症、延緩老化。 3.防止下痢或便秘。 4.改善慢性病症狀。 5.促進細胞活性化、有助於延緩老化。 6.幫助脂溶性維他命吸收。

◇結語

一般而言，有病的人，醫生均會使用化學藥物或抗生素來滅掉病原菌感染及預防疾病之發生。然藥物長久使用後，將產生細菌對藥物的抗藥性及殘留問題，大者甚至影響人體再發病後藥物治療無效。若能多使用生菌劑來抑制腸道中的有害菌，並使有益菌增生，則是一條健康的道路。但生菌劑(優酪乳、乳酸菌等)之使用亦受到諸多限制，例如原在動物腸道中的原住菌長久佔住的優越性，一些生菌劑有時使用不當，很難在腸道中取得生存或繁殖的機會。

寡
糖

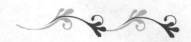

抗生素與生菌劑在使用上之不相容性，例如：

1. 使用抗生素時，其所抑制的細菌有特定性外，同時將腸道中的有益菌亦殺死，造成腸道有益菌原有功能的喪失，例如有益菌能生產某些維生素的功能將終止。

2. 生菌劑的投與，雖對動物身體有利，但對腸道中先住菌的優生作用，使該生菌劑很難在短時間中，建立灘頭堡，完成其續生之環境，甚至無機會存活或大量繁殖。

3. 特種生菌劑均需其特定的維生營養素，若動物腸道中無法長遠供應此營養素，其生菌亦將死亡殆盡。

4. 生菌劑中的賦形物培養劑等，對動物腸道中雙叉菌與乳酸菌均有增生作用，此對動物個體相當有利。

由上述可知，不用抗生素而能抑制有害菌的生長，維持腸道先住有益菌的優勢增生，以達到人類或家畜健康的目標，僅有靠適當的營養補給(如：寡糖)，始能竟其功。

寡糖

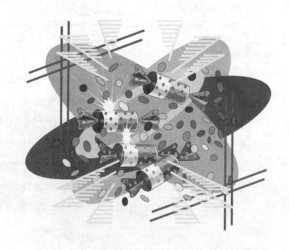

果寡糖(Fructooligosacharride)

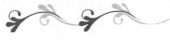

市面上熱門的健康食品，就是果寡糖。何謂果寡糖？食品界利用微生物所產生的酵素把果糖分子連到蔗糖分子上，有些蔗糖分子連結一個果糖，有些連結二個，有些連結三個，這一類的寡糖叫果寡糖。因此果寡糖飲料裡面除了果寡糖以外，還剩有蔗糖、果糖等糖類。而葡萄糖、果糖、蔗糖、麥芽糖及澱粉都可以當作人的營養份，但假如一個人吃的太多，而又運動得少，營養就會過剩，即會產生發胖的現象。但果寡糖卻不會發生這種情形，理由已如前述，因為我們腸子裡的消化酶並不能消化寡糖，反而會被腸道中細菌所利用，故不會在體內囤積，因此不會發胖，就形成了所謂的健康飲料了，其保健情形，例如：

1.可取代精緻糖使用

一般的糖是有很高的熱量，不適合肥胖、欲減肥者或糖尿病者使用。寡糖的甜度約為蔗糖的20～70%，口感與蔗糖近似，但不像蔗糖一般會被口腔中的細菌利用，產生酸性物質侵蝕牙齒，因此不會造成蛀牙。果寡糖可由人工合成，並製成粉末狀或液體的形式。它能夠抵抗消化酵素，因此不會被吸收，也不會增加血糖濃度，還可以拿來當作人工甘味。一般而言，寡糖每克只產生0～2.5大卡的熱量，也不會對血糖值與胰島素的分泌有任何的影響，因此也被當成低熱量或糖尿病人的甜味劑使用。蔗糖會促成中性脂肪的上昇，寡糖卻有促進血脂肪下降的效果。

2.調整腸道有益菌叢生態

果寡糖是雙叉乳桿菌(Lactobacillus bifidus)與嗜酸桿菌的食物，根據雷夫・高藍(Ralph Golan)醫師的著作，它可以用來治療便秘、下痢、糞便及胃脹氣惡臭、消化道中毒等等諸多用得上乳酸桿菌的病症。果寡糖可作為體內雙叉桿菌---比菲德氏（Bifidus）菌等有益菌生長繁殖的營養份，而壓抑有害菌種的生存空間，

寡糖

促成腸道有益菌叢生態健全。如此可增加營養的吸收效率，並減少腸道有害毒素的產出，而維持免疫機能、減少腸道發生惡性腫瘤的危險、延緩老化。故果寡糖和乳酸菌、膳食纖維等物質一樣，都是整腸、體內環保、促進正常排便的好幫手。

3.降低血脂肪含量

許多研究都指出果寡糖對血膽固醇與中性脂肪的下降有幫助，果寡糖和膳食纖維一樣，有助於血中膽固醇的控制，其生理機制與膳食纖維類似，也能與膽酸、膽鹽結合而將其排除於體外，防止再吸收，體內就會促進膽固醇在肝臟進行氧化作用產生膽酸，降低血膽固醇濃度。

4.提高礦物質的吸收率

當用膳食纖維減肥時，其缺點是抑制礦物質的吸收，因纖維質會與礦物質結合成一混合物，但寡糖無此現象外，還可促進礦物質的吸收。因為果寡糖經腸道細菌醱酵後，可以形成有利於礦物質吸收的腸道環境，尤其是鈣、鎂等巨量礦物質。果寡糖有乳酸菌的保健效益，卻比乳酸菌更能突破胃酸的破壞，進入腸道中受細菌所利用；故果寡糖有膳食纖維的生理功用，卻沒有膳食纖維會抑制礦物質吸收的缺點。果寡糖對某些人來說，和乳酸菌、膳食纖維一樣，會造成脹氣，若此情況發生，就要好好治療胃的毛病。

5.補充劑量

果寡糖的補充劑量，以下痢來說，大約每日2,000到3,000毫克。這樣的用量是相當安全的，唯一可能的副作用是腸道產氣量增加，再更多一點還可能會引起腹部膨脹。對孩童來說，建議的用量是每公斤體重100毫克。

糖在飲食中是不可或缺的，寡糖有這麼多好處，下次喝牛乳時，加點果寡糖吧！

寡糖

硫酸葡萄糖胺(Glucosamine sulfate)

◇簡介：

Glucosamine廣泛存在於動植物、微生物及甲殼類的殼中，可從甲殼素(chitin)、黏蛋白(mucoproteins)、黏多醣(mucopolysaccharides)中發現，為體內主要的胺基六碳糖類。主要做為軟骨保護劑，可刺激軟骨細胞代謝或抑制造成關節軟骨基質退化的而保護軟骨，同時減少骨關節炎患者關節軟骨形態改變的嚴重度。

在傷口癒合的早期，纖維母細胞快速產生玻尿酸，而玻尿酸對間葉及上皮細胞的移行及有絲分裂是極為重要的。在胎兒傷口癒合時，可觀察到玻尿酸的血中濃度增加，或者在傷口外用玻尿酸包紮，可促進傷口癒合，減少疤痕。Glucosamine為玻尿酸合成時的速率決定步驟。在手術或外傷後數天，服用適量的glucosamine，可以增加傷口中的玻尿酸產生，促進癒合且可能減少產生疤痕的副作用。

因骨關節代謝機能衰退，引發之關節病如頸關節炎、髂關節炎、肩胛關節炎、膝關節炎、背關節炎及骨質疏鬆、骨膜硬化、腰痛骨折、骨關節營養不良、慢性及亞急性關節炎等，以Glucosamine治療，效果都相當顯著。

◇成分：

Glucose經由 hexokinase (glucokinase)形成 glucose-6-phosphate，而後形成glycogen（肝糖）或fructose-6-phosphate；fructose-6-phosphate經由糖解作用產生能量或形成glucosamine-6-phosphate，另外glucosamine也可形成glucosamine 6-phosphate。

Glucosamine-6-phosphate可分別形成以下的 Glycosaminoglycans (黏多醣；mucopolysaccharide)：

1. heparin(肝素)：抗凝血。存在於肥大細胞、肝、肺、皮膚、動脈壁。

2. hyaluronic acid(玻尿酸)(不經epimerase產生)：分佈於 synovialfluid(滑囊液)、眼睛的vitreous humor(玻璃體)、動脈壁、鬆弛的結締組織內，可促進形體的發育、傷口修復時的細胞移行，增加滑囊液的合成及黏稠度，參與細胞黏著及細胞間的交互作用。

3. chondroitin sulfate(硫酸軟骨素)(經由epimerase產生)：為軟骨的主要成份，促進軟骨成形。存在於軟骨、骨頭、角膜。隨年齡增加而減少。可用治療於缺血性心臟病、骨骼疏鬆症及相關疾病、高脂血症。

4. keraran sulfate I：存在於角膜，促進角膜透明。

5. keraran sulfate II：與玻尿酸、硫酸軟骨素共存於鬆弛的結締組織內。

6. heparan sulfate：存在於皮膚纖維母細胞(fibroblasts)，動脈壁和某些細胞表面。

7. dermatan sulfate：廣泛分佈，促進角膜透明，為鞏膜的成份，存在於動脈壁，與LDL結合。可抗凝血、抗血栓。

8. 其他非黏多醣產物(經由epimerase產生)：sialic acid(唾液酸)、ganglioside(神經節配糖體)。

硫酸葡萄糖胺

◇功用：

1. Glucosamine促進玻尿酸(Hyaluronic Acid)的產生，可增加關節滑囊液的合成及黏稠。

2.Glucosamine促進硫酸軟骨素(Chondroitin sulfate)的產生，促進軟骨成形，保護軟骨。當年齡增加，epimerase功能減弱，使得硫酸軟骨素合成減少而造成骨關節炎。

3.肝臟中的glucokinase為肝中葡萄糖感知器，glucosamine有強力競爭性及抗肝臟中的glucokinase (hexokinase IV或D)，而抑制glucose磷酸化，使肝臟內的葡萄糖增加，減少糖解作用及肝糖生成。並且抑制因glucose增加所引起的insulin分泌。對於正常血糖可能造成嚴重的骨骼肌insulin抗性，但長期血糖過高則不會。

4.為關節結締組織提供營養補給。

5.保持關節的正常功能。

6.有效減輕骨關節疼痛僵硬及無力。

7.舒緩關節炎、酸痛及痛風。

8.加速傷口的癒合。

◇結語：

現在可以在一般的健康食品店或其他的藥房分別買到硫酸葡萄糖胺及硫酸軟骨素，也可以買到與其他成分合併的製劑。這似乎是一種對骨關節炎的突破性療法，不過對於其他形式關節炎的療效，例如類風濕性關節炎，卻只有很少的研究。

1.禁忌：懷孕、授乳。

2.副作用：(1)皮膚：脫毛。（零星個案）

(2)眼睛：視力障礙。（零星個案）

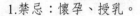

3.交互作用：(1)Tetracycline－增加tetracycline血清濃度。

(2)Penicillin V－減少吸收。

(3)Chloramphenicol－減少吸收。

硫酸葡萄糖胺

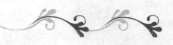

硫酸葡萄糖胺與硫酸軟骨素

　　這是兩種構成軟骨和結締組織的成分，這兩種多醣類可以和蛋白質緊密的結合，提供能承受巨大張力的組織。這兩種補充品宣稱可以減低關節的運動傷害，並加速受傷的軟骨和韌帶的復原。不過目前仍然無法證明他們的效用，而且是否可以被人體吸收，以及吸收後是否能夠輸送到需要他們的組織以供利用，都不清楚，所以適當的休息應該會有更好的恢復效果。

　　要成功的治療骨關節炎，就必須要控制疼痛，並阻止甚至逆轉病況的發展。人類及動物的生化學、藥理學研究資料顯示，硫酸葡萄糖胺可以滿足上面兩個條件。硫酸葡萄糖胺能阻止或反轉關節退化的主要原因，似乎是因為它是葡萄糖胺多醣(Glycosaminoglycans)及玻璃尿酸(hyaluronic acid)的基本成分，也能促進這兩種物質的生物合成，這兩種物質是形成蛋白多醣(proteoglycan)所必須的成分，而蛋白多醣則是構成關節的基質。葡萄糖胺多醣是一種長鏈的醣類，而蛋白多醣則能構成軟骨組織。

　　硫酸葡萄糖胺與硫酸軟骨素(chondroitin sulfate)併用來治療關節退化性疾病，已經成為一種治療關節炎頗受歡迎的的方法。研究人員回顧了硫酸葡萄糖胺與硫酸軟骨素的研究報告之後，他們所得到的結論是，這兩種物質用在治療骨關節炎極有成效。一般的用法劑量是，每天1,500毫克的硫酸葡萄糖胺與1,200毫克的硫酸軟骨素。消費者在服用前，最好還是先參考包裝中的標示。

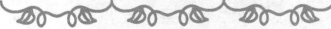

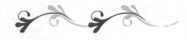

硫酸軟骨素(Chondroitin sulfate)

◇簡介：

何謂軟骨素或維骨素(Chondroitin)？軟骨素是構成軟骨和結締組織的多醣類成分，也是形成軟骨細胞最重要的營養素之一。軟骨素大量集中於關節的軟骨中，吸收養份和水份，使軟骨細胞保有足夠的水份。葡萄糖胺若再加上軟骨素時，會產生相輔相成的作用。這也是為什麼歐美先前國家大部份都已經使用葡萄糖胺加上軟骨素的配方而捨棄單一葡萄糖胺的配方。

◇功用：

軟骨素主要作用在於對抗頑強的骨關節炎；能幫助人體自行修復損傷的軟骨、可紓解患有嚴重膝蓋骨關節炎病患的疼痛，並增加患者整體的活動力；狄奧多沙奇士醫師曾讓膝蓋患有骨關節炎的病患口服800到1,200毫克的硫酸軟骨素，或是500毫克的鎮痛劑，結果發現，軟骨素治療組中的軟骨損傷的自我修復，的確可達到顯著的程度。硫酸軟骨素還有一個另外的用途，因為它是長效性的組織覆蓋劑，所以可有效減少打鼾。

◇結語：

骨關節炎或稱風濕症，是一種與老化有關的退化性疾病，患病的關節會疼痛，通常在移動時會發出關節摩擦聲，它會影響髖部、膝蓋，以及腰椎等關節中的軟骨及硬骨。對肥胖的病患而言，這個問題更嚴重，甚至可能導致受傷、感染，以及更嚴重的關節疾病。此外，壓力也是使病況加劇的因素之一。使用軟骨素來治療骨關節炎的好處是：口服硫酸軟骨素為安全而慢效性的藥

硫酸軟骨素

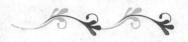

物，而且這個物質可能會在細胞層面有抗發炎的作用，但不會造成非類固醇類抗炎藥所帶來的副作用。

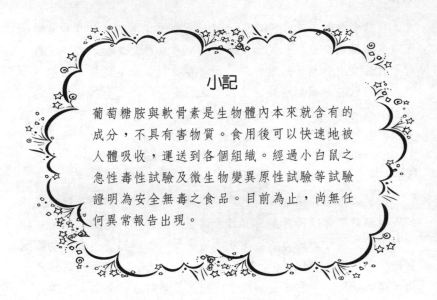

小記

葡萄糖胺與軟骨素是生物體內本來就含有的成分，不具有害物質。食用後可以快速地被人體吸收，運送到各個組織。經過小白鼠之急性毒性試驗及微生物變異原性試驗等試驗證明為安全無毒之食品。目前為止，尚無任何異常報告出現。

硫酸軟骨素

鯊魚軟骨(Shark Cartilage)

◇簡介：

鯊魚全身上下自魚翅、尾鰭、至其他所有的骨骼，都是由軟骨組織所組成。鯊魚軟骨中含有大量的多醣體，其骨骼是由碳水化合物與蛋白質組成，這都是有用的物質，也就是鯊魚骨骼的成份。

當我們是兒童時本身就會製造許多多醣體，隨著年齡漸長，多醣體的製造就顯著的減少了。由醫學資料顯示增加服用多醣體，可以供給營養給關節，使關節潤滑健康。

歐、美的許多文獻都指出軟骨中含有抗感染物質，常服用軟骨劑可以增強關節的自由活動力與預防病變；科學家相信這種免疫能力的增強，與常服多醣體有關。

◇成分及功用

鯊魚軟骨內的神奇物質，含黏多醣體、骨蛋白、鈣質，能抑制血管增生，防止腫瘤細胞的生長，高鈣治療骨質疏鬆、軟骨退化，對痛風、風濕性關節炎、骨刺、坐骨神經痛，均有明顯的功效。

鯊魚與一般動物不同，它的體內並沒有硬骨，它體內的軟骨骨骼與4億年前魚類剛剛演化出來時一樣。鯊魚軟骨是由堅韌而有彈性的組織構成，這種組織在鯊魚體內也有免疫的功能，負責對抗鯊魚體內的致癌物、致變物與污染物。此外，鯊魚軟骨中還有一種物質，可以抑制人體的新血管向腫瘤生長，進而使腫瘤細胞得不到滋養而停止生長。也有其它的研究顯示，鯊魚軟骨能夠阻

鯊魚軟骨

止血管新生作用。其重要功用整理如下：

1.良性或惡性固態腫瘤、癌症之預防。

2.惡性固態腫瘤、癌症之輔助，治療止痛。

3.緩解風濕性關節炎、多發性關節退化。

4.緩解糖尿病視網膜症與預防骨質疏鬆症。

5.預防痔瘡、靜脈炎或靜脈瘤潰瘍、牙齦發炎。

6.改善皮膚騷癢、濕疹、牛皮癬。

7.改善青春痘、頭皮屑。

◇結語

　　曾經有一度，鯊魚的軟骨被用作燒燙傷病患人造皮膚的原料之一，而在1940年人類開始合成維生素A以前，鯊魚軟骨也曾被當做維生素A的來源。目前，鯊魚軟骨與鯊魚肝油的製造仍持續進行，製造商只用死鯊魚的部分屍體，不需捕殺更多的鯊魚。

注意事項

對海鮮過敏的人、懷孕及哺乳中的婦女、將動手術或剛動完手術的人、有心臟病或中風人士、健美練習人士、兒童不適合鯊魚軟骨產品。

鯊魚軟骨

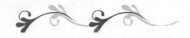

紅麴菌(Red Yeast)

◇簡介：

　　紅麴是福州的傳統菜—"福州紅糟肉"的烹調原料，小小一塊紅糟肉，卻有意想不到的降血脂效果。美國鹽湖城地方法院，還曾經因為廠商控告FDA禁止廠商以健康食品上市而掀起小小風波；最後廠商勝訴，因為FDA沒有理由直接認定紅麴因為有降血脂效果，就認為它是藥品，況且藥典沒有記載，過去FDA也未公告過它是藥。

　　早在1979年，日本的淹道(A Endo)就發現Monascus酵母可發酵產生自然的降低膽固醇成分，主要成分他稱之為monacolin K --也被稱為monanolin或lovastatin，另外還有其他8種monacolin相關的成分。

　　紅麴是一種酵母菌，它因為含有一種和處方藥 lovastatin 相似的化學物，稱之為mevinolin，因此具有降血脂效果，lovastatin 是非常有名的新一代降血脂藥，藥廠花了數十億美金開發，結果我們福州佬的祖先早就知道這個秘密。

> **認識紅麴**　紅麴菌是一種真菌類，在歸類上屬於真菌界(The Fungi)／真菌門 (Eumycota)／子囊菌亞門(Ascomycotina)／不整囊菌綱(Plectomycetes)／散囊菌目(Eurotiales)／紅麴科(Monascaceae)。

◇高血脂與心臟血管疾病的關係

　　膽固醇過高是現代社會盛行的富貴病，膽固醇過高也是心臟血管疾病的重要獨立危險因子，膽固醇過高者每降低1%膽固醇便

紅麴菌

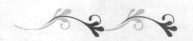

可降低2%冠狀心臟病(CHD)的罹患風險。根據美國心臟學會(AHA)的標準，20歲以上無心臟血管疾病史者的正常總膽固醇值應低於200 mg/dl、好的膽固醇HDL(高密度脂蛋白)應高於45 mg/dl、壞的膽固醇LDL(低密度脂蛋白)值應低於130 mg/dl、及三酸甘油酯值應低於200 mg/dl；其中有心血管疾病歷史的人，壞的膽固醇LDL值更應低於100 mg/dl(表一)。

表一：美國心臟學會(AHA)的20歲以上無心臟血管疾病史者的膽固醇指數

膽固醇	正常 (mg/dl)	邊緣 (mg/dl)	不正常 (mg/dl)
總膽固醇	低於200	200-240	高於240
好的膽固醇HDL	高於45	35-45	低於35
壞的膽固醇LDL	低於130	130-160	高於160
三酸甘油脂	低於200	200-400	高於400

【治療】在降低膽固醇的藥物中，目前最有效的是「HMG-CoA還原酶抑制劑」，也就是通稱的「使跌停」(statin)。人體80%的膽固醇是在肝臟製造。肝臟製造膽固醇的關鍵步驟是肝臟胞質液的HMG-CoA還原酶將HMG-CoA還原成「火落酸鹽」(mevalonate)，然後火落酸鹽再經由多個步驟形成膽固醇。

紅麴菌

「使跌停」正是可以抑制HMG-CoA還原酶的作用，阻斷這個關鍵步驟，而使肝臟無法製造膽固醇。所以，簡單的說，「使跌停」可以「使」膽固醇「跌停」板。

「使跌停」是個十分重要的藥物，目前市面上有6種–lovastatin (Mevacor®)、cerivastatin (Baycol®)、simvastatin (Zocor®)、

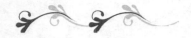
pravastatin (Pravachol®)、atorvastatin (Lipitor®)和fluvastatin名後面都有「使跌停」的英文字「statin」。

◇成分及功用：

紅麴含紅麴色素、Glucosamine、GABA，Monacolin-K、Lecithin等等，研究人員發現紅麴不僅含有和lovastatin相同的有效成分monacolin-K，還含有其他8種monacolin相關的成分、單元不飽合脂肪酸、酯醇(sterols)、異黃酮素(isoflavones)和異黃酮苷(isoflavone glycosides)。一些動物和人體臨床研究還證實紅麴可降低總膽固醇、壞的膽固醇LDL和三酸甘油酯，及增加好的膽固醇HDL。其作用如下：

1.Glucosamine：是合成結締組織基質所必須之成分，可以供應關節及關節軟骨之營養，促進關節代謝正常化，同時也可以改善滑液的黏多醣體，恢復滑液的潤滑功能，所以可治療退化性關節炎及風濕性關節炎。

2.GABA(Gamma-Aminobutyric Acid)：為大腦的化學傳遞物質，可調節大腦的興奮及抑制，除了治療各種癲癇外，亦具有降血壓、降血糖作用。

3.Monacolin-K(即Lovastatin)：可抑制HMG-CoA還原酶之作用，所以可抑制膽固醇合成，同時可以降低低密度脂蛋白(LDL)，提升高密度脂蛋白(HDL)，所以可以預防心血管疾病。

4.Lecithin：可以增強腦神經代謝，提升腦力。

5.降血糖：紅麴有吸附脂肪及糖分的功用，可預防糖尿病的發生。

6.降血壓：紅麴的代謝產物可預防因攝取食鹽引起的高血壓。

紅麴菌

7.抗衰老與防癌：促進人體合成超氧化岐化酵素，達到抗氧化及抗老化的功效。

8.東吳大學黃顯宗教授也在某些紅麴菌的培養液中分離出非廣效型的抗菌物質Monascidin，此物質可以抑制某些食品腐敗菌如桿菌屬(Bacillus)、假單胞菌屬(Pseudomonas)及鏈球菌屬(Streptococcus)之生長，故紅麴菌可說是一種具有相當多用途之微生物。

9.另外，科學家也發現，由紅麴中萃取的dimerumic acid具抗氧化的成分，可以消除體內的自由基，抑制自由基造成的脂質過氧化的現象，並清除肌球蛋白(myoglobin)，有效預防肌球蛋白所造成的腎衰竭。

10.同時，在動物試驗中也初步證實，紅麴具有保肝的效果，研究人員在大白鼠注射半乳糖胺(造成類似B型肝炎病毒造成的急性肝傷害)之前，先餵食紅麴萃取物，發現紅麴確實能夠有效地保護肝細胞。

◇結語：

　　國醫藥研究所所長陳介甫表示，除了食品加工外，紅麴也被當成藥材使用。元朝吳瑞珍撰的《日用本草》上說：『紅麴釀酒，破血行藥勢』；明朝李時診所撰的《本草綱目》：『紅麴，性甘、溫，無毒』、『入肝、脾、胃、腸』，具有『消食，活血』的功效。『消食化積，健脾暖胃，治女人血氣痛及產後惡血不盡。』

紅麴菌

小 記

　　紅糟肉、紅糟鰻、紅糟雞、紅糟飯、紅露酒、紅糟炒芥菜、客家紅豬肉等，雖然這是我們的桌上佳餚，但是美國人還是覺得必須做一些長期服用安全性的試驗，來決定多少的劑量，長期服用是安全。我們真想告訴他們，要不要做一些長期吃牛排與漢堡的安全性試驗？證明其對健康有無不好的危害!!。

　　當然我們推崇美國科學家的研究與負責態度，將來如果在美上市，應該也不會是以紅糟肉在中國餐館大賣，而會以膠囊在藥局賣，只是我們覺得，對於傳統使用數百年或數千年的食物，有必要像藥品一樣地管制？或許這問題太大，會涉及太多法規，文化差異，產業與政治…唉…還是來一盤紅糟雞丁比較適合我們。

一、不宜食用紅麴類膠囊的情況：

1.懷孕中的婦女。

2.長期酗酒導致肝功能受損的患者。

3.正在服用抗真菌藥及抗排斥藥的病患。

4.患者在服用紅麴膠囊時，最好不要同時吃葡萄柚，以免降低功效。

二、紅麴應慎防檸檬素污染：

　　林松洲提醒，紅麴雖然是很好的食品著色劑和保健食品，但是紅麴在發酵過程中，卻可能受到黴菌毒素——檸檬素(citrinin)的污染。

　　因此紅麴相關產品在出廠前，都應檢測檸檬素污染的情形。將檸檬素的控制在1ppm以下，對於健康保健才有幫助。研究顯示，紅麴所含的檸檬素，能誘發依賴性突變反應，同時檸檬素也是腎毒性物質，長期服用過度遭受污染檸檬素的紅麴，可能造成腎的傷害，民眾不得不慎。

紅麴菌

甘蔗原素(Policosanol)

◇簡介：

　　甘蔗原素(Policosanol)是什麼？甘蔗原素最早是古巴的國家科學研究發展中心(National Center for Scientific Rescarch)所屬的天然產品研究中心(Center of Natural products)和達瑪實驗室(Dalmer Lab. Havana, Cuba)經過多年的時間所研發出來的產品。

　　甘蔗原素是經由甘蔗表皮的白色臘質，以及甘蔗葉所提煉出來的高分子量脂肪族醇類混合物，它包含八種不同的成份，並依據其專利的比例所組成的，而其最主要的成份是Octacosanol(62.9％)。甘蔗原素的化學式是為$CH_3-(CH_2)_n-CH_2OH$，碳數可以從二十四個到三十四個，混合物中含有的八種成份，分別為：

1.Octacosanol含量佔六二.九％	其他尚有少量成份：
2.Triacontanol含量佔一二.六％	4.Tetracosanol
3.Hexacosanol含量佔六.二％	5.Heptacosanol
	6.Nonacosanol
	7.Dotriacontanol
	8.Tetratriacontanol

　　根據古巴的實際經驗，每一公斤的新鮮甘蔗只能萃取大約0.1公克的甘蔗原素產品，因此這項技術是一項極高的生物科技，並已在世界各先進國家，包括美國、日本、澳洲及台灣、中國等國獲得專利。

◇功用：

甘蔗原素在許多動物實驗和人體實驗(包括健康者、高膽固醇患者，以及第二型糖尿病引起的異常脂血症病人等)都表現出可以明顯降低血脂質(lipid)的功效，甘蔗原素最主要作用，在於預防低密度脂蛋白膽固醇(LDL-Cholesterol)之受氧化和抑制膽固醇之合成或增加低密度脂蛋白膽固醇(LDL-Cholesterol)之分解代謝，以及調控低密度脂蛋白膽固醇之接受體(receptor)。

甘蔗原素也具有降低小腸吸收脂質(lipid)的作用，這種作用是甘蔗原素和一般降膽固醇藥物最大的不同之處，甘蔗原素其他的作用尚有抗平滑肌細胞增生效應、抗血小板凝集作用以及抗過氧化效應。

甘蔗原素(Policosanol)目前在全世界已作過超過三十個以上的臨床實驗，人數超過三六，○○○人以上。這些臨床實驗證實，甘蔗原素能在短短的八個星期內就可以達到改善膽固醇的效果，這些效果包括：

1. 降低總膽固醇(Total-Cholesterol)達18％。

2. 降低LDL-C(低密度脂蛋白膽固醇或稱為壞的膽固醇)達28％。

3. 增加HDL-C(高密度脂蛋白膽固醇或稱為好的膽固醇)達29％。

4. 降低LDL-C/HDL-C(壞的膽固醇和好的膽固醇的比率)達37％。

這種成效足以和最新的statin類藥品(如Pravastatin、Simvastatin和Fluvasatin等)相比擬，甚至更有效，甘蔗原素(Policosanol)不像藥物產品有諸多的副作用，是一種可長期使用的天然保健食品。研究顯示，使用甘蔗原素對於高脂血症患者，其主要的作用機制與statin類藥物相同，在於經由抑制HMG-CoA還原酶而達到降低

甘蔗原素

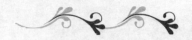

膽固醇的合成，同時可以降低心臟病及腦中風的發生的機率

　　此外，甘蔗原素還有改善血管功能及抗發炎反應的作用。

◇結語：

　　最後特別強調，甘蔗原素(Policosanol)是從甘蔗中所提煉出來的，可以有效控制血膽固醇的濃度，但是光想藉由啃甘蔗來獲取甘蔗原素(Policosanol)是沒有用的，因為甘蔗原素(Policosanol)是由甘蔗表皮的白色臘質和甘蔗葉所萃取出來的，而不是我們平常所啃削過皮的甘蔗就可以獲得的。

甘蔗原素

辣木(Moringa)

◇簡介

Moringa辣木，又稱Dramstick tree (鼓槌樹)，是上帝賜給人類一項極珍貴的禮物，西方科學家讚譽它為奇蹟之樹。

辣木為多年生熱帶落葉喬木，生物學分類為─被子植物門【Angiospermae】╱雙子葉植物綱【Dicotyledoneae】╱原始花被亞綱【Archichlamydeae】╱辣木科【Moringaceae】╱辣木屬【Moringa Adns.】（有1屬）。全世界約有14種品種。樹齡約為20年，樹高約10公尺，樹皮為軟木質，有樹脂，小枝被短柔毛，根有辛辣味。源於印度和喜馬拉雅山南麓，現在也分布於非洲北部和衣索比亞，馬達加斯加、亞洲，和南美洲。已被世界各個救助組織當成是對世界各地的饑民，作為麵包和奶粉的替代品。

◇成分及功用

辣木Moringa所含的鈣質是牛奶的四倍，蛋白質是牛奶的二倍，鉀是香蕉的三倍，鐵是菠菜的三倍，維生素C是柳橙的七倍，維生素A(β胡蘿蔔素)是胡蘿蔔的四倍。

辣木葉與其他食物營養比較（100gm）		
營養成份	辣木葉	其他食物
Vitamin A（維生素A）	6780 mcg	Carrots胡蘿蔔: 1890 mcg
Vitamin C（維生素C）	220 mg	Oranges柳橙: 30 mg
Calcium （鈣）	440 mg	Cow's milk牛奶: 120 mg
Potassium（鉀）	259 mg	Bananas香蕉: 88 mg
Protein （蛋白質）	6.7 gm	Cow's milk牛奶: 3.2 gm
From Nutritive Value of Indian Foods ,by C. Gopalan, et al.		

辣木

辣木除了除菌淨水、補充營養外，對糖尿病、高血壓、風濕症、貧血、乳汁分泌皆有幫助，而最為人津津樂道之處，是它全株均可利用，且辣木葉營養非常高，因此西方科學界形容辣木是植物界的超人。

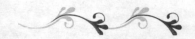

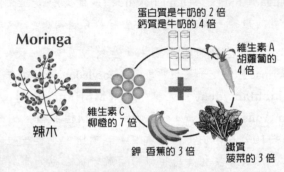

蛋白質是牛奶的 2 倍
鈣質是牛奶的 4 倍

維生素 A
胡蘿蔔的 4 倍

維生素 C
柳橙的 7 倍

鉀 香蕉的 3 倍

鐵質
菠菜的 3 倍

辣木

◇結語

辣木根部外皮因其具有兩種生物鹼，請勿食用根部，藥用時應在醫師指示下使用；任何有益之食物攝取太過量皆會變成有害，所以辣木之攝取也應適量。

辣木雖然神奇，我們也會陸續增加其醫療效果，但是印度方面的（保肝和健脾）療效在台灣並未獲得證實，有病還是要去看醫生，希望大家把辣木當成營養補充品，雖然大家平日都吃的很好，但是難免還是會營養不均衡，辣木就可以當成是均衡各項營養素的來源。請勿過量攝取，以免有害健康，正確的量約一日5茶匙的辣木粉

辣木

辣椒素(Capsaicin)

◇ 簡介：

　　辣椒也叫棒椒、番椒、辣子、辣茄，屬茄科植物。辣椒的品種很多，以尖頭小紅辣椒(朝天椒)為最辣，也有甜而不辣的深綠色大柿子椒，又叫燈籠椒；辣椒原產於南美洲的墨西哥，約在明末清初傳入中國。

　　辣椒性味均屬辛熱，具有溫中散寒、開胃除濕之功效，適當地吃點辣椒有益於人體健康，辣椒可作為健胃劑，因為辣椒素能刺激口腔中的唾液腺，增加唾液分泌，加快胃腸蠕動，有利於食物的消化和吸收；辣椒可作為營養劑，因為辣椒中含有大量維生素A、C及胡蘿蔔素，是營養豐富的蔬菜之一，吃辣椒有祛濕除寒的作用，還可防治凍瘡。

　　辣椒的辛辣味，是由辣椒內含的"辣椒素"所產生。辣椒火紅的顏色，是辣椒內含的"辣椒紅素"的緣故，此外，辣椒還富含蛋白質、脂肪、胡蘿蔔素、維生素C和維生素A以及鈣、磷、鐵等物質，特別是維生素C的含量在蔬菜中名列前茅，一個人一天只要吃100克鮮辣椒，就可以滿足身體對維生素C的需要。維生素C可增強毛細血管抵抗壓力，維持血管正常滲透性。

◇成分及功用：

1. **辣椒的止痛成分**－辣椒中含有的有效成分稱之為「辣椒素」
   (Capsaicin)，辣椒素止痛的生理機制在於：辣椒素能提早耗盡神經細胞裡的P物質，使疼痛訊息的傳導變得不靈敏，中樞神經系統便不會發出疼痛的訊息，相對的疼痛的感覺就會降低很多。近年來，歐美醫學界使用辣椒素應用在控制頭痛、神經痛、三

辣椒素

又神經痛、骨關節炎、類風濕性關節炎等疼痛方面，效果都很不錯。另外，一些研究顯示辣椒粉中，含有豐富的天然「柳酸鹽」物質，作用與阿斯匹靈效果相似，因此可發揮鎮熱解痛的作用。

2. **促進脂肪燃燒**—根據讀者文摘於2000年12月「速減脂肪六絕招」一文刊載：吃辣椒能促進新陳代謝，增加熱量的消耗。根據研究顯示，辣椒素能刺激腎上腺素的分泌，使新陳代謝速率提昇，減少脂肪的堆積。

3. **維護心血管健康**—辣椒裡的辣椒素具有減少血小板黏性、降低血液黏滯性的功能。另外，辣椒含豐富維生素C與維生素P，亦扮演了抗氧化劑的角色，可以保護心血管細胞的健康。

4. **可減肥**—根據一些報導，吃辣椒能促進新陳代謝，增加熱量的消耗。醫學研究也有指出，辣椒素能刺激腎上腺素的分泌，使新陳代謝速度增加，減少脂肪的堆積，達到減肥的效果。由日本學者所發表的動物試驗得知，辣椒素不會干擾脂質生合成，但會刺激脂質代謝及使脂質由脂肪組織移除，因而降低三酸甘油酯。辣椒素可增加氧消耗、血中葡萄糖與胰島素量，且同時可使肝糖、三酸甘油酯迅速降低。又有研究發現辣椒素可以抑制脂肪組織中鈣和鈣調節蛋白依賴性之磷酸二脂酶的活性，因此促進脂肪分解而降低血脂肪量，以上這些現象，或許可提供現今在日本及台灣流行的辣椒減肥法的一些學理依據。

5. **降低血液濃度**—辣椒素有減少血液黏性的功能。而辣椒含豐富維生素C與維生素P，亦產生抗氧化劑的效果，不僅可以保護心血管的健康，更加速血液的流通性，加強身體的強健。

6. **可殺菌**—不僅在烹調上作調味料使用，亦有去除菜餚中腥味與

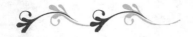

殺菌的效用,更能清理體內寄生細菌,使胃腸能清潔且殺菌,(但請勿過量)。印地安人亦用紅番椒作為抗菌劑,其抽取物可完全抑制梭狀芽孢桿菌,部分抑制枯草芽孢桿菌。

7. **防便秘**—辣椒具有興奮胃腸的作用,能促進胃腸的蠕動和消化液的分泌,進而促進消化和增加排便的功效。

8. 新的發現包括了辣椒素具有刺激脂質代謝、鬆弛心室肌的收縮張力速率、減弱胃蠕動增加胃黏膜血流、兼具致癌性及抗癌性、免疫調節等功能。

9. 1998年Jensen-Jarolim在體外實驗發現辣椒素、胡椒及咖哩粉顯然地會降低集聚腸內皮細胞通過內皮電阻力,且增加腸胃通透性,而使得大分子與離子通過內皮,因此產生食物的不耐受性與過敏。在老鼠口服辣椒素的研究中發現,辣椒素可保護老鼠由乙醇導致的胃損傷;但事先給予indomethacin(此為非固醇類抗發炎劑),則可減弱此保護效果;這表示辣椒素會增加前列腺素形成,以抑制損傷。

10. 在癌症的相關研究方面,1996年Suhr and Lee提出辣椒素有致癌性及抗癌性的理論性證據。1998年Ernst與Barnes指出定期口服高劑量則有致癌性,促進胃癌發生;但低劑量似乎會有抗癌性。有證據顯示常食用辣椒的印度群島居民,於顎、咽門黏膜下層呈現纖維化。另外發現在缺乏蛋白質膳食中加入10% 辣椒抽出物餵食老鼠,則增加肝腫瘤54% 的發生率。Balachandran, Sivaramkrishnan二位學者則認為經日曬、鹽化、花生油煎炸的紅番椒會導致產生高量致癌物—安息香比林,以此方法配製的紅番椒餵食老鼠二年後,紅番椒組腹腺癌的發生率是35%,對照組則無。

辣椒素

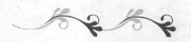

11.在皮膚局部作用方面，組織胺若皮下注射在正常的人體皮膚上，則皮膚會產生紅腫與水腫所引起的小膿泡及刺癢感，若以辣椒素類藥物局部投與於皮膚上，則紅腫及刺癢感會顯著地降低甚至消失，但是對小膿泡並沒有影響。

◇結語：

您有頭痛、背痛、神經痛、三叉神經痛、骨關節炎、類風濕性關節炎或肌肉纖維疼痛的症狀嗎？您知道目前有許多醫院已開設「疼痛控制」或「疼痛治療」的專科門診了嗎？人們對於疼痛的愛恨情仇，便與辣椒素有關。

目前為止，辣椒素在美國食品藥物管理局所核准的用途包括用於疱疹後神經痛，辣椒素乳霜一天投與四次，可有效改善疱疹傷口癒合後引起的疼痛。在疱疹後疼痛的治療上，辣椒素為傳統療法反應不佳或無效時，安全、有效的替代藥物。辣椒素亦可用於關節疼痛的暫時緩解及糖尿病神經病變。在傳統醫藥市場上所謂辣椒軟膏或貼布，其有效成份均為辣椒之生藥抽提物而非純粹之結晶物，且多為複方之非處方用藥，僅少數為純辣椒素之單方霜劑，台灣市場較新穎的相關產品為某家食品業者製成錠劑稱為「唐辛子」並作為健康食品販售。美國市售產品由於市場廣大因此產品較多樣化：有純辣椒素製劑，包括單方、複方之霜劑、擦劑、洗劑等，但因辣椒素具有辛辣感及刺激感，而使得患者順服性較差。對於辣椒素的刺激性目前建議加入glyceryl trinitrate (GTN)可減低燒灼不舒服感，此外，GTN也具抗發炎作用，可加強辣椒素之鎮痛效果。由於近年來辛辣食物如麻辣火鍋非常流行，但是若食用此高濃度之辣椒素食物其實對胃腸道有一定的傷害，因此建議若食用辛辣食物前應先喝一些牛奶，因為其富含

辣椒素

calcein 為辣椒素之一種受體拮抗劑，因此可以減少其刺激性。

最後想提醒大家：生病還是要看醫生，尤其是長期的疼痛。面對疼痛我們應該注重它，尤其是當疼痛持續數週甚至數月的時候，通常代表我們已受到慢性疾病的危害。了解疼痛的原因後，再以辣椒輔助疼痛的消除，才是正確的做法。

辣椒建議使用方式

想要享受辣椒的好處，又怕辣椒的刺激性嗎？辣椒的辣味由來，是一種複雜的味覺反應，經由中樞神經的傳導做出刺激性感覺。因此選擇膠囊包覆的辣椒產品，將使你享受到辣椒的優點，卻不必承受味覺的酷刑。常聽人説，辣椒刺激性強、很傷胃，其實我的觀點認為：胃部既然可以承受泌酸細胞分泌pH值將近0.8的強酸，小小一兩顆的辣椒膠囊，重量不過1公克左右，對胃部的刺激性可説是小巫見大巫。如果胃部無潰瘍現象的話，基本上辣椒是一種還算蠻「溫和」的食物。對於傷口刺激，舉個比方皮膚擦酒精感覺涼涼的，可是酒精若擦在傷口上可真的會痛死人。

建議使用天然、少過度加工的辣椒製品，例如生辣椒、剝皮辣椒。不建議使用辣椒醬、辣豆瓣醬等高鹽分的醃製加工品。如果無法接受辣椒的辣味，建議使用辣椒膠囊食品來代替。每日500mg辣椒膠囊2~3顆，建議飯後使用。如果有胃部發炎、腸胃道潰瘍或心臟疼痛、胸悶的人，每日建議量應少於500 mg或避免使用。

辣椒素

薑(Ginger)

◇簡介：

薑是根莖類植物。學名：Zingiber officinalis，萃取精油的部位是塊莖部分，味道具有芳香、清新似樟腦味。它特殊的氣味是來自揮發性油脂，而其辣味則是來自薑樹脂油(ginger oleoresin)，這是一種揮發性油脂與樹脂的混合物。樹脂油的成分是所謂的『薑醇類』(gingerols)，它用在實驗動物身上時，具有數種鎮靜特質。

很久以前，中國與印度的醫生就將薑當成很好的藥物，他們利用生薑能提神醒腦的特質與其他的藥物一起運用。現在，全世界的人都知道生薑有溫熱的作用，也能刺激消化、整頓胃部，以及消解疼痛。

薑能有效的治療噁心、暈車、暈船等。它還能加強上消化道的黏膜層，防止潰瘍形成，更有多種不同對抗腸道寄生蟲的作用。

◇成分及功用：

薑的味辛溫，具有發汗、散寒、止嘔、化痰等功用。本草綱目記載：「薑辛而不葷，去邪避惡，生啖、熟食，醋、醬、糟、鹽和蜜煎調和，無不宜之。可蔬可和，可果可藥，其利博矣，生食生薑少許，能止煩躁、嘔吐等……。但陰虛火旺者，如午後潮熱、心煩不安、盜汗者忌服。」

薑

1.**生薑湯能去寒**：這已經成了人們的老經驗，多少年來人們都是這樣做的。現在要問：喝生薑湯為什麼能去寒呢？據研究，生薑裡面有一種特別的東西，叫「薑辣素」，這種東西能溶化在水

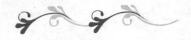

裡，有辛辣味，我們吃生薑或喝生薑湯，嘗到的辣味就是它，當我們喝下生薑湯，嘴和胃腸受了薑辣素的刺激，通過神經系統的反應，可以使心跳加快，血管放鬆，還會叫身上汗毛豁開，給身上增加了暖氣，消除身上的寒氣。身上熱了，還會發汗，汗流出來把身上多餘的熱和一些毒素帶走，可以使發燒的人退燒，渾身痛快一些。中醫說：生薑的藥性辛溫，辛能夠疏散，溫可以去寒，再加上生薑湯都是趁熱喝的，喝生薑湯可以消散寒氣，也是這個道理。最後，有一點提出來要大家注意：生薑是辛溫性的藥，只適合用在受寒的情況；如果有人受寒以後，不光發燒，還嗓子痛，這是有細菌在搗亂，就不能喝生薑湯了。

2.**薑是防治感冒的高手**：感冒以冬春二季最多見，究其原因，多是病毒引起。所以，只要你的身體抵抗力夠強，即使病毒入侵，也能安然無恙，因而我們應時時注意照顧身體，增強體質。由於薑具有散寒解毒、發汗退熱的功效，因此能迅速治癒感冒。感冒時會出現咳嗽、發燒、喉嚨痛、喉中有痰、頭痛等症狀，薑對這些症狀都具有非常有效的預防作用。

3.**薑能瘦身**：根據本草網目記載，「性防積冷，定須薑」。經現代科學論證，「薑」具有促進血液循環，擴張末梢血管，促進新陳代謝的功能。薑味辛溫，深入皮下組織，可消除身體或囤積在身體多餘的水份及油脂，排除體內毒素，更能提振精神並給予身心獲得舒壓解放。

4.**天然護髮師**：頭髮不宜洗燙過多，保持頭部的清潔衛生固然重要，但若洗髮過勤，水溫不適宜，則會造成鬆脆易斷。燙髮能保持漂亮的髮型，但燙髮藥水會損傷髮質，因而更應做好護理，選用適宜的護髮用品。研究發現，人體長期缺乏蛋白質和鐵時，頭髮會變黃；缺乏維生素Ａ、碘和鈣，會引起頭髮乾燥折斷；而脫

髮也與維他命B、E有關。由於薑中有鐵、鈣等礦物質、豐富的維他命及錳等微量元素，因此可預防白髮、脫髮的發生。

5.**對付暈船與害喜**：據大衛・泰勒(David Taylor)的報告，全世界有80％的人都仰賴傳統醫藥而非西方醫藥，而這些傳統醫藥都將草藥當作主要的治療材料。生薑似乎是對付暈船及害喜最有效的藥，而中國人也用薑來治療赤痢及睪丸發炎等。

6.**治療大腸急躁症**：根據羅伯特・吉勒(Robert M. Giller)醫師的著作，生薑紓解腸胃不適的功效，對於大腸急躁症來說很有幫助。儘管生薑對有些病患無效，不過吉勒醫師相信，這是個值得一試的方法。

7.**紓解類風濕性關節炎**：丹麥的研究人員說，吃生薑可以紓解類風濕性關節炎所引起的疼痛，並改善關節炎病患的關節活動能力。因為生薑也可以降低前列腺素及白三烯素(1eukotriene)，而此二成分就是引起發炎的重要因子。

8.**紓解喉嚨發癢**：芝加哥的醫師梅爾科・巴洛斯(MelchorBarros)一直以來，都會準備一小片生薑給喉嚨發癢的病患。他建議，可將薑當作喉糖來用。

9.**對抗寄生蟲**：安尼線蟲(anisakis)主要是食用壽司或生魚片時感染人體，在日本是很嚴重的寄生蟲感染症，近年來在美國的病例也漸漸增加；目前尚無藥物可以消滅這種主要潛伏於胃壁及腸壁的寄生蟲。但一項在實驗室中進行的研究顯示，生薑粹取物以及其內所含的兩種成分，可以在4小時內讓90％的幼蟲停止活動、在16小時內完全摧毀這些幼蟲，而即使用高劑量抗線蟲藥「Pyrantel pamoate」對這種寄生蟲也無效。這正好可以解釋為何日本人在吃壽司時，總是與生薑一起吃的原因。

薑

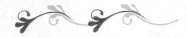

◇ 結語：

因此，自古以來，薑不但是家庭主婦料理上的常用材料，亦是民間傳統治療的好藥材。

不過，須注意以下原則：陰虛內熱者忌服，例如更年期潮熱或是肺結核的虛熱，不可以誤認為風寒發熱而用生薑發汗。即使是風寒外感，如果體質虛弱，也不可以強力發汗，因為汗血同源。曾有老年人外感風寒，又去吃薑母鴨，而導致大汗淋灘，接近心臟衰竭而全身虛脫的危險症候。

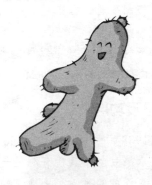

薑

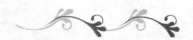

薑黃素(Curcumin)

◇簡介：

薑黃素(Curcumin)來自於薑黃(Curcuma)～一種源自古印度的神秘植物，數千年來被用來當作藥引，具有多種神奇的功效。近年來，中西眾多科學家紛紛投入薑黃素的功效研究，計有千餘篇的研究報告，進一步指出，薑黃素具有超強的抗氧化作用，正由於這種超強的抗氧化作用，可以大幅提昇人體的健康品質！

薑黃素是薑黃(又稱鬱金)中的一種成分，它與辣椒素一樣，含有一種抑制疼痛的物質，可以使P物質這種神經傳遞素，無法將疼痛訊號傳遞到腦部。它同時也可以藉著降低前列腺素活性，減輕炎症反應。薑黃素還可以讓身體對可體松(cortisone)的敏感度增高，進而顯著的增加可體松的抗發炎反應。

◇成分及功用：

在1988年，Huang 及Conney等人首度發現薑黃素可以抑制動物的皮膚癌發生，其後有將近一千三百餘篇的研究報告指出，薑黃素對人體的健康具有多種保健功效！綜合各界研究報告整理出薑黃素的功用，如下所述：

1. **具抗氧化功能，以延緩老化**：根據研究指出，日光中的紫外線，是皮膚老化的主要殺手，紫外線產生的自由基能造成肌膚中的膠原蛋白、彈力蛋白的受損，進而使皮膚的緊密度變差，保水性也下降，因此看起來無光澤而容易產生皺紋。

   根據美國知名期刊(J. Am. Chem. Soc.)於1999年發表文獻指出，薑黃素本身便可氧化維生素C及維生素E，表示薑黃素的抗氧化

能力高於維生素C及維生素E等日常抗氧化劑，薑黃素的抗氧化
力是維生素E的1.60倍，是黃酮類抗氧化劑的2.33倍，更是維生
素C的2.75倍！

正因為薑黃素具有強效的抗氧化功能，能夠抵抗紫外線產生的
自由基，進而可以達成皮膚抗老的作用，因此可稱之為"口服的
皮膚保養品"。

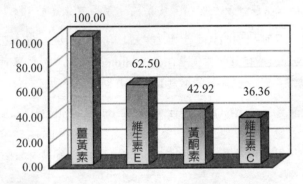

圖示：薑黃素的抗氧化力價，居所有氧化劑之冠

2. **捕捉自由基，減少疾病威脅**：從生物的觀點來看，生物都是由
分子所構成，一個穩定的分子包含成對的電子，自由基係指一
個或一個以上的不成對電子，由於奇數的電子很不安定，具有
高度的活躍性，會去攻擊正常細胞，引起體內組織變化，導致
疾病發生。自由基可能參與的疾病包括：動脈硬化症、糖尿
病、關節炎、白內障、老化、冠狀動脈疾病、自體免疫疾病、
癌症等等。

薑黃素身兼雙重對抗自由基作用：一方面直接捉取自由基
(ROS，尤其是•OH自由基)；另一方面則直接抑制自由基生成
酵素，如arachidonate-cascade enzymes(cyclo-oxygenase及

薑黃素

lipoxygenase)和XO(xanthine oxidase)的活性，以間接地減少自由基的產生。由於薑黃素透過不只一種途徑對抗自由基，所以比其他抗氧化劑更能有效地捕捉自由基，減少疾病對人體健康的威脅。

3.抑制DNA不正常增生，達到預防癌症的作用

薑黃素對於多種癌症都有預防作用，包括皮膚癌、腸癌、胃癌、十二指腸癌及口腔癌。其防癌作用機制分述於下：

(1)薑黃素可抑制TPA之活性　TPA(12-0-teradecanoylphorbol-13-acetate)具有很強的促癌(tumor promoter)能力，而薑黃素則被證實具有相當有效的抑制TPA促癌作用的能力。

(2)薑黃素可抑制NOS之活性　Nitric oxide synthase(NOS)會使體內細胞產生不良代謝產物，這些產物會攻擊DNA分子引起促癌作用。由於薑黃素可抑制NOS的活性，所以有預防癌症的功效。

(3)薑黃素可抑制致癌基因c-Jun之表現　c-Jun在傳遞促癌訊息至細胞引起轉錄作用扮演關鍵性角色，薑黃素可抑制此基因的表現，提供薑黃素防癌的分子基礎理論。

(4)薑黃素可引起癌細胞的凋死(apoptosis)，是組織中控制細胞數目的方法，薑黃素可引起癌細胞的凋死，但對正常細胞則較無此作用，所以薑黃素具有化學防癌劑(chemopreventive agent)之功效。

4.中和環境毒素入侵體內：
紫外線輻射會造成人體基因的突變，主要是由於紫外線會使人體產生SOS(umu C)，而造成遺傳訊息錯誤，薑黃素能夠有效抑制umu C的誘導作用。

薑黃素

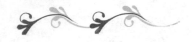

5.**具有腸胃保健功效，減緩慢性胃潰瘍相關症狀**：胃潰瘍發生部位在大多在胃小彎處，即在胃竇與胃體的交接處。胃潰瘍的成因是消化道部位受到胃液的腐蝕造成黏膜受損，使黏膜層產生糜爛的現象。根據Mukherjee研究指出，薑黃素可以刺激胃分泌黏蛋白(Mucin)，保護胃黏膜免於受損，尤其是對於慢性胃潰瘍具有相當功效。

6.**增強體內防禦功能**：South等人，於1997年餵食兔子薑黃素進行實驗，發現兔子在5週後抗體數量明顯增加，顯示薑黃素具有增強體內防禦之功能。

7.**具抗發炎功能**：根據Satoskar等人，以薑黃素與NSAID(非類固醇抗發炎藥)進行雙盲實驗結果證實，兩者對於抗發炎效果並無顯著差異，然薑黃素並無一般抗發炎藥的副作用。

8.**降低膽固醇**：根據Soni及Kuttan，於1992年發表報告所述，薑黃素可降低總膽固醇11.6%，並可提高HDL(好的膽固醇)29%，有助於預防心血管疾病的發生。

◇結語：

　　薑黃(Curcuma longa L.)是薑科植物，屬於常見的中藥材，但同時也是調味料之一，即您我都認識的「咖哩」，乃以薑黃的根莖研製而成。薑黃在中藥中主要用於利膽，亦即它具良好的排泄膽汁作用。薑黃素也可以檢測出非法防腐劑---硼砂。

薑黃素

　　如果您到過印度或知道印度的飲食文化，就知道咖哩在印度飲食之中，扮演著相當重要的角色，這當然不是說印度人都罹患了膽汁鬱滯，而是他們喜歡咖哩口味。說了老半天，咖哩到底有啥魅力呢？這個要回溯到甚早之前，西方人對印度古國的老年人罹患「阿滋海默症」，俗稱「老人痴呆症」的比率竟比其他國家低數倍而感到訝異(像美國前總統雷根也罹患老人痴呆症)。於是由飲食文化中著手研究出，主要原因是食用了大量的咖哩。

　　醫學界已知道，罹患老人痴呆的主要原因，是因為一種稱之為「阿爾發澱粉質」的顆粒會沉著在腦神經突觸的間隙之間，而降低甚至阻斷腦神經的傳導訊號。由進一步研究顯示，咖哩竟會防止該澱粉質的沉著。

　　除此之外，它還具有活血功能，對心血管也好處多多，所以被列為長壽食物哩！台灣也將邁入老人國度，如能常吃咖哩，老而不呆，將可大幅減少社會成本。

　　坊間或有販售標榜含有薑黃萃取物的產品，然一般食品級的薑黃產品，所含薑黃素的純度都在60%以下，效用自然也是大打折扣。消費者應慎選高純度、天然萃取的薑黃素，才能真正獲得薑黃素真正帶給人體健康的好處。

　　最後要稍作提醒，咖哩兼具子宮收縮作用，對習慣性流產的孕婦，宜避免食用。

薑黃素

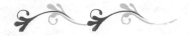

小麥(Wheat)

◇簡介：

　　最近台灣的五星級大飯店都開始提供一種「綠綠的飲料」，例如在福華飯店的沙拉吧就看得到這種綠綠的飲料，很多人都以為是用蔬菜汁稀釋的，也有人以為是奇異果或香瓜打成的果汁。事實上，這一杯看起來像綠寶石的飲料，正是能夠保護肝臟，增強人體解毒功能的小麥苗汁。

　　麥芽、麥麩、小麥胚芽油、小麥草，以及其他數種小麥製品都可在市面上買到。

◇成分及功用：

一、小麥草；小麥苗(Wheatgrass)

　　小麥草為鹼性食物，是禾本科植物，小麥(Titicum aestivum L.)的嫩莖葉，在營養學家專家眼裡，它可以消除有害微生物及細菌，促進新陳代謝，就好像是綠色血液，可以去除有害的化學物質；小麥草可說是「清道夫」。傳統中醫認為小麥苗可以清熱、解酒、治療黃疸；現代醫學的觀點則認為，小麥苗能夠治療肝病變，所以能夠看做是居家必備保肝營養品。

　　含有豐富天然葉綠素，多種不同蛋白質，維生素A、C、E及B群、卵磷脂、礦物質(鈣、鉀、鎂、鐵)及酵素(SOD)，尤其是SOD有助於減少游離根的累積；醫學研究已經確定有抗癌、保肝、降血脂、增強細胞活力的功效。

1.小麥草是安‧維格摩爾博士（Dr. Ann Wigmore）發現的一種營養豐富的食品。她聲稱小麥草含最多種的維他命、礦物質、微

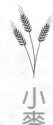

小麥

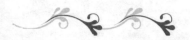

量元素，而且15磅新鮮小麥草的營養價值相當於350磅精心挑選
的蔬菜之營養價值。

2. 維格摩爾博士也報導與生鮮食品搭配的小麥草療法，可幫助消
滅癌細胞的生長，並有助於其它病症，包括心理衛生的問題。

3. 小麥草也用於灌腸、通便的治療上。

4. 小麥草汁的分子結構非常接近血紅蛋白，即紅血球內攜帶氧分
子的蛋白質，這也許也能說明葉綠素對人體的功效。血紅蛋白
(血紅素)與葉綠素主要差別於它們所含的金屬元素，前者是鐵，
後者是鎂。對貧血的動物作實驗，發現在服用葉綠素4到5天之
後，它們的血液計量又回升到正常值。

5. 小麥苗含有複合性碳水化合物及高蛋白質，可以作為肝臟活動
能量的來源，也適合肝臟病變的人作為營養補充品。

6. 小麥苗也含有維生素及礦物質，可以幫助肝臟恢復正常功能，
所以能增強一般人的肝臟解毒功能。

7. 小麥苗含有豐富的葉綠素。葉綠素可以增強紅血球攜帶氧氣的
能力，也能夠刺激人體製造紅血球，因此小麥苗可以讓肝臟部
位的血液循環更順暢，連帶地加強肝臟的解毒功效。

8. 研究結果顯示，肝臟受損時，肝功能指數會有異常的變化，肝
臟病理切片也不正常。但是若持續服用小麥苗一段時間後，肝
功能指數就能夠恢復正常，肝臟病理切片也顯示小麥苗可以保
護肝臟不受到急性肝損傷或慢性肝病變的影響。研究人員還觀
察到，小麥苗可以有效地預防脂肪肝的發生。

小麥

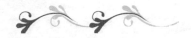

《小記》
小麥苗的保健養生功效

活性生理因子	葉綠素、胺基酸、膳食纖維。
生理調節機能	1.抑制惡性腫瘤生長,具有抗癌防癌的功效。
	2.保護肝臟、可以抑制脂肪肝病變。
	3.防止膳食纖維不足導致的病變,如大腸癌、膽結石。

二、小麥胚芽(Wheat Germ)

麥芽是十分營養的食品,因為它是凝聚小麥營養的精華核心,同時也是長成新苗的小麥胚胎。麥芽含有蛋白質、脂肪、碳水化合物、鈣質、鐵質、維生素B_1、維生素B_2,以及維生素B_3。此外,麥芽及麥麩都能提供豐富的纖維。

1.小麥胚芽僅含的0.25%的油脂,是維生素E最豐富的來源之一,此珍貴的小麥胚芽油 亦可提供相當多的必需脂肪酸----亞麻仁油酸及次亞麻仁油酸,這些成分身體本身並不能製造。因此,必須藉由飲食或食用營養補充食品,來攝取這些促進生長的必需脂肪酸。

維生素E是一種抗氧化劑,可避免細胞膜被有害物質氧化,並減少細胞因過氧化的影響而損壞。此外,它對許多其他的人體功能-----從消化、呼吸到形成紅血球皆十分重要。

維生素E的學名是生育醇,因為它能夠調節荷爾蒙提高生育能力,而且還和維生素A、C號稱為「防癌三劍客」。能夠成為防癌三劍客成員之一,是因為其強烈的抗氧化功能,抑制身體內過氧化脂質的產生,所以對於動脈硬化、癌症和老化,都有預防作用。當人體維生素E攝取不足,則可能產生腎臟病、心臟

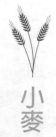

小麥

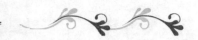

病、貧血、肌肉退化、細胞受損的情況。

2. 二十八烷醇(Octacosanol)是源自小麥胚芽。雖然也可能從全麥抽取二十八烷醇，但要獲得1,000毫克的二十八烷醇要消耗10磅的全麥。研究顯示二十八烷醇是改善體力的優良物質。因此，它對於那些運動後肌肉疼痛或耐力不足的人有很大的幫助。

這個天然小麥胚芽油的濃縮物，經臨床證實，能在運動時增加氧的利用。二十八烷醇也降低血膽固醇、肌肉萎縮及其他神經肌肉的病變。長久以來，小麥胚芽一直以其好處多多著稱。今日，2,000毫克的小麥胚芽抽取物，已知能改善肌肉中肝糖的貯存及耐力和反應時間、減輕高山恐懼症、協助組織氧合（oxygenation）。經常活動的人，應將小麥胚芽列入飲食計畫中。

3. 小麥胚芽很快就腐爛。購買小麥胚芽時，如果是與澱粉質部分分開買，必須確定產品的新鮮度。此產品應該真空包裝或冷藏，並標上包裝日期或安全使用期限。烘過的小麥胚芽能保存較久，但未經加工烘焙的產品比較好。可以使用小麥胚芽油膠囊或密封好的小麥胚芽。

三、麥麩(Wheat Bran)

全麥食品有益心臟。小麥麩含有豐富的不可溶性纖維，可幫助通便正常。而且吃高纖的食品可維持較長久的飽腹感。根據最新的研究證實，小麥麩可能是對抗某些癌症的利器。

紐約醫院康乃爾醫學中心的科學家作了一項小麥麩和結腸癌關係的研究。他們將58位長癌前息肉的病人分為兩組，一組食用小麥麩麥片，另一組則食用低纖麥片。4年之後，科學家發現前一組許多人的息肉數目和大小都減少，而後者不是息肉情況沒變就是增加了數量或大小。

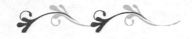
小麥麩也可能用來預防乳癌。許多研究都發現，乳癌患者的血液中，某些強力雌激素的含量比較高。 因此研究人員認為，只要減少血液中某些強力雌激素的含量，就能幫助降低乳癌的罹患率。美國健康基金會最近贊助了一項研究，想看看高纖飲食是否能降低血液中雌激素的含量。他們將62位更年期前的婦女分為3組，各食用富含燕麥麩、玉米麩和小麥麩的食物。兩個月後，小麥麩組的人血漿內雌素酮和雌素二醇(雌激素的兩種型態)的含量降低了許多，而玉米麩和燕麥麩組的人則沒什麼改變。

此外，小麥麩也是維生素B群的極佳來源，而且還含有一些蛋白質。

1.對抗乳癌與結腸癌

在紐約科學院(New York Academy of Sciences)所舉辦的一次研討會中，科學家舉出了麥麩能對抗乳癌與結腸癌的證據。例如：每日攝取含20到40克小麥纖維的飲食，能夠降低血液循環中的動情素。將血流中的動情素重新吸收，需要飲食纖維(例如：小麥纖維)的幫助。與玉米或燕麥麩相比，每日在飲食中添加15到30克的小麥纖維，能夠顯著的降低血清中的動情素。因此，也只有小麥纖維能夠顯著的降低次級膽酸(secondary bile acid)及細菌酵素引起的結腸癌。

2.熱過的麥麩比生麥麩更具保護效力

加州大學的研究人員以實驗動物進行了為期65個月的研究之後發現，稍微加熱過的麥麩比生麥麩更具預防結腸癌的保護效力。餵食經處理麥麩的實驗動物罹患結腸癌的比率，比生麥麩組低33％。

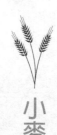

小麥

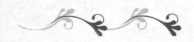

《小記》

功效：	1.可幫助預防結腸和直腸癌。
	2.可降低血液中雌激素的含量，預防乳癌。
	3.維生素B群執行許多重要的功能，而且是食物正常代謝的必需之物。
	4.最新研究報告指出，全麥食品更可防止心血等疾病。
宜忌：	小麥麩中的維生素B₆會阻礙L-dopa(帕金森氏症的療藥)的作用。因此正服用L-dopa的人，必須先請教過醫生才能食用麩類產品。
食用方法：	小麥麩的極佳來源包括了全麥麵粉製成的產品，以及小麥麩麥片。每日兩片全麥麵包能強健體魄。

◇如何攝取：

　　新鮮的小麥苗汁含有葉綠素、胺基酸、膳食纖維、SOD（抗氧化物歧化酶）、維他命及礦物質。由於小麥苗汁的活性生理成分非常豐富，若是一口氣喝很多，人體會受不了這麼激烈的生理調節反應，所以切勿直接飲用現榨的小麥苗汁。

　　小麥苗汁的飲用方式如下：最好添加一點寡醣去除澀味，並用大量開水稀釋。在飯前飲用，每天一杯就能夠達到滿意的保肝功效。腸胃功能不好的人最好在飯後飲用小麥苗汁，比較能夠有效吸收其中的保肝功能。

　　市面上販售的小麥苗粉是將小麥苗冷凍乾燥後磨成粉末製成，裡面有很多的的蛋白質和膳食纖維，但是可能會流失一些重

小麥

要的微量活性生理成分。而小麥苗粉則比較適合在飯後服用。

很多癌症患者認為，小麥苗的功效雖然顯著，但是絕對不要求好心切，一口氣服用大量小麥苗，反而延誤治療時機，加重病症。服用小麥苗時要注意哪些事情呢？一是絕對要「先稀釋再飲用」，千萬不要直接飲用新鮮原汁，以免發生頭暈目眩、心跳加速的副作用。二是不要把小麥苗直接吃下去，因為人體不能消化吸收小麥苗的粗纖維，直接吞服小麥苗可能會傷害腸胃道，造成出血潰瘍的副作用。

◇結語：

很多人認為「肝臟是解毒器官」，因此一聽到保肝丸、活性碳解毒劑，就千方百計的取得，然後在喝酒前來上一顆，認為如此一來，自己就能千杯不醉。更糟糕的是，一但有了肝炎的問題，也很少聽從醫師的指示，寧可把自己當作實驗動物，恨不得把所有的祖傳秘方都一口吃下去。

如果您真的想要「保護肝臟」、「增強肝臟解毒功能」，希望您先了解肝臟的工作內容，這樣才能給肝臟最好的照顧，而不是用保肝丸、祖傳秘方、活性碳解毒劑這些東西，把肝臟整得死去活來。

肝臟是除了皮膚以外人體最大的器官，也是人體活動功能最多的部位。肝臟的重要性在於轉換食品的能量，來清除外界的毒性物質和內部的毒性物質，以保護人體不受毒物廢物的傷害。由於肝臟的工作量龐大，因此需要特別的營養，才能應付肝臟的活動需求。

保護肝臟的最好方法，就是讓自己吃得營養，而且要少喝

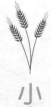

小麥

酒、少抽煙、少吃來路不明的藥品。如果發現自己有肝臟的問題，一定要遵從醫師的指示，好好的休息，吃營養的食品，才能讓自己快點好起來。

《小記》　　　保護肝臟的飲食參考

蛋白質	例：牛奶、豆腐；魚類；肉類。 1.幫助肝臟酵素的作用，促進代謝機能。 　甲硫胺酸（Methionine；一種構成蛋白質的胺基酸）在體內合成磷脂質之後，可防止過多的脂肪堆積在肝臟，避免形成脂肪肝。
醣類	例：穀類、全麥食品、豆類、蔬菜、水果。 1.肝糖（Glycogen）有助於肝細胞的新生。複合性碳水化合物所提供的醣類在體內經過轉換後，會變成肝病患者所需的肝糖。 2.有糖尿病或太胖的肝病患者，要注意醣類來源和熱量總值。
脂肪	例：含多元不飽和脂肪酸油脂（葵花油、魚油）。 1.過去的肝病患者是被限制攝取脂肪的；但是最近的醫學研究顯示，肝病患者只要確實攝取「好的蛋白質」，即使脂肪攝取稍微過量亦無大害，反而有助於脂溶性維生素的吸收。 2.肝病患者同時併有膽囊、膽管、胰臟部位的病變時，還是要嚴格限制脂肪的攝取。
維生素	肝臟中有豐富的維生素，是最重要的生理調節器官之一。唯有確保肝臟的功能，才能使人體的新陳代謝順暢進行。多吃富含維生素的食品，是攝取足量維生素，幫助肝臟正常作用的最好方法。 1.維生素A：蛋黃、芥藍。 2.維生素B_1：牛蒡、蘑菇、乳製品。 3.維生素B_2：蘆筍、蕪菁、鰻魚。 4.維生素B_6：動物肝臟。 5.維生素C：橘子、檸檬、小黃瓜。 6.維生素D：金槍魚、動物肝臟。 7.維生素K：乳酪、芹菜、菠菜。 8.菸鹼酸：肉類、豆類。

小麥

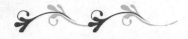

大麥草(Barley Grass)

◇簡介：

所謂大麥草，就是將大麥的種子(Hordeum vulgare)撥種後，長出來的這些柔軟又青翠的大麥嫩草，通常等它生長到10到14吋高時就可採收。

大麥草是一種綠色禾本科植物，是地球上唯一能提供人類從出生到年老所需的完整營養素的植物。農業學家估計這種古老的食物早在西元前7000年可能就已被種在乾燥的西南亞大地上了。在西方，它是已知第一個被用來量產的農作物，遠在西元前2800年的巴比倫就有文獻記載它的存在。

綠色禾本科植物在進入繁殖期前，為了結穗，它們會將營養素運送到種子頂端，所以此時營養素含量會達到顛峰，而一旦結成穀粒後其營養素含量劇減，取而代之的是澱粉量的增加。所以，雖然我們的西方老祖先利用大麥穀粒，但是它的真正營養是在葉子上面。

◇成分及功用：

大麥的營養存在於嫩葉，它含有豐富的營養素，包括礦物質(包括有鈣、鐵、鎂和磷)、維生素A、B群(包括B_{12}與葉酸)、C和E、胺基酸及其他微量元素，而這些令人驚訝的發現都有科學數據可以證明。

大麥苗被認為是所有綠色禾本科植物中最營養的。荻原義秀博士是研究綠色食物的先驅，發表了超過200篇有關綠色及天然食物的研究。在研究這些綠色植物數十年後他說：「我清楚的知

大麥草

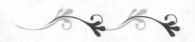

道，這些穀類植物的綠葉是當今世上最接近完美的食物。基於可口、營養素含量、收割的便利性等特點來評估，大麥苗都是首屈一指的！」

　　事實上，以同重量計，大麥嫩草中的鈣是牛奶中的十倍，鐵是菠菜的五倍，而抗壞血病的維生素C則是橘子的七倍之多，此外，經實驗室的測試結果顯示，有超過70種以上的微量礦物質存在於大麥嫩草中。

1.大麥草是一種蛋白質的重要來源，可以提供18種胺基酸，其中還包含了9種人體無法自行合成的必須胺基酸，並發現在大麥嫩草中所含的polypeptides，對於細胞組成的修理和再生也是相當的重要；這些較小於一般正常蛋白質的分子，能夠迅速地吸收進入血液循環，馬上支持細胞正常功能運作。

2.大麥草同時也富含有蛋白分解酵素（超過20種），可以協助蛋白質在腸胃道的吸收情形；研究報告指出這些富含酵素的綠色大麥萃取物，可有效的減少多種殺蟲劑(像 Malathion馬拉硫磷；一種殺蟲劑)的危害，使其變成無毒物質。這可是很重要的發現，因為我們每天吃的蔬菜和水果，幾乎都噴灑過殺蟲劑，與我們的身體健康有著直接的關係。

3.大麥的嫩葉同時還含有強效的抗發炎物質。根據日本1998年發表在《食物藥理學療法雜誌》（Alimentary Pharmacological Therapy (1998) 12: 1225-1230 Cremer, L, Herold, A, Avram D et al）的一項研究，使用剛發芽的大麥草，可令感染大腸炎的病人，病情有顯著改善，證實大麥嫩草可以加速腸組織的痊癒。

4.羅馬尼亞的科學家相信，大麥嫩草中所含的SOD（superoxide dismustase；超氧化物歧化酶），能有效抑制TNF-alpha cytokines

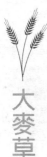

大麥草

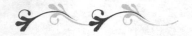
（細胞激素），這些cytokines，是引起發炎症狀（包括大腸炎）的原因之一。

5.大麥嫩草同時也是葉綠素的良好來源。德國新不倫瑞克Rutgers大學（Rutgers University in New Brunswick , N.J）科學家發現，攝食葉綠素可經由抑制惡性細胞複製，防止癌細胞腫瘤的成長。他們的試管試驗，同時也顯示出葉綠素衍生物對化學致癌物3-methylcholanthrene的突變抑制效果有良好的表現。

6.大麥嫩草中最新發現的類黃酮（flavonoid）抗氧化物—「2 -o-glycosylisovitexin (2 -o-giv)」，可以減少動脈中脂質的過氧化作用，減低動脈硬化症的發生。此外，它還能清除動脈中，因飲食中脂肪氧化產生的有害自由基。研究者最後的結論指出，「2 -o-giv」或許對動脈硬化症的治療是有幫助的。

◇結語：

　　大麥嫩草（Barley grass）可說是近期才被重視的一項大麥草製品，屬於可食用的綠色食物之一，加工後的營養濃縮品，通常含有相當豐富的葉綠素（植物之所以為綠色的原因）。

　　古代的醫學用途文獻上，最早使用大麥嫩草的是羅馬戰士，他們相當的推崇這種植物，認為食用後，可以為他們增強力量和精力。

　　直至目前為止，科學上的實驗還相當的有限，一些初步的研究指出，大麥嫩草可以幫助提高能量、對抗癌症、刺激組織修復能力、甚至是防止冠狀動脈疾病。

大麥草

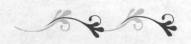

【使用方式】

可以直接將大麥嫩草打成新鮮果汁來飲用，或是購買大麥嫩草的粉製品和錠劑，服用時間約在用餐前或後30分鐘，空腹食用。麥草粉可以和果汁、蔬菜汁或其他的營養補充品，像小麥胚芽，混合成一杯營養豐富的飲料。剛開始飲用時，有些人可能會有一些反胃或者腸胃道不適的情形發生，此時建議可以先減半份量，然後在慢慢增加用量。

大麥嫩草與小麥苗有何不同？

其實，兩者之間，除了當初撥下去的種子不同外，它們的營養成分幾乎是一樣的，差異相當的小，當然功用自然也大同小異啦！真正的選擇重點，應該是栽植的方法和過程，因為這和栽培用的土壤有相當大的關係，你不可能要求土壤中沒有的礦物質營養素，出現在麥草中吧？！

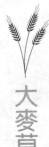

大麥草

越橘(Bilberry)

◇簡介

越橘或稱歐洲藍莓,屬於越橘屬,這一屬的植物包含近200種的漿果,例如蔓越橘(cranberry)、山蔓越橘(cowberry)及美洲藍莓。

自古以來歐洲人就以越橘莓為食物,也用來治療腹瀉及口腔、喉嚨的輕微發炎,直到第二次世界大戰時,英國飛行員發現吃越橘莓果漿可以改善夜視能力後,便為民眾廣為流傳。因為越橘莓富含的花青色素(anthocyanosides)是一種類黃酮(flavonoid),具有很強的抗氧化特性,對視網膜的親和力特強而有益於視力的增強和改善。

◇成分及功用

人的眼睛是一個有高度精密構造的器官,其毛細血管最容易遭受損害。損害毛細血管的主要原因有二:

一、成人病所帶來的動脈硬化是毀壞毛細血管的基本因素。年歲大的人有很多成人病,如:高血壓、糖尿病、高脂血症等均會帶來動脈硬化症。動脈硬化會造成毛細血管的滲透性高及脆弱,最後破裂而損傷視力,甚至失明。

二、活性氧自由基也會損傷構成血管壁的細胞與毛細血管血液微循環有關的細胞,如:內皮細胞和紅細胞,這兩種細胞受到氧化損傷後,會喪失伸縮性,變得很脆弱,有些細胞甚至減短壽命,早早衰亡。

根據美國研究越橘的專家,毛瑞博士和日本三石巖教授研究

越橘

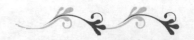

證實，天然越橘主要作用如下：

1.增加毛細血管的柔韌性，可以促進血管膨脹和伸縮性，防止血管破裂。

2.提供抗氧化劑，能消除使血管硬化的自由基，預防動脈硬化，因此越橘被稱譽為「循環系統裡毛細血管的修理工。」

3.越橘既能強化眼睛裡的毛細血管，當然也能強化身體其他器官組織裡的毛細血管，達到預防各部器官血管病變的功效。

4.消滅自由基：當自由基侵害了細胞裡的DNA（去氧核糖核酸）時，便是癌症的開始。越橘是一種抗氧化劑，它是自由基的剋星，它是清除自由基的清道夫。

因此，越橘在臨床的應用相當廣，包括：保護視力，防止失明、青光眼、白內障、視網膜出血，改善近視、黃斑退化、糖尿病性視網膜症、色素性視網膜炎及夜盲症等。其他效果：強化腦血管、預防腦血管的病變、強化心臟血管、強壯冠狀動脈、強化腎臟血管、預防腎小球毛細血管破裂而出現血尿、尿道炎及膀胱炎。強化靜脈血管、預防靜脈曲張、防治潰瘍。防止動脈硬化；預防血栓的形成。

◇結語

挽救視力和預防全身血管硬化的純天然越橘(Bilberry Extract)，是從北歐高山寒冷地帶、常綠低矮灌木植物葉子提煉出來的精華，其主要成分有天然視紫質(Rhodopsin)和類黃酮(Flavonoid)。

視紫質是眼睛產生視覺的最基本物質，可加強適應對黑暗弱光的敏感度。類黃酮具有維生素P的活性，是保護血管的最好物

越橘

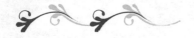

質。

　最新研究發表，歐洲越橘的漿果可治血管疾病，增進微血管的強度，減弱血管的滲透性；它們還能補充『視紫質』，矯正視力。葉的煎汁可降低血糖，葉泡茶可治療腹瀉、嘔吐及神經緊張，且為殺菌漱口水，對咽喉炎有療效。所以，能受廣大的消費者青睞。

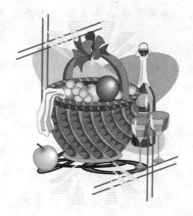

越
橘

蔓越莓(橘)(Cranberry)

◇簡介：

　　膀胱炎(膀胱內壁的發炎)是女性最常見的病症之一。大約有一半的女性，在一生之中的某個時候膀胱總會遭到感染，而且據估計，大約有20％的人會一再遇到這個問題。由於反覆以抗生素治療反而會增加感染的可能，因此以天然處方來治療會是較好的選擇。

　　蔓越莓(Cranberry)屬蔓越橘科，又稱蔓越橘，這種產在北美的植物，生長在矮藤上，小小、圓圓、表皮富彈性的鮮紅果子，也有人稱它為「小紅莓」。蔓越莓需要以特殊的環境及氣候條件栽培，全球的蔓越莓產區不到4萬英畝，產量有限，因而有「北美的紅寶石」之美稱。其內具有一種可抗細菌附著在粘膜的成分，故對婦科惱人的泌尿道感染具有很好的預防效果。

　　一九八〇年起，美國即對其進行一系列的研究，證實效果不惡，其長期實驗結果，在一九八八年十月發表於美國新英格蘭醫藥期刊。美國紐澤西州立大學研究亦發現，由蔓越莓中可分離出一種名為「濃縮單寧酸」的物質，其具有抗細菌附著在細胞的作用，尤其對大腸桿菌更佳。

　　蔓越莓的卓越效用，現已由中華民國泌尿科醫學會認可推薦，並請女性朋友多多食用。其可在大型超商買到，當零食吃亦無妨。另外與蔓越莓具類似效用者，包括藍莓。

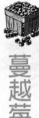

◇引起膀胱炎的原因：

　　膀胱會受到感染主要是因細菌－通常是從下消化道而來，經過一小段距離的移動到尿道，然後上行至膀胱所致。患者會頻

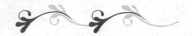

尿，在排尿時會有灼熱或疼痛的感覺。若有發燒、下背痛或血尿的現象，就表示腎臟受到感染，不過這需要由醫生進行確診。

　　女性比男性更容易罹患膀胱炎，是因為女性的肛門與尿道間的距離比較近，因此細菌就比較容易到達膀胱。沒有性活動的女性，也很容易因為在擦拭肛門時，由後往前擦而將細菌拖到生殖道附近而造成感染。憋尿的女性也很容易引起膀胱炎，這是因為尿積蓄在膀胱之中太久，讓細菌每20分鐘增加1倍，不斷增殖的關係。婦女清潔液、盥洗用的水，以及泡泡浴等，也是引起膀胱炎的原因。

◇成分及功用：

1. 蔓越莓萃取成份青花素，能有效地防止所有實驗菌種的黏附，並能防止抗藥性的菌種黏附於人體內襯組織細胞上。顯示蔓越莓可對人體提供類似天然抗生素的保護作用，而此一保護的作用機轉不會增加對抗生素產生抗藥性的壓力。

2. 蔓越莓具有酸化尿液的作用，會使泌尿道變成比較不利於細菌滋長的環境。蔓越莓汁中的初花色素（或稱濃縮單寧酸）能夠抑制大腸桿菌E.coli黏附上泌尿道細胞的能力。

3. 蔓越莓汁已被視為預防泌尿道感染的保健飲料。最新的醫學研究又發現：蔓越莓汁可有效抑制幽門螺旋桿菌，抵抗細菌性胃潰瘍；並且具有很強的抗氧化作用，可降低低密度膽固醇與三酸甘油酯。

4. 麻州Amherst大學的研究人員更在國際營養補充劑及機能食品展示與研討會中提出報告，也證實蔓越莓含有高量的單元不飽和脂肪酸和生育三烯醇。一般來說，這兩種成份較常在魚油中發現，而一般植物含量不高，所以素食者可以飲用蔓越莓汁來保

蔓越莓

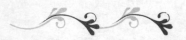

護心血管。

5.美國Scranton大學的Joe A. Vinson 博士研究指出，蔓越莓含有非常高含量的生物黃酮，它們是一種非常強力的抗自由基物質，由Vinson博士的研究比較了美國常見的20多種天然蔬果，結果發現蔓越莓所含的生物黃酮量最高，由於生物黃酮對抗自由基的效果，可能對於預防心血管老化病變、癌症的發生與進展、老年癡呆、皮膚老化等具有很好的效果。

◇結語：

　　為了避免抗生素濫用的危機，美國國家衛生研究院的「蔓越莓研究計畫」，研究其抗細菌黏附的作用機轉，不但可當作「天然抗生素」，也能夠有效地遏止抗生素濫用的危機，可說是臨床醫療的新視界。

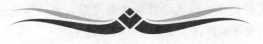

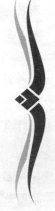

蔓越莓

　　與優酪乳不同的是，蔓越莓是抑制細菌黏附，優酪乳則是增加人體中的益菌數。由於蔓越莓對泌尿道的幫助已被證實，所以對於一般女性及膀胱炎病患，最好可以多喝；一般而言，若是喝純汁，每天只要30cc就可以，若是喝稀釋果汁，則每天就必須喝360cc，才能發揮上述功效。此外，若吃一些蔓越莓乾也可以達到同樣效果。

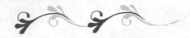

苜蓿（紫花苜蓿）（Alfalfa）

◇簡介

苜蓿(紫花苜蓿)　別名:木粟，光風草，連枝草，懷風草。

　　為豆科植物，苜蓿全草Medicogosatoal，屬多年生草本植物，主根長約十公分，根莖發達；莖直立光滑多分枝，葉複葉三片，小葉片倒卵形狀，惟上部尖端有鋸齒；小葉頂端有中肋突出；葉柄長而平滑；托葉大，花梗由葉腋抽出，花有短柄約二十朵左右，形成簇狀的總狀花序，萼鐘狀有五齒，花冠紫色，莢果螺旋形，二三繞不等，稍有毛，黑褐色，不開裂，種子約有八粒，腎形，黃褐色，很小，花期五至六月。

◇成分及功用

　　阿拉伯語稱苜蓿為「AL-FAL-FA」，意即所有食物之父。它含有豐富的蛋白質、礦物質(鈣、鉀、鈉、磷)、纖維、醣類、脂肪、水分、維生素(A.C.E.B群)與葉綠素，此外並含有大量的胺基酸及脂肪分解酵素、澱粉分解酵素、凝固酵素、苦杏仁分解酵素、轉化酵素、果膠酸、氧化酵素、蛋白質分解酵素等八種人體所需不可或缺的酵素。

1.紫花苜蓿與排水作用

一般愛用者使用紫花苜蓿(Alfalfa)的頭號理由是：促進體內滯留水分的排除。由於紫花苜蓿具有排水利尿的功能，對於女性生理期水腫、痛風患者的尿酸排除，是一種很好的營養補充品。原因是：紫花苜蓿含有豐富的礦物質，例如鈣、鎂、鉀、鐵、鋅，其中的「鉀」可協助人體排除過多「鈉」的蓄積，而達到排水利尿的功能，進而排除過多體內的尿酸，以避免血液中尿

苜蓿

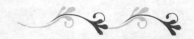

酸的濃度過高造成痛風。建議用法：三餐之間，空腹各吃1顆
500毫克。

2.紫花苜蓿與降低膽固醇的作用

另外，紫花苜蓿中含有一種稱為「植物皂素」的活性成分。植
物皂素對膽固醇有極大的親合力，可以作油脂乳化劑，它與膽
固醇會結合成一種不可溶的複合物，使身體無法吸收。如此一
來，可降低源自飲食中膽固醇的攝取量，間接降低血液和組織
中的膽固醇含量。建議用法：三餐飯後，吃1~2顆500毫克。

3.紫花苜蓿與體內酸鹼度的平衡

紫花苜蓿所含的礦物質是鹼性的，對於平時常吃大魚大肉、交
際應酬飲酒的人們，可以幫助其平衡身體中的酸鹼性、避免血
液的酸化。我們常常聽人提起：血液偏酸性，人就容易累。因
為，偏酸性的血液，容易破壞紅血球，使得原本用來攜帶養
分、廢物與氧氣、二氧化碳的紅血球減少了。細胞得不到充足
的養分與氧氣，自然「巴豆妖妖（台語）—肚子餓啦」鬧罷
工，新陳代謝率就下降了。再加上細胞代謝後，產生的廢物與
二氧化碳排泄不順，堆積之後又傷害細胞，造成惡性循環。所
以建議大家至少每一週要排一天作身體環保運動，「早早起來
爬爬山、餐餐簡單多蔬果、清清腸胃好舒暢、身體健康自然
爽」。建議用法：三餐之間，空腹各吃一顆500毫克。

◇結語

　　含有葉綠素的苜蓿、小麥草、大麥、螺旋藻，已被發現有助
於治療小腸潰瘍、胃炎、肝臟毛病、濕疹、痔瘡、哮喘、高血
壓、貧血、便秘、體臭、口臭、牙齦流血、病菌感染、化膿、灼
傷、香港腳、癌症。同時，對那些需要補充礦物質的人，這是個
明智的選擇，它可幫助改善許多關節炎患者的病情。

《小記》

　　但是苜蓿含皂素（一種植化物），能溶解紅血球，也能妨礙人體利用維生素E；苜蓿更含天然有毒成分，稱為刀豆胺基酸(L-Canavanine)，屬有毒鹼性胺基酸，主要毒性是引發哺乳動物的自體免疫疾病，使具免疫系統喪失調節機能，誤將自己體內的細胞當成抗原，而產生抗體來破壞抗原，這是人體自行藉免疫系統毀壞自己身體的疾病。這項毒性所造成的主要自體免疫疾病是全身性紅斑性狼瘡(SLE)，證據顯示，苜蓿可使猴子發病，也可使SLE病人的病情惡化。苜蓿大量攝食後，也會破壞人類各種血球細胞，減少各種血球數，幸好停止食用後，血球數可復原。苜蓿種子和苜蓿芽菜都含此種有毒成分，而且含量頗高，佔乾種子或乾芽菜重量的千分之十五。看來健康人不宜利用苜蓿來防治動脈硬化，全身性紅斑性狼瘡病人更應戒食苜蓿芽菜，病人的第一等親也應戒食苜蓿，理由是此症有家族遺傳性，第一等親的發病率最高，攝食苜蓿後將更容易發病。能降膽固醇的蔬果很多，沒有道理要人云亦云，獨鍾苜蓿芽菜或苜蓿健康食品錠劑。

苜蓿

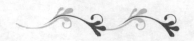

紅苜蓿 (Red Clover)

◇ 簡介：

　　20世紀初期，市面上開始出現幾種『車軸草精華』(Trifolium compounds)，用以治療性病與其他疾病。其中有一種就是從紅苜蓿(red clover)中提煉而來；味甜，可純化血液、可作為對抗肺結核及其它細菌的抗生素、也能當作鬆弛劑及食慾抑制劑。對肺炎、百日咳、痛風、關節炎、皮膚病、及愛滋病毒等均宜。

使用部位：花。

◇成分及功用：

化學及營養成分為生物素、膽鹼、銅、香豆素(coumarins)、醣類、肌醇、鎂、錳、硒、維生素A、B_1、B_2、B_3、B_5、B_6、B_9、B_{12}、C、P及鋅；所有苜蓿類的植物，包括紅苜蓿在內，都含有豐富的異黃酮，如同大豆、雞豆、小扁豆等植物一樣。異黃酮是食物中最重要的植物動情素。植物中已發現的異黃酮大約有1,000種，其中4種具有動情素活性：木黃酮(genistein)、黃豆素(daidzein)、芒柄花黃素(formononetin)、雞豆黃素(biochanin)。大豆含有其中2種(木黃酮與黃豆素)，而紅苜蓿是4種都有。

1. **含有豐富的植物動情素**─在1940年代，澳洲的研究人員發現綿羊有一種名為苜蓿症的疾病。這種病是由於綿羊從苜蓿中攝取大量具有動情素活性的異黃酮，因而造成不孕症。由於動情素與類動情素物質，在極大的劑量時，會使排卵停止(如同口服避孕藥一般)，因而使得動物無法受孕。

2. **安定更年期**─植物動情素在體內的作用與類固醇動情素相似。

雖然植物動情素的作用，比卵巢所製造分泌的類固醇動情素
弱，不過植物動情素在體內的濃度卻比類固醇動情素高上數百
倍之多。植物動情素能夠作為動情素的補充來源，因此可以讓
婦女進入更年期的過程更加平順，而且短期症狀(例如：潮紅)與
長期症狀(例如：心臟病與骨質疏鬆症)都會減少。

3. **平衡賀爾蒙**—紅苜蓿含有1%到2.5%的異黃酮。由於紅苜蓿富含
植物動情素，而植物動情素在體內的作用與動情素相同，因此
也可以讓體內的賀爾蒙獲得更好的平衡，從而紓解經痛的發
生。

4. 研究人員以超音波測量頸動脈流進大動脈的血流，作為動脈血
管順應性(arterial compliance)的數據，服用80毫克紅苜蓿異黃酮
讓動脈血管順應性上升23%，而40毫克的上升得稍少。停經是
很重要的心血管危險因子，紅苜蓿異黃酮可以顯著的改善其指
標性參數—動脈血管順應性。

5. 飲食中的木質素(lignan)與異黃酮似乎有助於預防多種癌症。木
黃酮(紅苜蓿與大豆所含的成分之一)可以抑制生長因子的作用與
血管新生作用，因此異黃酮可能是比其他藥物更重要的腫瘤生
長抑制劑，由於木質素與異黃酮具有動情素活性與抗氧化活
性，因此，也可以防禦心血管疾病與骨質疏鬆症。

6. 種種發現顯示，有一些攝護腺癌發生率低的地區，當地飲食中
豐富的植物動情素至少能夠提供部分的解釋。科學家史蒂芬認
為，在西方飲食中增加植物動情素能夠預防攝護腺癌的發生。

紅苜蓿

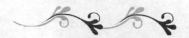

◇結語：

　　一般對於更年期症狀的建議劑量是：每天服用1粒40毫克的紅苜蓿粹取物。每顆藥錠含有40毫克的異黃酮，包括木黃酮與黃豆素。

　　另外，市面上也有一種專門治療攝護腺癌的40毫克錠劑。

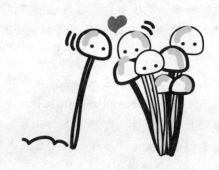

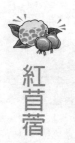

紅苜蓿

大蒜(Garlic)

◇簡介：

　　大蒜是地球上最有價值的食物之一。它自聖經發展的時代以來，一直被人類使用，也見於古希伯來、希臘、巴比倫、羅馬及埃及人的文獻中—建造金字塔的人，每天吃大蒜以補充耐力與體力。

　　埃及醫學典籍《艾伯斯手卷》(Ebers Codex)中記載了超過20種大蒜治療疾病的用法，希臘名醫西波克拉底(Hippocrates)也曾開給患有幾種不同病症的患者大蒜處方，而且希臘奧林匹克競賽的運動員也會服用大蒜。羅馬、中國、印度等文明古國都常使用大蒜。17世紀時，倫敦還曾用大蒜來抵擋瘟疫。

　　大蒜被戲稱為『惡臭的玫瑰』，儘管它會讓人『口氣不好』，但根據傑瑞·梅森(Jerry Mason)的報告，幾個世紀以來，大蒜一直都被用來治療咳嗽、腸痙攣、循環疾病、頭痛、昆蟲咬傷、創傷，以及腫瘤等。如今，現代的科學研究已經證實，大蒜被記載於古代醫學典籍的許多好處，並已解開其中的作用機制，現正積極探索大蒜治療及預防各種疾病的可能性。

◇成分及功用：

　　大蒜是百合花科的球莖植物，含有數種化學物質。其中有一種是蔥蒜植物的抗菌成分，這是一種含硫的化學物質，其分解之後的產物就是造成大蒜惡臭的來源。

1. 大蒜藉由所含的甲烷蒜基三硫化物(methyl allyl trisulfide)的作用降低血管壓，因為此物質能擴張血管管壁。

大蒜

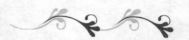

2. 大蒜能使血液變稀，如此可減低血凝塊的機率，且有助預防心臟病。它能降低血清膽固醇的濃度，也能幫助消化。

3. 大蒜被用於很多疾病的治療包括癌症。它是個有效的免疫系統促進劑。蘇俄人稱大蒜為「天然的抗生素」。所以，應該每天攝取它。

4. 大蒜含有一種胺基酸衍生物叫青蔥素(allium)。當大蒜進入體內，有一種能夠將青蔥素轉換成蒜素(allicin)的大蒜酶(allinase)會被釋出。而蒜素則有抗生素的功效；它的抗菌作用是盤尼西林抗生素的百分之一。因為大蒜有此特性，在第一次世界大戰期間，它曾被用來治療傷口與感染，並預防壞疽(gangrene)。

5. 大蒜同時也能抗真菌感染，對付念珠菌病、香港腳、陰道感染及大部分的致病性真菌等均能奏效。兩位楊百翰大學(Brigham Young University)的微生物學家報導，大蒜抽取液能破壞某些病毒，諸如那些與發燒、起水泡、生殖器官的疱疹、普通感冒、天花及流行性感冒等相關之病毒。

6. 在美國癌症研究院(American Institute for Cancer Research) 所舉行的會議中，李娜·科米爾(Lenore Arab Kohlmeier)博士提出，有強烈的證據顯示，大蒜能夠降低多種癌症的危險及發生率，尤其是胃癌與結腸癌。蔥蒜類食物的抗菌與抗變異作用，可能就是它們抵抗癌症的關鍵。

伊利諾理工大學(Illinois Institute of Technology)的研究人員也證實，大蒜中的另一種物質—己二烯二硫(diallyl disulfide)，是強力的抗癌藥物。在中國及義大利的研究也顯示，大蒜與胃癌的低發生率有關。

愛荷華州女性健康研究計畫(Iowa Women's Health Study)發現，

在所有的食品研究中，大蒜最能夠降低罹患結腸癌的危險。

西維吉尼亞大學(West Virginia University)的研究人員，在實驗小鼠的飲用水中，每100毫升分別添加5、50及500毫克的大蒜。結果發現，添加50毫克大蒜的小鼠罹患腫瘤的數量顯著降低；而飲用添加500毫克大蒜的小鼠，在膀胱癌的發生率及致死率更能顯著降低。

根據珍妮特‧羅洛芙(Janet Rolaff)的報告，老蒜粹取物能夠戲劇性的消滅實驗室中培養的攝護腺癌細胞。

7. 華盛頓州巴斯特大學(Bastyr University)的戈瓦薩拉‧西文(Gowasala Sivam)博士在實驗室中證實了，大蒜能夠殺死對抗生素有抗性的幽門螺旋菌(Helicobacter pylori)；一般認為，幽門螺旋菌是導致胃癌與胃潰瘍的原因。

8. "Atherolerosis" (動脈硬化)專業醫學期刊中，研究人員由280位樣本為期四年的研究，每天給予0.9g的大蒜粉，長期讓受試者人服用，發現這些吃大蒜的人， 血管內壁的沉積(主要是來自於低密度脂蛋白的氧化)，比起不吃大蒜者減輕很多，而血管壁沉積是心血管健康的一大危機，久而久之，會讓動脈阻塞，彈性變差，容易引發中風或心肌梗塞。

9. 蒜頭油對心臟及結腸都很好，且對治療關節炎、念珠菌病及血液循環的毛病等均有效果。把蒜頭加進¼的橄欖油或canola油，置於冰箱冷藏。這個混合物可以保存一個月之久。

大蒜

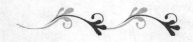

◇結語：

「大蒜」：性溫，味辛辣。有抗菌消炎、降壓降脂、防治感冒的作用，對金黃色葡萄球菌、綠膿桿菌、大腸桿菌、痢疾桿菌等有強大的抑制能力。治療痢疾、化膿性感染、流行性感冒、百日咳、口腔炎、消除血中膽固醇等症，須配合其他處方後，其效果能更顯著。

臨床上藥用的大蒜要老、風乾之蒜辣作用較強，若要降低血壓，只要每天早晨空腹吃糖醋漬製大蒜一球，連汁吃下，十至十五天能使血壓持久性下降，待恢復正常時即可停服。

雖然大蒜抗動脈粥樣硬化的效果沒有其他幾種合成藥劑來得有效，不過它廣效性的作用可以降低所有危險的因子，卻是其他藥劑所沒有的重大優勢。大蒜能夠降低膽固醇濃度、高血壓，並防止血栓形成，因此也能間接抑制動脈硬化，甚至可能防止糖尿病。

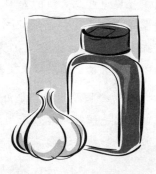

大蒜

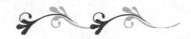

日常保健可遵循以下建議：

1. 在夏秋季腸道傳染病流行，冬春季呼吸道傳染病流行期間，每天吃1～2個生大蒜，能發揮預防的作用。

2. 如患傷風感冒、支氣管炎、咽喉炎、扁桃體炎等，在口內常含2～3瓣生蒜，每天更換3～4次，具有治療的作用。

3. 用大蒜液灌腸，可驅除鉤蟲、蛔蟲和蟯蟲，亦可治療痢疾和腹瀉。

4. 大蒜同時也能抗真菌感染，對付念珠菌病、香港腳、陰道感染及大部分的致病性真菌等均能奏效。

5. 大蒜抽取液能破壞某些病毒，諸如那些與發燒、起水泡、生殖器官的疱疹、普通感冒、天花及流行性感冒等相關之病毒。

6. 可降低膽固醇，預防冠心病。其方法簡便易行，患者只需每日吃3克生大蒜，經過一個月，膽固醇含量就會顯著降低。血脂過高的人常因脂肪阻塞而引起冠心病，大蒜有清除脂肪的作用，因此常吃大蒜可預防或減少冠心病的發生。

7. 大蒜具有抗癌作用，這主要是大蒜中脂溶性揮發油等有效成分可激活巨噬細胞的功能，增強免疫力，從而提高身體抵抗力；另外，大蒜還含有硒、鍺等多種抗癌物質，常食大蒜可預防胃癌、食管癌的發生。

8. 大蒜能被用於煎、炸的烹飪、沙拉醬、或各種其它的用法。如果食用後、口腔蒜味很濃，可咀嚼一些香菜嫩枝、薄荷葛縷子(mint caraway)、茴香種子(fennel seeds)。

大蒜

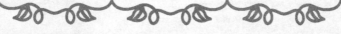

大豆異黃酮(Soy Isoflavone)

◇簡介：

異黃酮(Isoflavone)是一種不具營養性的植物性化合物，在大豆製品與其他數種植物中有相當豐富的含量；木黃酮、黃豆素都是屬於異黃酮的一種。它們的化學結構外型和動情素(一種類固醇類賀爾蒙；也就是一般所謂的雌激素)類似。

類異黃酮(Isoflavonoids)廣泛存在於植物中，尤其是大(黃)豆的豆科植物種子，大豆所含的異黃酮就是大豆異黃酮(soy isoflavones)又稱為植物動情激素(phytoestrogen)，是一種天然植物性荷爾蒙。

大豆一直是最好的植物性蛋白質的來源，含有人體必需的胺基酸，更富含各種維生素、礦物質、微量元素、及生理活化功能的植化物質(phytochemicals)，例如大豆異黃酮、膽鹼、卵磷脂、皂素、植酸、植物固醇等，是素食者不可或缺的食物。很多臨床研究報告指出，大豆食品可以有效降低血中膽固醇、降低心血管疾病、預防骨質疏鬆與某些癌症。美國食品與藥物管理局(FDA)在1999年已同意每日攝食25公克大豆蛋白質，可以降低血中總膽固醇的健康宣稱。

◇成分及功用：

大豆異黃酮的主要成分是genistein、daidzein、及glycitein，以前二者較多，尤其是genistein。因此，genistein可用以代表soy isoflavones。

大豆異黃酮的結構與女性動情激素estrogen很相似，所以常常被稱為植物性雌性荷爾蒙 (Phytoestrogen)。

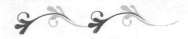

在美國，大豆異黃酮的每人每日建議攝取量為50～60 mg，若攝取量超過此範圍而低於100 mg仍甚安全。日本建議每人每日參考攝取量為40 mg。

1. **活化細胞免疫與抗體產生**：大豆異黃酮能夠促進人體內的細胞免疫系統，活化巨噬細胞、天然殺手細胞、Tc細胞等，強化人體的第二道防禦系統（第一道防禦系統是皮膚）。大豆異黃酮素(daidzein)有很強的免疫促進作用，已受到廣泛的重視。根據美國最近的醫學期刊報導賓州大學的研究，大豆研磨的豆奶所含有的女性荷爾蒙成分與母乳相當，雖沒有母乳中的天然抗體，但可加速嬰兒產生抗體的能力。

2. **抗氧化作用**：大豆異黃酮是非常強的抗氧化劑，除了可以直接去除細胞及血液中流竄的自由基（free radical）之外，它也可以活化細胞內存在的抗氧化酵素如超氧化物歧化酶（SOD；superoxide dismutase）及麩胱甘肽過氧化酶（glutathione peroxidase），以去除細胞及血液中存在的自由基。

3. **舒緩婦女更年期症狀**：女性更年期後動情激素(estrogen)的分泌急速降低，因此，造成更年期的各種不順症狀諸如潮紅、夜睡不安穩、心情煩躁等問題。大豆異黃酮的結構與女性動情激素estrogen很相似，所以常常被稱為植物性雌性荷爾蒙，用以補充動情激素的不足，因而舒緩婦女更年期的各種症狀。根據新加坡國立大學醫院婦產科醫生報告，適逢更年期的婦女若多吃豆腐，尤其含大豆異黃酮食物，可以幫助克服更年期的各種不適症狀。

4. **預防骨質疏鬆症(Osteoporosis)**：隨著年齡增加，人體骨骼中骨質的密度降低，容易造成骨折，使得骨質疏鬆症成為中老年人重要的疾病與問題。骨質疏鬆症的罹患率，女性是男性的3倍，

異黃酮

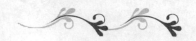

骨質疏鬆症與女性更年期後動情激素的急速降低有密切關係，大豆異黃酮含有天然植物性荷爾蒙，可以促進成骨細胞生長，抑制消骨細胞，降低骨質流失，同時它可以活化副甲狀腺素(parathyroid hormone)以及促進鈣吸收與利用，因而達到骨質疏鬆症的預防。

5. **降低膽固醇、預防心血管疾病**：通常飽和脂肪酸與高膽固醇食物容易引起心臟與血管疾病，因此，如何降低血脂肪及膽固醇，是降低與預防心臟和血管疾病的方法。美國藥物食品管理局(FDA；Food and Drug Administration)允許含有黃豆有效成分得標示「有益心血管健康」。在臨床研究上，大豆異黃酮確實能降低血液中的低密度膽固醇(LDL；low density cholesterol)而提高血液中的高密度膽固醇(HDL；high density cholesterol)，降低LDL/HDL比值是預防心血管疾病重要的指標。根據美國北卡大學教授 Dr. John Crouse 在心臟學會的報導，含有異黃酮的大豆蛋白飲品可以降低血清總膽固醇、LDL膽固醇、及三酸甘油酯含量，而且，異黃酮含量越高其效果越大。另外，根據加拿大Toronto 大學臨床醫學研究報告指出，31位高脂肪血症的男女病患實用高量大豆或含異黃酮食品，一個月之內降低 7～8% LDL含量也降低5%的LDL/HDL比值，不但降低心血管疾病，也不會導致荷爾蒙依賴性的癌症產生的危險性。

◇結語

雌激素分為異黃酮素、木質素與coumetan等三大類，在人類體中具有生物效應的異黃酮素主要是金雀異黃酮素與daidzein，它們的化學結構與人體雌激素很類似。

醫界認為植物性雌激素有抗氧化、抑制細胞分裂與生物效應等療效，並有防癌及阻癌的功能，且能減輕婦女更年期不適症

狀、骨質疏鬆症及心血管疾病。中醫用來治療骨質疏鬆症的左歸丸加減方等複方以及國人常吃的豆製品、芹菜、花椰菜、毛豆、甜豆等食物，都含有豐富的異黃酮，異黃酮是植物性雌激素的一種。所以，這足以印證中醫學獨樹一格的理論中，也有其科學之一面。

何謂合成異黃酮（Ipriflavone）？

合成異黃酮是在1960年代被合成出來的。在人體與動物體內，合成異黃酮本身並不具有動情素的功能，但卻會增加子宮中動情素的活性。臨床研究顯示，合成異黃酮會抑制骨質吸收作用，並加強骨質形成作用。合成異黃酮可以透過對破骨細胞(osteoclast)的作用，以及對前破骨細胞(preosteoclast)彙集與發育的抑制，進而抑制骨質吸收作用。合成異黃酮似乎是一種新的非賀爾蒙性的預防與治療停經性、衰老性骨質疏鬆症的方法。

合成異黃酮對人體非常安全，並且可以取代動情素替代療法，在更年期卵巢功能喪失的急性期，預防骨質流失，並預防更年期後，因缺乏動情素而導致的骨質疏鬆症。

事實上，合成異黃酮與低劑量的動情素並用時，可以達成極佳的療效。維生素D與其代謝產物也對骨質很有幫助，根據研究人員的報告，維生素D在人體試驗及體外試驗中，都是骨質吸收作用的間接刺激物。此外，維生素D會刺激腸胃道吸收鈣質，促進礦質化作用，還能在抑制骨質吸收作用時，增加鈣質吸收。

異黃酮

蜜蜂的副產品(Bee By-Products)

◇簡介：

　　台灣地處亞熱帶，四季如春，蜜源植物豐富，是理想的蜜蜂生存環境。蜜蜂是一種有用昆蟲，牠們來往花叢中，為植物傳播花粉，提高農作物的產量及品質。蜜蜂的副產品，如蜂蜜、蜂王乳、蜂花粉等都是價值很高的營養品。因而，人們對於蜜蜂有一種特別的感情。人類利用蜂產品的歷史十分久遠，其中蜂蜜是人類最早利用的甜食。蜜蜂釀蜜為食，人類開發此一資源－在早期，人類可能是極偶然地在空心樹、木頭或山洞中發現了蜂巢中的這種甜味物質。在非洲，土著村民用一種叫做〝尋蜜鳥〞的鳥來幫助他們尋找非洲蜜蜂的蜂巢，然後割取蜂蜜。蜂蜜曾被人們看作是極為富有的標誌。聖經告訴人門，上帝許諾給猶太人一塊流著奶和蜜的土地。在人類發現蔗糖和甜菜糖以前，蜂蜜是人類唯一的甜味劑。考古學家在西班牙發現的岩洞中，出現了人類採獵蜂蜜的壁畫，距今已有八千年的歷史；中國殷墟出土的甲骨文中，已出現「蜜」字；另外，早在三千五百年前，古埃及人已知道用蜂蜜治病；在古印度的Ayerveda學派裡，蜂蜜和牛奶被列為「延年益壽」的飲料。除了蜂蜜外，蜂花粉、蜂王乳、蜂膠也是人類熟知的蜂產品，而蜂毒的運用也漸受重視。

◇成分及功用：

一、蜂蜜

　　蜂蜜又名石蜜、食蜜、石飴、白蜜、蜜糖、蜂糖、沙蜜。性甘味平、入肺、脾、大腸經。我國《神農本草經》指出，石蜜「久服，強志輕身，不飢不老」。明·李時珍《本草綱目》指出，

蜜蜂的副產品

蜂蜜入藥，功用有五：「清熱也，補中也，解毒也，潤燥也，止痛也」。尤其對老年人更是適宜的滋補品。南北朝時，陶弘景謂其「養脾氣、明耳目」。

A. 成分

　　蜂蜜因蜂種、蜜源、環境等的不同而有很大差異。最主要的成分是果糖和葡萄糖，含少量蔗糖、麥芽糖、樹膠等。蜂蜜一般只含微量維生素，其中有維生素A、維生素C、維生素D、維生素B_2、膽鹼、菸鹼酸、泛酸、生物素、葉酸。有機酸中含有檸檬酸、蘋果酸、蟻酸、琥珀酸、乳酸、草酸、酒石酸等。無機鹽中主要含有鐳、錳、鋅、鋰、鈣、鎂、鉀、鈉、硫、磷、鐵、銅、鎳等。

　　蜂蜜中的蛋白質、礦物質、維生素含量均不多，值得注意的是蜂蜜中含有多量的酵素，主要有轉化酶、澱粉酶、過氧化氫酶、葡萄糖氧化酶、酯酶等多種酶類，這些都是蜜蜂在釀蜜的過程中，尤其是腺體分泌加入的。此外，還有生物活素、生物刺激素、葉露素的衍生物及葉黃素。

B. 功用

1. **營養作用**：蜂蜜中含有大量碳水化合物，並有維生素和人體必須的微量元素，故服用後能為機體吸收並利用，又能促進機體受傷組織的復原，使動物體重增加，它是一種使身體強壯的特殊滋補劑。

2. **抗菌作用**：蜂蜜的抗菌活性來自於——

   (1) **滲透壓**。蜂蜜是一種過飽和的糖類溶液，其中約有70％為果糖與葡萄糖，水分通常僅15～21％。蜂蜜可抑制Helicobacter

蜜蜂的副產品

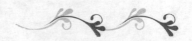

pylori的生長和活性，有抗口腔鏈球菌的作用，和抗21種細菌與2種黴菌的功能，及對抗Leishmania寄生蟲的效果，也有抗腹瀉細菌的能力等。

(2)**酸性**。蜂蜜的pH值一般為3.2～4.5，如此低的pH值對一般細菌具有抑制的效果。

(3)**過氧化氫的生成**。蜂蜜在釀蜜過程中，從其下咽頭腺分泌葡萄糖氧化酶，使得葡萄糖氧化為葡萄糖酸，並產生H_2O_2。

(4)**其它抑菌物質**。如 flavonoids 和 phenolic acids(caffeic acid, ferulic acid)，pinocembrin，terpenes，benzyl alcohol，syringic acid等。學者Bogdanov加熱去除蜂蜜的酶活性後，將樣本分離成酸性、鹼性、非極性與揮發性等四種物質，結果發現抑菌效果的強弱如下：酸性＞鹼性＝非極性＜揮發性。而且他發現蜂蜜喪失酶活性後，抑菌能力仍達86～94％；此種抑菌物質經15個月的儲存後，抑菌能力僅輕微減退。

3.**促進傷口癒合作用**：蜂蜜含有促進人體組織生長的活性物質，能使燒傷和開刀後感染部位很快長出肉芽組織，使表皮組織生長癒合。

4.**調整胃腸道疾病作用**：以天然蜂蜜，防止乙醇誘發的老鼠胃部病變；天然蜂蜜中有sucrealfate like物質，和抗氧化能力有關，可以增加老鼠血管通透性，並防止缺氧，預防以灌注一誘發之胃黏膜病變。目前確定，天然蜂蜜有保護胃的作用，且具有抗氧化能力。此外，蜂蜜有通便作用，這和果糖的不完全吸收有關。

5.**免疫作用**：針對專一性過敏原導致的體液性抗體反應，蜂蜜有免疫抑制作用。有些人對蜂蜜過敏，從口腔黏膜發癢到全身嚴

蜜蜂的副產品

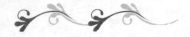
重的過敏性休克，過敏蛋白來自蜜蜂唾液腺、咽頭線的分泌物，和混在蜂蜜中的花粉蛋白。除了對蜂蜜過敏者應避免食用外，不到一歲的嬰兒，也勿餵食蜂蜜，因為易有導致肉毒桿菌中毒的危險性。肉毒桿菌中毒症是由生的農產品經肉毒菌孢桿菌作用而產生的毒素所引起的。在少數病例中，這種嬰兒肉毒桿菌中毒症與餵食蜂蜜有關；而在一歲以上和成年人中，均不會得這種中毒症。

二、蜂花粉

蜜蜂全身有毛，因此，在花叢中來回穿梭之後，牠們全身都沾滿了花粉。然後，在花叢中來回飛舞的過程中，牠們有效地對植物進行交互授粉。從農業經濟角度上看，蜜蜂真正的重要性在於牠交互授粉的功能，而蜂產品只是養蜂者的副產品。花粉是開花植物的花藥產生的細粉末物質，也是蜜蜂採集的物質。蜜蜂從花朵的花藥上採集花粉後，在混合少許蜂蜜與唾液分泌物，製成花粉團攜回巢中，其成分與植物的花粉有部份的差異，故稱為蜂花粉。對蜜蜂而言，蜂花粉是其蛋白質、脂類、礦物質與維生素的主要來源。

A.成分

蜂花粉的成分因植物花粉來源不同，而有所差異。一般蜂花粉中的蛋白質含量約佔24％、醣類27％、脂肪5％。此外，含有比率較高的鐵、錳、銅、鋅。另外，還有鎳、硼、碘集核黃素、菸鹼酸、泛酸、葉酸、生物素、維生素C，以及A,D,E,K。蜂花粉是天然營養物，且是營養價值最完全的營養食品，能有效改善懷孕時母體的營養，但不影響嬰兒的發育。另外，在營養不良的老鼠，添加餵以20％的蜂花粉，能阻止血清中總蛋白質、白蛋白和

蜜蜂的副產品

DNA、RNA，及脾臟、胸腺中蛋白質成份的降低。蜂花粉能減少脂質過氧化，且能強化免疫反應，可見其有排除自由基、增強免疫力的作用。

B.功用

蜂花粉也是一種免疫調節劑，能刺激體液性免疫反應，並改變延遲型過敏反應。<u>徐景耀</u>與<u>莊元忠</u>彙整中國大陸的文獻，報導蜂花粉的藥理作用有：

1. 降血脂作用。
2. 影響造血功能。
3. 抗缺氧作用。
4. 提高運動能力。
5. 抗衰老作用。
6. 抗輻射作用。
7. 抗前列腺增生與抗炎作用。
8. 增強免疫功能。
9. 改善學習與記憶功能。
10. 保肝作用。

三、蜂王乳

蜂王乳亦稱蜂王漿或蜂皇漿，是蜂房中專為蜂王製造的乳白色食物，由工蜂下咽頭腺和大顎腺分泌，用以餵食蜂后成蟲與幼蟲的食物。工蜂與蜂后都是蜜蜂受精卵發育而成，如果幼蟲完全以蜂王乳為食物，則會發育為蜂后；食入一般的食物，則發育成工蜂。蜂王漿對蜂王有生長促進作用，這意味它對人也可能發揮同樣的作用，增加身高、長壽並提高生育能力。

A. 成分

蜂王漿所含成分為：醣類、礦物質（鉀、鎂、鈉、鈣、鋅等）、多種胺基酸和蛋白質、脂類、維生素（以B群為主，其次為A）、葉酸、泛酸、肌醇、類似乙醯膽鹼物質（腺嘌呤核苷酸類似物）、促性腺激素物質等。脂類中則以癸烯酸含量達50%以上最高，且10-HAD在自然界中僅存在於蜂王乳中，非常珍貴。

B.功用

蜂王乳具有多種人體必須的營養物質，有抗老化、調節免疫、調節內分泌、改善新陳代謝、促進造血，以及抑菌、抗癌等作用——

1. **抗衰老作用**：蜂王乳能促進某些細胞再生，增加組織呼吸和耗氧量，促進生長發育、蛋白質合成和新陳代謝，增強機體抵抗力。實驗證明，蜂王乳可促進肝、腎、神經細胞再生，能延長動物在低壓、缺氧、高溫、感染、中毒、臟器損傷等情況下的死亡時間。

2. **調節免疫作用**：蜂王乳有免疫調節作用，在不同種的老鼠間，可使免疫細胞增生，抗體升高，或降低體液性免疫反應。如果蜂王乳施以不同的劑量，或不同的給予方式，將有不同的免疫調節作用。

3. **調節內分泌和新陳代謝**：蜂王漿中含有促性腺激素樣物質，能使實驗動物精囊重量增加、卵泡早熟、產卵增多。亦能興奮垂體—腎上腺系統，促進內分泌腺活動，提高機體抵抗力和對惡劣環境的耐受力；還能提高基礎代謝率，使甲狀腺增重，血漿及甲狀腺蛋白結合碘顯著增高；降低血糖，並能對抗因腎上腺素引起的血糖增高。

蜜蜂的副產品

4.**促進造血能力**：蜂王乳能增加血中鐵的運輸，增加紅血球和血小板計數，延長因骨髓抑制而面臨死亡的老鼠生命。

5.**抗癌作用**：蜂王乳對於白血病、腹水癌與其他癌細胞具有抑制的作用，但以蜂產品（蜂膠、蜂蜜和蜂王漿）研究，證明可減少因化學和物理致變物導致的變異效果。其中，蜂王漿有較少的抗變異性質。另有提出蜂王漿具有乙醯膽鹼樣作用；其醚溶性部份有較強的抗癌作用。

6.**抑菌作用**：蜂王乳中的10-HDA具有抑菌作用。蜂王乳10倍稀釋液，30分鐘內即可滅活鏈球菌；100倍稀釋液則具有殺菌與抑菌的效果；1,000倍稀釋液僅有抑菌效果；10,000倍稀釋液則反而具有促進細菌生長的效果。

　　此外，有報告顯示，蜂王乳每天50～100毫克，在血管硬化者，可減少血清總膽固醇14%、總脂質10%。另外，蜂王乳還具有鎮痛、促進腸管蠕動、促進子宮收縮的作用，它也是一種極好的美容劑，含有多種對皮膚有益的物質。但使用蜂王乳或蜂蜜者要小心過敏性反應，異位性體質的人對蜂王乳過敏有較高的危險率。蜂王乳引起的氣喘和過敏性反應是真正IgE介導的過敏反應。

四、蜂膠

　　蜂膠(PROPOLIS)本從希臘語的PRO(前)和POLIS(都市)而來，這是因為蜂膠在蜂巢的入口處被發現而得名。其是守護蜂巢的物質。早在三千多年前，古埃及人就認識到蜂膠，記載在與木乃伊同期保存下來的有關醫學、化學和藝術的古文中。古希臘歷史學家希羅多德，於公元前四百多年，在其著作《歷史》中，也曾提到蜂膠。公元前384～322年間，古希臘哲學家亞里斯多德，在其《博物誌》一書中，也提到將其作為治療皮膚疾病、刀傷及感染症

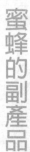

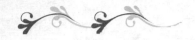

的藥品。我國明朝李時珍所著《本草綱目》中指出，蜂膠對於牙科疼痛、殺菌等具有功效。在現代醫學興盛以前，蜂膠一直是歐洲與蘇聯地區的民俗藥方。

　　蜜蜂從特定植物的樹皮、樹枝及樹芽上，以口器咬破植物株而使得植物株流出一種樹脂狀物質，接著蜜蜂便以口器配合前足，將樹脂搓揉成小塊狀，再經由中足的傳遞，最後放入後足的花粉籃，攜回蜂巢，交給工蜂加工。工蜂會在樹脂狀物質混入牠的大顎腺分泌物，此分泌物使得樹脂狀物質易與蜂臘、花粉等物質結合而製成蜂膠。蜜蜂利用蜂膠修補巢房、黏固巢框、縮小巢門。另外，蜜蜂還會把蜂膠塗佈於幼蟲生長的巢房上，用以抑制病原在巢房中滋生，使幼蟲得以正常地生長。

A. 成分

　　蜂膠萃取物據巴西Marcucci研究，含有二百多種物質，包括類黃酮（flavonoids），已分析出34種、醇類8種、醛類6種、酮類6種、脂肪酸與酯類21種、胺基酸27種、芳香酸17種、芳香酯類37種、花青素類10種、松烯類15種、類固醇4種、多醣聚合體4種、維生素5種和20種礦物質。其中，以黃酮類的含量最高，也是蜂膠的精華所在，約佔萃取物的30～40%，種類包括黃鹼素（flavones）、黃鹼醇（flavonols）、類黃酮（flavonones）和類黃酮醇（flavanonols），為蜂膠中最具藥理與抗生活性的主成分。

B.功用

　　蜂膠的生物與藥理作用：蜂膠是多功能物質，有抗生素、抗發炎、抗細菌、抗黴菌、抗病毒、抗腫瘤等的性質。從本源性作用來看，蜂膠有調節免疫力，祛除自由基的功效。

1.**抗發炎作用**：在體內，蜂膠萃取物有強力抗發炎作用，此和抑

制發炎介質（prostaglandin、leukotrienes and histamine）的釋出
有關。餵食蜂膠可以抑制發炎時arachidonic acid代謝之
lipoxygenase pathway。在蜂膠成分中，以caffeic acid phenethyl
ester（CAPE）之作用最強，而CAPE也有抗氧化性質。蜂膠有
諸多性質，類似"non-steroidal anti-inflammatory drugs；
NSAIDs"。古巴紅蜂膠在老鼠身上有抗發炎、抗乾癬和止痛效
果。

2. **抗細菌活性**：蜂膠萃取物對75種細菌具有明顯的抑制效果，其
中有69種是危害人體的葡萄球菌與鏈球菌。蜂膠無論是體內或
體外實驗，都有抗口腔鏈球菌作用，而蜂蜜只有在高濃度才有
抑菌作用，低濃度下反而促使細菌滋長。蜂膠的萃取物能抑制
Streptococcus mutans的生長，和抑制glucosyltransferase活性；在
老鼠可抑制齲齒的形成。蜂膠萃取物與抗生素合併使用也有協
力增效的效果，許多對抗生素已具抗性的葡萄球菌品系，可藉
此種協同作用而達到抑菌效果。蜂膠有殺菌效果，能對抗上呼
吸道感染所分離出來的數種菌株。蜂膠萃取物特別對革蘭氏陽
性菌具有強烈的抑菌活性，對革蘭氏陰性菌的抑菌活性雖較
弱，但蜂膠進入體內可活化免疫系統，因此也有間接的抑菌效
果。

3. **抗病毒活性**：蜂膠已發現對許多DNA與RNA型病毒均具抑制活
性。Harish等人發現，蜂膠可以抑制愛滋病毒（HIV-1）的複
製，具有免疫調節作用。Dumitrescu等人證明蜂膠的水溶性萃取
物有抗疱疹病毒的能力；這和lectins的活性和抗氧化活力有關。
蜂膠中主要之類黃酮（flavonoids）有體外抗單純性疱疹病毒第1
型（HSV-1）的功用。其中黃鹼醇（flavonols）比黃鹼素
（flavones）有較強的活性。整個蜂膠之抗HSV-1能力，較其中個

蜜蜂的副產品

別成分來得好。蜂膠中isopentyl ferulate在體外，有明顯抑制流感病毒A/香港（H3N2）的能力。Kandefer等人以水泡性口腔炎病毒為研究材料，發現蜂膠抑制病毒的活性，除了與產地有關外，也與萃取的方法有關。

4. **抗黴菌活性**：蜂膠萃取物，對17種皮膚科黴菌具有抑制的效果；蜂膠萃取物與抗黴菌藥物合併使用，則最具協同殺菌效果。

5. **抗癌作用**：巴西蜂膠中萃出之artepillin C（3,5-diprenyl-4-hydroxycinnamic acid），對腫瘤細胞有毒殺作用，並能抑制其生長。此外，還能增加幫助性T細胞（CD_4）的數目，並提高CD_4/CD_8的比值。如把人類腫瘤細胞移植到裸鼠，artepillin C在carcinoma和malignent melanoma有顯著的細胞毒殺作用。每週三次，注射500 μg於腫瘤中，會在組織學上看到apoptosis，abortive mitosis，massive necrosis。這些發現顯示，artepillin C能激活免疫系統，並有直接的抗癌活性。Artepillin C的細胞毒殺作用，部份和apoptosis-like DNA framentation有關，比5-fluorouracil (5-Fu)為佳。

　　蜂膠中腫瘤抑制能力（也包括抗細菌、抗病毒、抗發炎能力），可能和caffeic acid（cinnamic acid）esters的生物活性有關。Rao等人合成三種caffeic acid esters，叫作methyl caffeate（MC），phenylethyl caffeate（PEC）和phenylethyl dimethylcaffeate（PEDMC），並且測試它們抵抗3,2-dimethyl-4- aminobiphenyl（DMAB；a colon and mammary carcinogen）；在 Salmonella typhimurin strains TA 98 and TA 100誘發變異的能力，並且測試這些試劑對human colon adenocarcinoma，HT-29細胞和ornithine decarboxylase（ODC）活性，及protein tyrosine kinase（PTK）的

蜜蜂的副產品

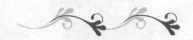

影響。結果顯示，>150μm MC，30μm PEC和20μm PEDMC有意義的抑制HT-29 colon adenocarcinoma細胞的成長和DNA，RNA及蛋白質的合成。HT-29細胞之ODC和PTK的活性，也被不同濃度之MC，PEC和PEDMC所抑制。結論是蜂膠中的caffeic acid ester具有化學預防的性質。Rao等人也發現不僅對人類結腸癌，caffeic acid esters有抗腫瘤活性，在抗azoxymethane導致的老鼠結腸癌前變異方面，也有效果。

目前，蜂膠中抑制癌細胞的成分已被鑑定出來，主要是caffeic acid類的衍生物，除上述之MC，PEC，PEDMC外，其實在1988年Grunberger等人便發現caffeic acid phenethyl ester（CAPE）對細胞具有選擇性的毒殺作用，他們以受到病毒誘發轉型的細胞為材料，發現2 mg/ml濃度的CAPE，便可以有效抑制這些不正常細胞的成長，但是對於正常的老鼠細胞，即使CAPE的濃度提高5倍（10 mg/ml）時，仍不具毒性。

Su等人進一步證實CAPE可以抑制致癌基因的表現。Chiao等人深入探討CAPE對受到病毒誘導轉型細胞的作用，他們發現CAPE可以誘導這些不正常細胞進行細胞凋亡作用（apoptosis），對正常的細胞則否。對於受到致癌物質誘導轉型的不正常細胞，CAPE同樣也可以使它們產生細胞凋亡作用。

最近，Mitamura等人，又從巴西蜂膠中，分離出一種喋啶類的物質-PMS-1，也具有抑制老鼠皮膚腫瘤的效用。

五、蜂毒

蜂毒又名蜜蜂毒素，為蜜蜂科昆蟲中華蜜蜂Apis cerana Fabricius、義大利蜜蜂Apis mellifera L. 等工蜂尾部螫刺腺內的有毒液體。蜂毒味辛、苦，性平，有毒。功能祛風通絡，化瘀止

痛，抗過敏，降血壓。蜂毒療法（Bee venom therapy；BVT），在世界部份地區運用已超過十二世紀，主要在中國、韓國、羅馬尼亞、保加利亞、蘇聯有著臨床上廣泛的使用，而在美國只正式用在抗過敏作用。

A. 成分

實驗研究知道，蜂毒含十一種胜肽、五種酶、三種生理活性胺、醣類、脂肪、各種胺基酸，以及卵磷脂、組織胺、膽鹼、甘油、磷酸、蟻酸、脂肪酸。另含磷、碳、硫、鎂、銅、鈣、鉀等元素。在胜肽中，最重要的有melittin，apamine，mast cell degranulating peptide和adolapin。

B.功用

整體來說，它們有著全身性的作用：抗發炎、抗細菌、抗黴菌、抗發熱、刺激血管通透性、刺激ACTH。酶類（磷酸脂酶A、透明質酸酶、鹼性磷酸酶、酸性磷酸酶等），作用於心臟血管系統，或局部作用於蜂毒施用點。從諸多文獻中知道，蜂毒可作用在免疫系統，並抑制免疫失調。類固醇能作用的疾病，蜂毒均可，且沒有類固醇的副作用。

蜂毒有箭毒樣及神經節阻斷劑樣作用，其作用部位在突觸處。將蜂毒2.5毫克/千克給予小白鼠，可延長環己巴比妥、水合氯醛、烏拉坦的催眠作用。蜂毒中的melittin能抑制小鼠自由活動和探求活動，使自發和誘發的腦電活動發生抑制性改變。蜂毒中的apamine被認為是神經毒素，它可使小鼠對各種刺激敏感，縮短巴比妥引起的睡眠時間，大劑量可使動物死於呼吸肌麻痺。給動物注射蜂毒，可使血壓長時間降低，注射melittin可引起家兔、貓血壓立即降低至不可逆休克狀態，出現竇性心動過速、心律不整和

蜜蜂的副產品

房室傳導阻滯。蜂毒具有極強的溶血作用，它還有抗凝血作用，無論在體內還是體外，均可延長血液的凝固時間。蜂毒有抗發炎及抗菌作用，所含apamine、去甲腎上腺素和多巴胺具有直接抑制炎症的作用，另一些成分melittin則對腦下腺-腎上腺皮質系統有明顯的刺激作用，還有些成分本身既能刺激腎上腺皮質，又能直接抑制炎症過程。對革蘭氏陽性菌和陰性菌均有抑制和殺滅作用。此外，蜂毒還有免疫抑制、抗輻射及鎮痛作用，能抑制多種植物及動物腫瘤組織的生長。

關於蜂螫用於治療風濕病的臨床研究，首先是由Likomskiy和Terc提出，然而直到二十世紀才有較多蜂毒療法（BVT）用於風濕病，並穿越整個歐洲。1934年在美國，Beck首開蜂毒療法（BVT）的專論。蜂毒可運用在風濕性關節炎、類風濕性關節炎、多發性硬化症、僵直性脊椎炎、系統性硬皮病等結締組織性疾病，或用在神經系統疾病、慢性疼痛、坐骨神經痛、神經炎、退化性血管疾病、退化性脊椎病、麻痺、心臟血管疾病、高血壓、高血脂症、心律不整等。此外，蜂毒之抗細菌胜肽在人類細胞有抗腫瘤效果。蜂毒可以抑制超氧自由基的產生。

臨床上，可併用或單用活蜂螫人，或用蜂毒注射劑注射，亦可行電離子透入和蒸氣吸入；針對皮膚潰瘍、肌肉疼痛和關節腫痛等，還可以製成軟膏局部擦用。

注射法：蜂毒注射劑0.1毫升（含蜂毒1單位），每日皮內注射一次，每隔1〜2日增加0.03毫升，至增加到0.5毫升為維持劑量，每個療程總劑量為5毫升。完成療程後休息3〜4日繼續下一個療程。蜂毒有毒，首次注射前應做過敏試驗，無過敏反應及次日尿中無蛋白、糖出現可用。凡肺結核、糖尿病、先天性心臟病、肝、腎疾病及對蜂毒過敏者均應禁用。兒童與年老體弱者慎用。

蜂毒能引起毒性反應，蜂螫機體後，局部可引起疼痛、起泡、灼熱、浮腫等炎症反應，能傷害血管內皮，而致內臟出血，抑制血管運動中樞，產生降壓。發生陣發性痙攣及強直性痙攣，最後麻痺、呼吸停止而死亡。一般健康人接受10只蜂螫，只能引起局部反應；如受200～300只蜂螫可使機體中毒，出現心血管功能廣泛雜亂狀態，如呼吸困難、面色青紫、心跳加速、抽搐、麻痺等；如同時遭受500只蜂螫，則可導致死亡。

◇結語：

由於蜂蜜的主要成分都屬於單糖，食入後不需要經過消化酵素分解，就可以直接吸收，所以是能夠減輕腸胃的負擔。但是另一方面，也因為它是單糖，更容易使血糖上升，所以對於胰島素無法發揮正常功能的糖尿病患而言，就需要加以限制。此外，許多營養學家也建議，一歲以下的嬰幼兒少吃蜂蜜，主要是因為蜂蜜中極可能含有肉毒桿菌的孢子，容易在嬰幼兒的腸胃中發芽產生毒素。

自古以來蜂膠就被視為民間藥使用，幾乎不具任何副作用，並且可以和其他藥物併用。蜂膠中所含的類黃酮，其實也並非特殊營養成分，因為它廣泛地存在於蔬果之中，例如：柑橘類、洋蔥、番茄等；如果每天多吃蔬果，自然就可以吃下足夠的類黃酮素，根本無須擔心缺乏的問題。在此也提醒過敏體質的人，使用蜂膠後也可能會出現不適，最好多加小心。

蜂王乳容易變質，要冷藏；並確定購買時是密封包裝。

蜜蜂的副產品

靈芝(Ganoderma)

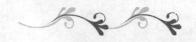

◇簡介：

靈芝，在中國又稱"仙草"、"瑞草"，在日本則又稱之為"吉祥草"。兩千多年來，靈芝在中國醫學一直佔有崇高地位且為最吉祥珍貴的調理滋補藥材，其價值甚至比人蔘的地位還高。

在中國古代有神農嘗百草的傳說，而《神農本草經》更是最早的中國藥典古籍，約成書於漢朝（或戰國），書中收錄了三百餘種藥品，並分為上、中、下三品，其中上品藥皆為無毒而沒有副作用者，靈芝即被列為上品；《神農本草經》對靈芝的評價很高，是一種滋補強壯、扶正固本、延年益壽及鬆弛身心的珍貴藥材，該書將靈芝分六類（青芝、赤芝、黃芝、白芝、黑芝、紫芝）並強調『久食輕身不老、延年神仙』。

◇種類：

古代將靈芝依外型及顏色區分為「青芝、赤芝、黃芝、白芝、黑芝、紫芝」。現代各國則藉助科學方法及先進儀器進行廣泛分析探討，發現更多靈芝種類，根據許多真菌分類學專家之研究記錄，世界上已知的靈芝已超過200種，且陸續有新種類被發現，目前在中國地區發現的種類已近90餘種，而台灣地區常見的野生靈芝計有8種，分別為樹舌靈芝、台灣靈芝、拱狀靈芝、靈芝、熱帶靈芝、小孢子靈芝、松杉靈芝、新日本靈芝等。（依台大農化系教授許瑞祥發表）

靈芝

台灣地區常見野生靈芝一覽表（許瑞祥教授發表）

學名	子實體				孢子	寄生	俗名
	菌柄	菌蓋					
		顏色	形狀	漆光	大小(um)		
樹舌 G.applanatum (Pers)Pat.	無或短柄	灰白至灰褐色	半圓形不規則形	無	7-10X4.3-6.2	闊葉樹針葉樹棕櫚	白芝平蓋靈芝古梅靈芝扁芝
台灣靈芝 G.formosanum Chang et Chen	有	暗紫色黑紫色	近圓形腎形	有	11.5-13X7-8.5	楓樹	紫芝黑芝玄芝
拱狀靈芝 G.fornicatum (Fr)Pat.	無或短柄	紅褐色至褐色	圓形近腎形	較弱	8.7-10.4X5.2-7	闊葉樹	無柄赤芝紅樹舌
靈芝G.lucidum (W.curt:Fr)Karst.	有或短柄	黃褐色紅褐色	半圓形腎形	有	8.5-11.2X5.2-7	闊葉樹	赤芝相思赤芝淺山赤芝
新日本靈芝 G.neo-jao- nicum Imaz.	有	黃褐色紫褐色	半圓形漏斗形	有	10.5-12.5X7-8.5	竹類	竹生赤芝竹芝紫芝
熱帶靈芝 G.tropicum (Jungh)Bres.	有	黃褐色紫褐色	半圓形漏斗形	較弱	8.5-11.5X5.2-6.9	豆科植物	赤芝淺山赤芝相思赤芝
松杉靈芝 G.tsugae Murr.	有	紅褐色紫褐色	腎形近扇形	有	9-11 X 6-8	針葉樹闊葉樹	高山赤芝赤芝
小孢子靈芝 G.microsporum Hseu.	無或短柄	古銅形紫黑色	貝殼形不規則形	有	6-8.5X4.5-5	柳樹	青芝

靈芝

依現代分類系統的分類認定(依界/門/綱/目/科/屬/種來劃分)，靈芝乃屬於真菌門下的靈芝屬，也就是一真菌界(Myceteae)/無鞭毛菌門(Amastigomycota)/ 擔子菌綱(Basidiomycetes)/ 非褶菌目(Aphyllophorales)/多孔菌科(Polyporaceae)/靈芝屬(Ganoderma)〔此真菌分類為Alexopolus(1979)、Karsten(1981)建立〕，而中國古代的六芝(青、赤、黃、白、黑、紫)與現代分類系統間之關係認定，也有大陸研究學者做了對比分析，如下：

六芝菌種的比對分析

曾多年從事靈芝等多孔菌的分類學研究的大陸中國科學院微生物研究所趙繼鼎教授，根據《本草綱目》和《別錄》中對"六芝"的記載，做了分析：

1. 青芝，又名龍芝。可能是目前所謂的雲芝(Coriolus versicolor)。顏色多變，表面長有絨毛，與葛洪所著《抱朴子》中描述如翠羽的青芝似有共通處，具有藥用療效。

2. 赤芝，又名丹芝。應是靈芝（Ganoderma lucidum）。類似的還有松杉靈芝(G. tsugae)等。菌柄表面光滑，菌蓋有紅褐色或黃褐色光澤。

3. 黃芝，又名金芝。可能是硫黃多孔菌(Laetiporus sulphureus)，肉質黃，株老後會變硬且脆。葛洪《抱朴子》中記載黃者如紫金，大者十餘斤，小者三四斤，凡求芝草入名山，必以三月九月。

4. 白芝，又名玉芝。應是藥用層孔菌(Fomitopsis offcinalis)，苦白蹄。具有白色之特點，形如馬蹄，可達數斤，生松等針葉樹上，亦可藥用。

靈芝

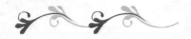
5. 黑芝，又名玄芝。可能是黑柄多孔菌（Polyporus melanopus）或假芝（Amauroderma rugosum）。菌蓋黑色，新鮮時傷處變血紅色，具黑色長柄。

6. 紫芝，又名木芝。應是紫靈芝（中國靈芝）（G. sinense）。菌蓋褐色，紫黑色至近黑色，菌肉均為褐色至栗褐色，並具長的菌柄。

◇成分及功用

　　靈芝乃一天然食品藥材，天然食品的特色就是含有多樣種類的成份，因此靈芝是屬於複方而非單劑；西方醫藥喜歡以單種成份製成藥劑，這也是為什麼過量服用西藥容易造成副作用的原因之一，畢竟人體臟腑機能是相當靈巧而複雜的，使用單劑容易顧此失彼導致臟腑失衡、機能失調而產生副作用；而靈芝的多樣成份也是它具『久服無毒(副作用)』特性的重要原因，靈芝在經過現代科學分析後發現含有以下之療效成份（深信仍有許多未發掘的有效成份，等待科學去驗證了解）：

1. **高分子多醣體(Polysaccharide)**：靈芝之中可提取二百餘種多醣體分子，其中約有十餘種高分子量的多醣體具有抗癌作用，分別使用於癌細胞均有抑癌作用，但其效果仍以十餘種多醣體一起使用來得好，也就是說使用多種多醣體之效果具有相乘效果（一加一大於二）。大陸的北京醫科大學及日本國立癌症研究中心已經研究證實，靈芝多醣體能促進人體免疫功能，並激發巨噬細胞及T淋巴細胞等兩大免疫細胞，產生大量和抗腫瘤有關的細胞激素，如 γ-干擾素、α-腫瘤壞死因子等，有助於消滅突變細胞，降低轉形成惡性腫瘤的機率，同時改善藥物或放射腺治療引發的副作用，對腫瘤防治具有重要意義。

靈芝

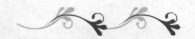

2. **三帖類(Triterpenoids)**：又稱靈芝酸，三帖類是靈芝苦味的來源，約有二百餘種種類，是靈芝保肝功能的主要因素，可減輕肝炎和肝纖維化，是靈芝之所以具護肝功能的主要原因。除了護肝功能外，三帖類還有調節血壓、抑制癌細胞生長、抑制組織胺釋放、防止過敏、增強肝機能、降血脂等作用。

3. **蛋白質(Protein)**：小分子蛋白質(LZ-8)、醣蛋白(Glycoprotein)。蛋白質是由胺基酸構成，而胺基酸有二十餘種，靈芝幾乎包含了所有人體必需的胺基酸(人體肝臟無法自己合成，必需由食物取得的胺基酸稱為必需氨基酸)，缺乏這些胺基酸將導致各種疾病（靈芝所含胺基酸請參閱－「**靈芝胺基酸一覽表**」。

靈芝胺基酸一覽表

胺基酸		分子量	必需	病理作用
天門冬胺酸	Aspartate	133		肝臟諸疾病如肝炎、肝硬化
甘胺酸	Glycine	75		細胞再生能力、美容作用
丙胺酸	Alanine	89		強化免疫系統並減少腎臟結石、改善低血糖症之症狀
苯丙胺酸	Phenylalanine	165	*	消化、腸胃疾病
羥丁胺酸(蘇胺酸)	Threonine	119	*	肝臟諸疾病
絲胺酸	Serine	105		免疫機能、緩和病痛、天然抗精神病藥
亮胺酸(白胺酸)	Leucine	131	*	促進消化
鳥胺酸	Ornithine	117		免疫機能
纈胺酸(纈草胺酸)	Valine	115	*	內分泌
脯胺酸	Proline	115		皮膚方面疾病、療傷、提高學習能力
酪胺酸	Tyrosine	181		甲狀腺疾病

靈芝

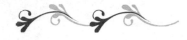

色胺酸	Tryptophan	204	*	
離胺酸(賴胺酸)	lysine	146	*	促進發育
精胺酸	Arginine	174		嬰兒和孩童所共需 降血壓、幫助療傷、維護筋肉組織之健康
麩胺酸(谷胺酸)	Glutamic Acid	147		耳疾、提高腦的機能、減輕疲勞並幫助治療潰瘍、改善陽萎、幫助治療精神分裂症及痴呆
半胱胺酸	Cysteine	121		重要的抗老化營養素、改善皮膚、頭髮及指甲的狀態、防止禿頭、幫助體內的毒性物質(銅)之解毒作用、消除因喝酒及吸煙致產生的自由基
異白胺酸	Isoleucine	131	*	
甲硫胺酸(蛋胺酸)	Mathionine	149	*	
組胺酸	Histidine	155		嬰兒和孩童所共需

4.**微量元素**：靈芝也包含了許多人體必需的微量元素如有機鍺(Ge-132)、鉀(K)、鈣(Ca)、磷(P)、鎂(Mg)...等，現代醫學經過長期研究後認為，微量元素雖在人體中含量極少(佔人體總重的0.01%以下)，微量元素具有維持人體機能運作、調節體內新陳代謝、刺激免疫系統、活化細胞等功能。微量元素是人體不可或缺的，否則易導致難以治療的疑難雜症，靈芝中的有機鍺更經證實有增加血液含氧量、排除體內重金屬、提高機體免疫力、抑制癌細胞之功能且於自然界難以取得。

5.**核酸類**：包括有腺苷(Adenosine)、核糖核苷酸(RNA)、腺嘌呤(Adenine)、尿嘧啶(Uracil) 等物質，均有重要的生理活性。其中腺苷具有抑制血小板凝集作用，可防止血栓的形成，預防動脈硬化。

靈芝

6.其他成份：除了上述成份外，靈芝還含有酚類、醇類、甾醇類、生物鹼類、內酯、香豆精、蟲漆霉、蟲漆異霉…等。

◇靈芝的療效分析

　　儘管靈芝的各別成份均具有特定藥理作用，但更特別的是各成份間彼此的合作協同作用，此作用使得靈芝療效得以大幅提昇，甚至以倍數或幾何級數計，因此靈芝並不宜抽取單獨成份使用。藉著整體成份的全面配合，才得以全力發揮靈芝潛能，並全面性地對身體各系統產生療效。

　　近數十年以來，經過中外各國的科學、醫學、藥學界的積極深入研究、分析、探討，並經歷許多的臨床實驗，終於驗證靈芝的廣泛功效，至少具有：清血、解毒、益腎、保肝、整腸、強心、調壓、強壯、抗寒、抗菌、止咳化痰、鎮痛、鎮靜、抗癌等十四項功能，於是便有「靈芝治百病」的說法，由靈芝兼具上列十四項功效來看，靈芝何止只治百病，事實上根據長期研究、臨床使用的醫界專家統計後指出：靈芝對於近三、四百種病症具有直接或間接正面效果。

1.心臟循環系統病症：治療心臟衰弱、血栓症、心肌梗塞、動脈硬化、高血壓、低血壓、神經衰弱、頭昏耳鳴、眼睛充血、失眠、視線模糊、肩腰酸痛、心悸症、胸悶症、自律神經失調、中風半身不遂、腦溢血、血液循環不良、手足寒冷麻痺、強化心臟機能、降血脂肪、防止血小板凝集、淨化血液、改善循環系統、脂肪酸過高、降低血脂(膽固醇、甘油三酯)。

2.呼吸系統病症：支氣管炎、氣喘、多痰、過敏性鼻炎、慢性鼻炎、咳嗽、支氣管哮喘。

3.消化系統病症：腸胃潰瘍出血、胃炎、腸炎、解酒健胃等。

靈芝

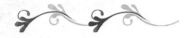

4. **免疫系統病症**：易感冒、體質虛弱、抵抗力差、濾過性病毒感染之抑制。

5. **腎臟、內分泌系統、生殖系統病症**：腰背酸痛、腎臟病、內分泌失調、精元虛乏、婦科困擾(月經不調、更年期障礙)、子宮不正常及分泌物多、子宮肌瘤、增強性能力，延緩衰老及退化、改善副腎皮質，維持體內各種荷爾蒙的平衡。

6. **免疫系統**：增強免疫力、改善過敏體質、過敏性疾病如氣喘、異位性皮膚炎。

7. **癌症**：免疫功能提昇、抑制癌症更加惡化、抑制惡性腫瘤增生、抗腫瘍作用，孤立癌細胞，對癌細胞分泌毒素有解毒作用；可抑制癌細胞成長，而不破壞正常細胞、誘導干擾素、增加防禦性的殺手細胞。

8. **肝臟**：急慢性肝炎、恢復疲勞、增強肝功能、保護肝臟、減輕發炎。目前台灣罹患急慢性肝炎者很多，但治療率卻非常低，西醫目前只能抑制病情惡化，而靈芝對於一般肝炎、慢性肝炎、肝障礙和病毒性肝炎等具有很好療效。

9. **其他**：排除有機毒物及重金屬中毒、氧氣不足、刺激胰島素分泌、糖尿病、降血糖，羊癲瘋、老年性癡呆、風濕性關節炎、開刀後身體虛弱及抑制復發、延緩老化、精力減退、四肢無力、健忘、頭暈目眩、偏頭痛、多氯聯苯中毒、失眠、痔瘡、抵抗濾過性病毒，加強新陳代謝，改善人體器官組織、分泌、鎮痛鎮靜、肌肉萎縮、憂鬱症、精神官能症、青春痘、黑斑....等等。

靈芝

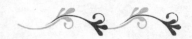

◇結語：

　　通常食用靈芝一段時間後(快則數日，慢則數月)會有以下現象(身體情況改善現象)：

1.精神及體力較以前好，氣色轉佳，容光煥發。

2.原有病症在逐漸減輕或不知不覺中消失。

3.睡眠狀況改善，睡眠時間可能縮短但睡眠品質提昇，且白天精神充沛，而原來易失眠者也較能入睡。

5.大小便排泄恢復正常，原有的便祕或腹瀉情況改善、大小便暢通。

6.瞑眩反應現象。

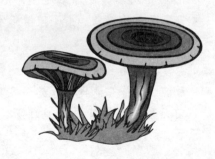

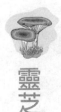

靈芝

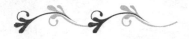

何謂瞑眩反應？

　　瞑眩反應是中國醫學上的說法，《尚書・說命》記載：「若藥弗瞑眩，厥疾弗瘳。」意思是說，如服藥後不發生瞑眩反應，就不能達到根治疾病的作用。因為存在體內的致病因子或毒素若未能徹底清除排出，縱然由其引發的病症表面上似乎已經壓制防堵而好轉，但有朝一日仍可能因其他因素而再度復發，所謂「斬草不除根，春風吹又生」。

　　靈芝的神奇療效也如同大禹治水——捨防堵而採疏導，藉瞑眩反應將體內的致病因子與毒素儘量疏導排除而非防堵病因於體內。而西醫是沒有所謂瞑眩也不會發生瞑眩的，因為就中醫觀點而言西醫治療屬於治標而非治本，只針對病症部位加以止痛消炎而不是排除病根。

　　而瞑眩反應包括：原有病症稍微加重、皮膚長出斑疹(有的會癢)、腹瀉或便秘、發燒、食慾降低、睡眠不佳、耳鳴、血壓變化、頭暈、頭痛、流汗、某部位酸痛、口乾舌燥。有上述症狀時，不懂靈芝的人會驚慌地以為是副作用，其實這些都是正常的「瞑眩反應」現象，　這是一種暫時性現象，只要繼續服用一段時間後(短者數日，長者可至數週)，這些反應症狀便會漸漸自動消失。而且每次瞑眩反應後身體原有的病症便會減輕，體質也會進一步改善(例如酸性體質變成鹼性體質)，而且會感覺比以前到更輕鬆、更有精神活力。

靈芝

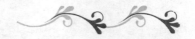

胎盤素(Placentin)

◇簡介：

　　何謂胎盤？胎盤（PLACENTA）是為了一次生產而臨時設置的臟器。它是哺乳動物在出生前，胎兒從母體取得充分的營養和氧而獲得健康發育成長的搖籃。胎盤的形成大約自受精後第十三周完成。卵子與精子相遇，形成受精卵，在子宮內壁著床。受精卵著床後，表面出現無數的絨毛，接著，著床面的絨毛成長（其他的絨毛退化），與母體的子宮內壁結合形成平坦、圓盤狀的臟器，這就是胎盤；胎盤會協助胎兒成長，配合其成長擴大；最後，在胎兒產下後，胎盤的任務就結束了。以生產的方式，隨著羊膜等排出體外。所以胎盤被冠予"生命之母"及"生命搖籃"的稱號。

　　早在中國古代，秦始皇為了實現其長生不老之願望，耗盡大量人力和時間，最後確認胎盤為其所求長生不老之藥。還有，歷代的權貴和妃子，如：唐朝的楊貴妃及清代的慈禧皇太后都是用胎盤來作為保持青春永駐的秘方。

　　在明代李時珍著《本草綱目》中也提出：胎盤（紫河車）在臨床上補益價值甚高，而西方醫學發現胎盤確實具有天然賀爾蒙價值。《本草綱目》中，將胎盤以紫河車之名加以介紹，其藥效內容敘述大致如下：其藥效非其他的金石、草木之類所可以比擬，非常優良，婦人使用非常有效。對於不孕症、生理不順、流產、早產的防止也都有效。此外，不論男女，在病危狀態、瀕臨死亡時，服用一帖就能夠延長幾天的壽命。平常服用，則能夠耳聰目明，白髮、白鬍鬚變黑，並且延年益壽。

　　胎盤素中含有胎盤球蛋白、多種抗體及許多未知的活性因子

胎盤素

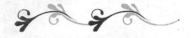

和營養素，胎盤素療法是在日本經過多年研究開發所得到的精心結果，在世界上具有頂尖地位。目前在日本全國醫院實施的胎盤療法，是結合〔組織療法〕和〔胎盤素注射〕及〔藥劑服用〕等三種方法。

◇成分及功用：

一、胎盤的厲害之處，是因為其含有人類所需要的珍貴物質及存在於各種成長因子中，包括：

　1.胺基酸(蛋白質的原材料)：白胺酸、對羥苯甘胺酸、丙胺酸、精胺酸等二十一種以上。

　2.蛋白質：白蛋白、球蛋白等。

　3.酵素類：鹼性磷酸脂、透明質酸等五十五種以上。(幾乎含有人類所需要的酵素)

　4.醣類：葡萄糖、半乳糖、蔗糖。

　5.核酸構成物質：尿嘧啶、腺嘌呤、鳥糞嘌呤、尿嘌呤、次黃嘌呤等。

　6.礦物質：鈣、鈉、鉀、磷、鋅、鐵等。

　7.維他命：維生素B_1、維生素B_2、維生素C、維生素E、菸鹼酸等。

　8.脂質：脂肪酸、膽固醇、磷脂酸、磷脂乙醇胺、月桂酸、棕櫚酸等。

　9.粘多糖體：透明質酸、軟骨素酸等。

　10.SA胺基酸：超活化胺基酸。

胎盤素

11.各種成長因子：成長因子就是指〝細胞分裂活化因子〞，能夠
刺激細胞，促進細胞分裂，促使新陳代謝旺盛，老化細胞不
斷被新細胞替換，同時使全身細胞活化。胎盤中所含的主要
成長因子：

(1)肝細胞增殖因子(HGF)－肝實質細胞等各組織細胞的增殖。

(2)神經細胞增殖因子(NGF)－神經細胞（知覺、交感神經節細
胞）的增殖。

(3)上皮細胞增殖因子(EGF)－皮膚、肺、角膜、氣管上皮細胞
的增殖。

(4)纖維芽細胞增殖因子(FGF)－人纖維芽細胞、膠質細胞、血
管內皮細胞的增殖。

(5)類似胰島素的成長因子(IGF)－軟細胞、平滑細胞的增殖。

(6)提昇免疫力的成長因子：

因　子	功　能
菌落形成刺激因子(CSF)	負責免疫細胞的顆粒細胞、巨噬細胞等幹細胞的增殖。
白細胞殺菌素1(IL-1)	促進負責免疫細胞（T細胞、B細胞、NK細胞）以及胸腺細胞的增殖淋巴細胞活素產生。
白細胞殺菌素2(IL-2)	T細胞（輔助T細胞、殺手T細胞、抵制T細胞）的增殖。
白細胞殺菌素3(IL-3)	造血幹細胞、肥胖細胞的增殖。
白細胞殺菌素4(IL-4)	B細胞的增殖，同時促進其分化，產生抗體細胞。

胎盤素

二、胎盤素主要的作用包括：

1.促進肝臟細胞再生、強化機能、解毒作用。

2.刺激造血組織。

3.調整混亂的自律神經。

4.使荷爾蒙分泌恢復正常。

5.促進乳腺發育，使乳汁分泌旺盛。

6.促進嬰幼兒的發育。

7.修復傷口，加速膠原的形成。

8.促進血液循環。

9.利尿作用。

10.抗過敏作用。

11.抗突變作用。

12.消除疲勞作用。

13.增進食欲作用。

◇結語：

幾乎所有的哺乳動物，特別是與人類有密切關係的大猩猩都本能的利用產後的胎盤或臍帶做為母體的補給營養以及增加母乳營養的強化作用。因此，認為人類在遠古時代會使用自己的胎盤以抵抗疾病就不難理解了。

胎盤素

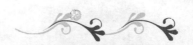

胎盤素證明有效的臨床報告如下：

科別	適應症
婦科	更年期障礙、經痛、生理不順、乳汁分泌不全、高催乳激素血症等。
內科	肝炎、肝硬化、慢性胰臟炎、糖尿病、腎病變、高血壓、低血壓、慢性胃炎、胃弱、胃潰瘍、十二指腸潰瘍、潰瘍性大腸炎、支氣管氣喘、慢性支氣管炎、習慣性便秘、膠原病等。
外科	慢性關節風濕病、變形性關節症、關節炎、神經痛、腰痛、五十肩等。
皮膚科	異位性皮膚炎、干癬、狐臭、濕疹、凍傷、斑點、雀斑等。
精神科	自律神經失調症、失眠症等。
泌尿科	前列腺肥大、膀胱炎、痔瘡等。
眼科	白內障、過敏性結膜炎、視力減退等。
耳鼻喉科	過敏性鼻炎、梅尼埃而病（耳性眩暈病）、花粉症等。
牙科	齒槽膿漏、牙周病等。
其他	恢復年輕(延遲老化)、疲勞、手腳冰冷症、虛弱體質、病中病後的體力恢復、強壯、強精等。

胎盤素

銀杏(Ginkgo Biloba)

◇簡介：

銀杏，在中國已經有2千多年的應用歷史。尤其在中醫方面，常常使用銀杏樹的銀杏果(即白果)，用於治療疾病，而且有不錯的成果唷！銀杏樹是一種非常特別的植物，它存活在地球上已有兩億年以上，比恐龍可能還要久，冰河時期幾乎滅絕，但在中國倖存了下來。銀杏是一種長壽的高大喬木，樹葉可以提煉出黃酮類的成份，而黃酮類也是抗氧化的重要成分之一。銀杏葉含有天然的血小板凝集抑制劑，可以幫助血管擴張、增加血流、預防老人痴呆及老化等作用。並且可以提高微血管的通透性及含氧量，以避免血栓所造成的末端組織壞死。

在中國，銀杏一直是中藥中的調理藥材，銀杏樹在西元1730年傳入了歐洲，今天西方醫學家自銀杏樹葉中發現兩種物質：Flavonoids quercetin 和 Kaempferol。

在德國著名藥典上，載明此兩種物質在藥理的效果上，可以幫助增強記憶及學習的吸收，加強人體內血液循環的功能，尤其對微血管有極大的助益，它可以清除血管中的凝血塊，幫助增加腦部細胞的含氧與活動力，並能修護損傷的血管，尤其是我們大腦的微血管。一般用在改善症狀如記憶衰退、注意力不易集中、焦慮、昏昏入睡、手腳易冰冷與耳鳴。

◇成分及功用：

一、古籍記載銀杏果子(俗稱白果)有斂肺氣、定氣喘、治哮喘、痰嗽、白帶、白濁、遺精之效，也可用於肺結核、支氣管炎、慢性氣管炎治療。

銀杏

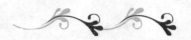

二、銀杏葉則被用來治療胸悶、心痛,改善心腦血液循環,降低
　　膽固醇、改善高血壓等症狀。

1. **緩解老年癡呆症**:銀杏葉的成分可以修補神經纖維、重建視神
經網絡,並維持大腦的正常運作,所以有助於緩解阿滋海默症
以及帕金森氏症等老人的痴呆狀況。由於腦部大部份的組織都
是由脂質所構成,而銀杏萃取物中的銀杏類黃酮配醣體與DHEA
可以降低腦部脂質自由基的過氧化,可提供腦部一個很好的保
護作用。所以推論銀杏可能可以減緩或預防老年癡呆症的發
生,或減緩其症狀。

2. **增加記憶力**:雖然有研究指出,銀杏可以增加記憶力,但是也
有實驗是持反對的意見喔!所以要等更多相關的研究報告出
爐,才可以確定呢!除此之外,銀杏還可以改善偏頭痛、耳鳴
以及一些因為血液循環障礙所引起的毛病(手腳麻痺、行動不
便、肩膀酸痛,健忘症等)。

3. **降血脂**:銀杏還可以降血脂及血膽固醇、減少心肌的耗氧量,
以及預防動脈硬化、心肌梗塞,並防止形成血栓。

4. **預防腦中風**:銀杏可以減低中風後的腦部損傷程度,並達到保
護腦部功能的目的。因為銀杏具有豐富的抗氧化成份,可以有
效的清除自由基,因此也許可以作為中風治療的配合療法;並
且對於腦部血液流量不足或其他腦部血管疾病也有預防效果。
可是要注意,過高劑量的銀杏並沒有這種效果唷!

5. **治療間歇性跛足與腦功能障礙**:銀杏粹取物可以用來治療輕微
到中度腦功能障礙的病患,用量是每天120到160毫克,分3次服
用。療程必須持續4到6週才會開始出現治療的成效。

銀杏

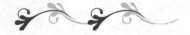

6.**預防失憶與加速學習。**

7.**治療大腦受創**：治療的劑量是每天40到240毫克。

8.**具廣泛療效的抗氧化劑：**

(1)預防視網膜病變－根據法國研究人員的報告，由於銀杏粹取物能夠清除自由基，其抗氧化作用能抑制或減少眼睛視網膜由於脂質過氧化產生的損傷。因此，銀杏可以預防或治療眼睛受到氧化破壞而造成的視網膜病變。

(2)改善慢性動脈阻塞及患者的行走狀況。

(3)降低染色體致斷活動。

(4)改善內耳功能障礙：一般的使用劑量是每天3次，每次40毫克。

(5)減少心血管手術的氧化傷害：銀杏粹取物顯著的減少了原本不斷增加的肌紅素外漏；肌紅素是肌肉中的一種含鐵蛋白質，與血紅素類似。研究顯示，銀杏粹取物的作用，在於減少心血管手術的氧化傷害。

9.其他：緩解聽力不良、耳鳴、暈眩，並可舒緩高血壓症狀。

◇**結語：**

　　銀杏有許多傳說中的神奇療效，在現代科學實証的檢驗下，最為顯著的包括：促進血液循環(包括腦部血管及末梢血管循環)，預防心血管疾病、增強記憶力，預防老人癡呆症，以及抗氧化作用。我們都知道自由基對細胞所造成的變異性傷害，是許多慢性病，如心臟病、糖尿病、腎病變、白內障、癌疾等的致病原因，而抗氧化物質正是對抗自由基的唯一法寶。

銀杏

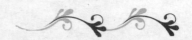

因為銀杏會抑制血液凝結，所以讓中風後的病人服用銀杏，可能會導致更多的腦部出血，所以千萬不可以將銀杏與阿斯匹靈或抗凝血藥物同時服用。如果將銀杏與阿斯匹靈合用，會延長凝血時間，容易造成出血不止。並且手術後的病人、孕婦、生理期的婦女也避免服用銀杏葉，以免造成流血不止的意外事件。

在體外試驗中，銀杏會阻擋精子進入卵細胞，所以可能會造成不孕的問題。不過目前僅作了體外試驗，在體內可能會有不同的機轉，所以還不能確定。

因此，使用銀杏的前提，是務必先與醫師或藥師確認自己的健康狀況後再食用，以避免副作用的發生唷！

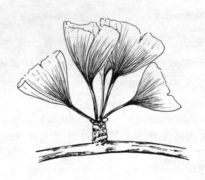

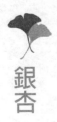

銀杏

蘆薈(Aloe vera)

◇簡介：

蘆薈是百合科多肉植物，原產於地中海沿岸及南非洲附近。針葉型、肉厚、葉中含黏狀液是蘆薈特徵之一。冬季為開花期，種類有黃、白、紅之分。阿洛因(Aloe)是希臘的古文，語源來自希伯來語的allal(苦心)之音，是由於葉表中的大黃素嚐起來有苦味，顧名思義。

自古以來，蘆薈就是眾人喜愛的一種民間藥草。在古埃及時代，蘆薈被稱為"神祕的植物"，它的神奇藥效早就已經被認定。約五百年前，蘆薈被傳到亞洲後，就成為日本人的最愛。近年來，健康意識高漲，蘆薈在健康食品裡也佔有一席之地，加了蘆薈的健康飴、蘆薈烏龍麵、蘆薈果汁等各種產品也紛紛出爐，蘆薈之所以這麼受歡迎，是因為大家知道，蘆薈預防疾病的範圍非常廣。

除了有藥效的蘆薈外，蘆薈的種類豐富、形狀及葉子很可愛，所以很多人都把它拿來當作觀賞植物。

蘆薈的種類

一、藥用蘆薈：木力蘆薈(Aloe Arborescens)、吉拉索蘆薈(Aloe Vera)、好望角蘆薈(Aloe Ferox)、索科特拉蘆薈(Aloe Perryi)等等。

二、觀賞蘆薈：不夜城蘆薈(Aloe Mitriformis)、千代田錦(Aloe Variegata)、綾錦(Aloe Aristata)等等。

註：藥用蘆薈中，以吉拉索蘆薈(Aloe Vera)最為高級，藥效範圍也

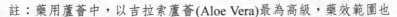

蘆薈

最廣。

◇成分及功用：

　　雖然蘆薈的種類高達三百多種，但被檢驗出有藥效成份的，只有數種。一般可分為八大元素：

1.**木質素(Lignin)**：強滲透物質，能幫助營養素滲透進入肌膚。

2.**皂角苷(Saponons)**：有強力清潔與抗菌效力，為一天然皂素。

3.**安特拉歸農複合體(Anthraquinone Complex)**：消炎、消腫、抑制細菌生長、止癢、止痛。

4.**礦物質(Minerals)**：鈣、鎂、磷、鈉、鉀、氯、錳、鋅、銅、鉻。

5.**維生素(Vitamins)**：A、E、C、B_1、B_2、泛酸、菸鹼酸、B_6、B_{12}、葉酸、膽素。

6.**單醣與多醣(Mono- and Poly-Saccharin)**：提供能量，調節脂肪和蛋白質新陳代謝，促進腸胃蠕動。

7.**酵素(Enzymes)**：幫助腸胃分解食物。

8.**胺基酸(Amino Acid)**：合成抗體、增加抵抗力、維持生長、構成身體組織、形成荷爾蒙。

　　綜合以上成分，蘆薈被公認為的皮膚治療劑、保濕劑及柔軟劑；其功用可歸納為三個方面：

一、**內服藥效**：治療胃下垂、胃潰瘍、十二指腸潰瘍、肝病、糖尿病、結石、慢性頭痛、止泄、便秘、整腸、失眠、腎炎、膀胱炎、高血壓、腦中風、低血壓、貧血、氣喘、自律神經

蘆薈

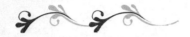
失調、宿醉、暈車、預防感冒、更年期障礙、寒症....等。

二、**外用藥效**：治療瘀傷、扭傷、擦傷、割傷、燙傷、蚊蟲咬傷、濕疹、斑疹、汗疹、尿布疹、凍傷、凍裂、凍瘡、神經痛、風濕痛、曬傷、筋骨酸痛、口腔炎、齒槽膿漏、預防口臭、口角炎、舌炎、中耳炎、蓄膿瘡、牙痛、水泡、雞眼....等。

三、**美容方面**：

1. 含有蛋白質、碳水化合物，可以營養皮膚。

2. 含有黏高分子多醣體，可以滋潤皮膚二十幾個小時。

3. 含有維生素B_{12}，對於發燒、頭痛、虛弱感、疲倦感、便祕、造血功能、喉嚨痛有幫助。

4. 含有收斂成份，幫助皮膚細胞產生收斂效果，防止皺紋產生。

5. 含有前列腺素E_2抑制劑，對身體有消炎作用。

6. 含有高分子多醣體，具有免疫功能增強、抑制腫瘤生長的效果。

此外，蘆薈對病菌感染、靜脈曲張、皮膚癌及關節炎等均有幫助。

◇結語：

一、內服時：必將其"葉皮"與緊貼於葉皮內面的一層"黃色膜"徹底削掉，並只留下葉肉和其汁。因那層黃色的膜中所含有"大黃素"(蘆薈素)會導致嚴重腹瀉，故也有人取之作為瀉劑。

二、外用時：一定要保留其葉肉，葉肉中的木質素將幫助滲透入

蘆薈

　　皮膚內部。使用時，也可將整片葉片磨碎成漿，以便敷大面積的部位

三、某些人，尤其是糖尿病人，可能對蘆薈汁產生排斥。

【小故事】

　　在古今西方的歷史上，有一位以美貌著稱的女王，她就是埃及女王克麗巴特拉。據說這位女王的容顏美麗動人，而且由於長期使用蘆薈製成的化妝水使其肌膚異常的美麗動人。正因為蘆薈有很好的美白功效，使克麗巴特拉女王成為古今有名的一代美人。

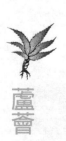

蘆薈

乳薊(Milk Thistle)

◇簡介：

原產地：喀什米爾

學名：silybum marianum

別名：水飛薊、乳薊、洋白薊、牛奶薊

在歐洲，利用乳薊治療肝病已有數千年歷史。最早的紀錄是在第一世紀(公元23至79年)。曾有傳說，聖母瑪利亞餵乳時，不小心將乳汁滴到這種植物的葉上，於是葉脈流出乳汁。

1968年，科學家找出乳薊含三種具有護肝功能的成分，分別是 silibinin、silidianin及silicristin；現在統稱為水飛薊素(silymarin)。

肝臟的主要功能包括蛋白質、脂肪與碳水化合物的分解與合成，以及這些營養素的儲存。許多種類的賀爾蒙都在肝臟之中分解，藥物在肝臟中被改造以利排出，胺基酸在此被轉換為尿素排出體外，肝臟分泌膽汁，而脂溶性維生素(A、D、E、K)也儲存於此。由於肝臟在維持身體健康方面扮演如此重要的角色，因此肝臟的許多疾病(肝炎、腫瘤、肝硬化等等)也不容忽視。雖然如此，肝臟與其他的組織不同，它的再生能力很強。

◇成分及功用：

1. 對肝臟細胞形成一層保護膜，阻擋毒性物質，特別是酒精及環境污染物(農藥、重金屬等)入侵損害肝臟。對於一些急性肝中毒的病症，水飛薊能有一定的解毒功效。

2. 水飛薊具有強力的抗氧化功能，能保護肝臟細胞免受自由基破

乳薊

壞，效力遠勝於維生素E。

3.水飛薊促進蛋白質的合成，加快製造新的肝臟細胞，或讓已受損的肝臟細胞自行修復。

4.水飛薊的應用，在外國，特別是德國，曾進行多項臨床試驗。歐美各國曾進行一百二十多項有關水飛薊的研究，結果顯示，經常服食水飛薊，有助預防及治療下述疾病：

(1)肝臟問題，包括肝硬化、急性肝炎及肝炎。

(2)膽管炎、預防膽結石。

(3)牛皮癬。

(4)酒精過量對肝臟的損害。

(5)心臟問題，包括動脈粥樣硬化及高膽固醇血症。

(6)紓減止痛藥物的部分副作用。

5.乳薊(milk thistle)與其主要成分水飛薊素(silymarin)都對肝臟很有幫助。水飛薊的活性成分是水飛薊素，據説具有抗氧化物質的特性，可以清除自由基，並抑制脂質過氧化作用。

6.水飛薊可以有效預防肝硬化。水飛薊與磷脂膽鹼結合之後，能擁有較高的生物利用率；因此，比非結合態的水飛薊更能預防酒精性肝硬化。

7.克里夫蘭大學醫院(University Hospital of Cleveland)與凱斯西部保留區大學發現，水飛薊能保護無毛鼠，使其在經B型紫外線(UV-B)照射之後，不會誘發非黑色素瘤性皮膚癌。動物接受UV-B的照射之後，局部塗抹9毫克的水飛薊，30週的試驗之後，經水飛薊治療的動物，發生腫瘤的數量比對照組少20％。而就所發生的腫瘤總數而言，水飛薊治療組則比對照組少67％。發生的腫

乳薊

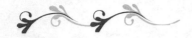
瘤總面積，水飛薊治療組比對照組少66％。根據這一項研究的結果，水飛薊用於預防太陽照射引起非黑色素瘤性皮膚癌的人體試驗結果，似乎是頗為樂觀。

8.乳薊是毒鵝菇(death-cap mushroom)、四氯化碳(carbon tetrachloride)、稀土金屬(lanthanides)，以及其他肝毒性中毒的解毒劑。水飛薊會改變中毒外層細胞的細胞膜結構，藉此預防毒素侵入內層的細胞；更能刺激肝臟再生，促使新的肝細胞形成。

◇ 結語：

奶薊是優良的護肝植物，擁有非常漂亮且明亮的葉片及白色的葉脈，可供藥用及觀賞利用，通常為一年或兩年生菊科，莖直立，基生葉蓮座狀側生分莖，莖生葉抱莖，邊緣波狀分裂，裂片邊緣具尖刺，花冠紫紅色，大小約6公分，花盛開時非常漂亮且朝氣蓬勃，因而有人形容奶薊是一種非常帥的植物。

奶薊適應性強，對土壤、水分要求不嚴，栽培管理容易，病蟲害不嚴重，栽培時可選擇肥沃、排水良好之土壤，耕種株距約60公分，植株約可長至150公分左右，一般人皆可以輕易種植成功。

使用部分：整株皆可使用，包括種子、葉子、莖、嫩芽及根部，雖然水飛薊素僅存在種子，但其他部分一般相信對增加食慾幫助消化、肝功能皆有正面幫助；新鮮葉子去除葉沿尖刺及葉脈可作為波菜替代品；莖去皮後用清水浸泡，去除苦味後味道像蘆筍；根部有點黏液煮熟後，味道像婆羅門蔘；花苞(未開花前採收)可作為朝鮮薊替代品；種子可提煉高品質的油，烘烤過的種子可當咖啡的替代品。

乳薊

橄欖葉粹取物(Olive leaf extract)

◇簡介：

地球上眾多的樹種當中，橄欖樹在維持人體健康方面最負盛名，尤其地中海國家更以橄欖樹為生活重心，相信以橄欖葉煎煮後飲用，可保持身體健康。橄欖葉提供一種真正天然且無毒的方法，可以治療病毒、細菌、酵母、原生動物類、寄生蟲和吸蟲等所引起的疾病，橄欖葉中的成分可對抗微生物引起的疾病，並可治療感冒。平時預防感冒的發生，只要每天在營養補給品中加入橄欖葉粹取物即可。

◇成分及功用：

1. 橄欖葉中含有一種具生物活性的物質(elenolic acid)，它具有抗細菌與抗病毒的性質。動物研究顯示，橄欖葉粹取物可以降低血壓，預防LDL膽固醇的氧化。

2. 橄欖葉粹取物中含有一種名為烯醇酸鈣(calcium enolate)的成分，它能夠有效地對付細菌與病毒，並讓潛伏的病毒不再現身。

3. 橄欖葉能夠紓解患有肺炎、淋病、結核病、流行性感冒、病毒性腦炎、病毒性腦膜炎、B型肝炎、帶狀疱疹、非洲淋巴細胞瘤病毒等病患的病情。

4. 橄欖葉可以用來治療泌尿道感染、手術感染、酵母菌感染。

5. 在動物實驗中，橄欖葉被嘗試用來擴張氣管、擴張冠狀動脈、利尿以降低血壓、降低血糖，以及治療心律不整。

橄欖葉粹取物

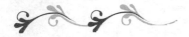
6.許多醫師們曾利用橄欖葉治療乾癬、纖維肌痛、慢性疲勞症候群、萊姆病、愛滋病等許多疾病。

7.橄欖葉中的一種成分---洋橄欖苦素(oleuropein)，可以有效的殺死像鏈球菌這一類的細菌。研究人員推測，洋橄欖苦素可以破壞細菌的細胞膜，使細胞內的磷、鉀與麩胺酸等物質漏出細胞外，進而破壞細胞。

8.抗氧化活性：由於橄欖葉粹取物具有抗氧化活性，也可防護冠狀動脈心臟病。當LDL膽固醇暴露於帶氧分子中時，就會形成動脈粥樣硬化的病症，進而引發動脈硬化與心臟病。而洋橄欖苦素(oleuropein)可以阻擋LDL膽固醇、保護維生素E，因此更能防止心臟病猝發。

◇結語

　　大自然中安全有效的"抗生素"---橄欖葉；飲用橄欖葉時，有苦苦的味道，所謂良藥苦口，故食用上絕對安全。自古以來橄欖葉就常被沖泡成茶飲用，或與沙拉一起食用，也沒有副作用。

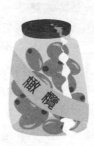

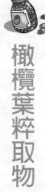

橄欖葉粹取物

洋車前草種子(Psyllium Seed)

◇簡介：

一種在歐美地區經常用來舒緩便祕的洋車前草種殼食品，最近在美國臨床營養期刊的一篇研究文章中發現它也能夠降低膽固醇，對於降低心臟病危險有益。

◇成分及功用：

洋車前草種殼(Psyllium husk)是一種可溶性的植物纖維，它被用來製成對付便祕的製品，或是加在歐美常見的高纖早餐中當成纖維質的添加物，美國肯塔基大學的研究人員比較它和一般低脂飲食的效果，發現它能夠額外地增加低脂飲食的降血脂作用，以總膽固醇來說，可以再降低約4%，而以低密度脂蛋白 (LDL；即壞的膽固醇)，它能再降低 7%，而對於好得膽固醇則沒有影響，由此可見，它對於降低心臟病風險具有臨床上的意義。

此物是一種很好的清腸劑與糞便軟化劑。這是最受歡迎的纖維之一。它會快速凝固變硬，因此必須迅速地服用。洋車前的親水性植物膠質，可作為通便劑及纖維補充品。

◇結語：

對於許多肥胖的人而言，心臟病是主要的健康危險，這是由於LDL膽固醇過高所致，多吃高纖食物能夠降低LDL壞膽固醇，所以，若能夠多吃含有高纖維食品，對於心臟病預防很有價值；洋車前草種子纖維的效果，顯然是不錯的選擇。因此，若能多吃含這類纖維的高纖早餐或麵包，對於降膽固醇很有幫助。

最後要注意的是洋車前纖維可能會對於某些人造成過敏，但是這種情況並不多見，且通常不會嚴重，如果出現過敏現象，最好停止食用，一般的藥局或健康食品店也不難買到這類高纖的營養補給品。

洋車前草種子

甲殼素(Chitin)

◇簡介：

　　甲殼素(Chitin，又名幾丁質)、甲聚醣(Chitosan，又名幾丁聚醣、殼胺醣)，通稱為甲殼質系列產品，是一種由甲殼類動物或磨菇類植物中所萃取的天然高分子物質。

　　由於甲殼素並不溶於水，也不溶於弱酸或弱鹼，故人體無法吸收且在應用上限制較多。將甲殼素以濃鹼在高溫下浸煮一段時間後，即產生脫乙醯作用，經過脫乙醯化以後的產品，即稱為甲聚醣或幾丁聚醣(Chitosan)，甲聚醣不溶於水，但可溶於醋酸、鹽酸、乳酸等有機酸中，以一般食用米醋或白醋亦可輕易溶解，可開發做為各類用途，故應用上以Chitosan為主。

　　Chitosan是天然的海洋纖維，取自於蝦、蟹類。甲殼素沒有卡路里，且能吸收食物的膽固醇、脂肪，而形成排泄物帶出體外，其原因是甲殼素帶有正離子，能將吸收脂肪的負離子帶出體外。甲殼素經過美國藥品管理局認定為天然安全的食品。

　　Chitosan能溶解於胃酸中，然後形成乳膠，這種乳膠在pH值6～6.5時，會沉澱在小腸中，並包圍周圍的小油滴，使這些脂肪不被腸壁吸收，同時經由腸壁的蠕動而排出體外，進而達到清除脂肪的效果。同時紐西蘭麥法蘭生化實驗室的研究報告也指出，Chitosan因遇胃酸會在胃內溶解後形成乳膠，因而能在胃壁內形成保護膜，能保護您的胃壁不受其他刺激性物質的傷害。

　　使用甲殼素亦需配合大量的開水，以便排泄物排出體外。

甲殼素

◇功用：

依據目前的文獻報告，甲殼質應用範圍如下：

1.食品工業用途：

甲聚醣具有調節生理機能及增強人體免疫力的功效，文獻上記載
可降低血壓、降低膽固醇、抑制癌細胞轉移及治療痛風等多種文
明病，又具有阻隔腸胃對脂肪吸收的功效，故也被廣泛用來做為
減肥食品的原料；由於具有抗菌及吸附特性，加入食品中可保存
其新鮮度，延緩霉菌產生；在釀造業(例如醬油)可以作為脫色
劑。

2.紡織業－抗菌防臭用途：

由於甲聚醣具有防止霉菌滋生的效果，故可添加、塗佈或抽絲混
紡於紡織品中，最常見為使用免洗內衣褲、汗衫、寢具、襪子等
產品，使其具有防霉、抗菌、防臭等效果，市面上已有此類產品
出售。

3.醫療(醫學工程)用途：

甲聚醣可與人體皮膚結合及被吸收，故可以此為基材做成免拆線
手術縫線及人工皮膚、人工腱帶與韌帶等產品，可促進創傷癒
合。甲聚醣尚可促進血液凝固，具有止血效果；亦可作為藥品之
緩釋劑，延長藥效。

4.農業用途：

甲聚醣在農作物栽培上，利用其抑菌性，可促進植物生長、活化
植物免疫力、增加抗病能力，間接達成防治病蟲害的效果，在使
用實務上可用葉面噴洒、種子浸泡或混入土壤等方式來達成其作
用，是一種純天然的病蟲害抑制劑；也可添加在飼料中，增強牲
畜的健康；亦可作為有機肥料的添加劑，提昇其效能。

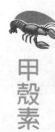
甲殼素

5.化妝品用途：

　甲聚醣具有優良的保濕特性，對皮膚、毛髮的親和性高，加上其
　具有抑菌作用，故可作為化妝品添加劑。

6.利用其強力的吸附特性：

　作為污水處理、淨水處理、吸附重金屬等材料及其他工業用途。

◇結語：

　　一般甲聚醣食品係以膠囊軟膠囊或錠狀販售，為了強調保健
功效，也有很多產品添加了其他維生素等配方；事實上食品級甲
聚醣(細粉末狀)亦可直接服用，但須注意幾項要領：

1.每日以分次使用為宜，例如將欲服用量分為三餐量服用。

2.以服用三次為例，於每餐飯前半小時服用1～2公克。

3.將粉末放入牛奶或果汁、蜜汁，略加拌勻後飲用最佳。最好不
　要放入米醋或檸檬汁等酸性飲料中，因為甲聚醣在酸液中會水
　解，產生強烈澀味，致使難以入口。

4.服用期間宜多喝水，促進有毒物質排除。

5.開始服用甲殼質會有"暝眩反應"。

6.特殊體質、對水產會產生過敏者、幼兒或孕婦請勿食用。

7.長期服用前，建議先作血壓、血液(膽固醇、血脂肪等).....等檢
　驗，服用後每2～3個月再作追蹤檢驗，以觀察對健康是否助
　益。

甲
殼
素

跋

　　健康是人類共同的追求目標，影響健康的重要因素除遺傳、感染致病原外，膳食營養也是非常重要的因素。因為膳食營養是人類賴以生存的基本條件之一，與人體的健康息息相關。《壽親養老新書・飲食調治》：「食者，生民之天，活人之本也。故飲食進則穀氣充，穀氣充則氣血盛，氣血盛則筋力強。」膳食營養源于自然，如質量恰當則有益於健康；如飲食不當則危害健康，易致疾病。

　　由於我們身為醫療人員，平日面對病患的醫護照顧、親友的健康諮詢、與學生們的課堂討論，深深地感受到健康訊息的傳遞及維護社會大眾的健康，的確是我們最重要的使命。為力求民眾不可因無知、疏忽而損害健康，浪費醫療資源，造成家人無謂的困擾；因此，產生編寫本書的動機。全書內容係針對社會大眾常提出之問題和感興趣之健康食品，來加以編纂歸納，不但適於群眾參閱，亦可當成醫療從業人員的工具書，願所有開卷者共襄盛舉，一起為提升國人健康品質而奮鬥。

　　本書得以順利付梓，承蒙謝校長明村呵護提攜，恩師蔡所長新聲、陳所長忠川之悉心指導鼓勵，才有此綿薄之能力來完成此一陋作；希望謹以此書獻給扶持我們的老師、學長及朋友，包括張所長永勳、邱技正年永、謝教授文全、張副教授淑貞、郭昭麟博士、闕甫伈博士、林宗輝博士、陳勇任醫師及項懷達醫師；更由衷感謝我們摯愛的家人，因為有您們的敦促慰勉，昇華了對先父的感念，而創立「健安藥局」，取其希望人人常保「健康平安」之意；得以完成先父遺願，遂誌本書以為紀念。

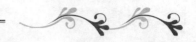

陳世傑　曾菊英

參考資料

王果行、丘志威、章樂綺、盧義發、蔡敬民 1993 普通營養學
台北：匯華圖書出版有限公司。

李千毅譯 2002 營養治療的處方百科〔詹姆斯・貝斯、菲莉
斯・貝斯合著〕 台北：世潮出版有限公司。

林蘊玉、宋申蕃、張作櫻 1987 營養概論 台北：國立編譯館。

林蘊玉、宋申蕃、張作櫻 1997 新膳食療養學
台北：茂昌圖書有限公司。

林南曾 1973 維他命含量測定及鑑定 台北：瀚寧圖書出版社。

金蘭馨等 1998 營養學 台北：永大書局。

周先樂 1996 生理學 台北：國立編譯館。

黃玲珠 1987 營養學 台中：金玉堂出版社。

楊聖信、許桂森、林君穎、張國志合譯 1994 人體藥理學
〔WINGARD・BRODY・LARNER・SCHWARTZ原著〕
台北：藝軒圖書出版社。

鄧樹楨 2002 天星英漢百科醫學辭典 台北：天星出版社。

劉逸軒譯 2002 100種健康營養素完全指南〔法蘭克・莫瑞原著〕
台北：美商麥格羅・希爾國際股份有限公司(台灣分公司)。

醫藥資訊網 1　健康補給站

出版者／文興出版事業有限公司

地址／臺中市漢口路 2 段231號

電話／(04)23160278　傳眞／(04)23124123

發行人／黃文興

總策劃／黃世杰、黃世勳、洪心容

作者／陳世傑、曾菊英

責任編輯／賀曉帆

版面設計／方莉惠

協力設計／林士民、葉美杏

封面設計／方莉惠

印刷／鹿新印刷有限公司

地址／彰化縣鹿港鎮民族路304號

電話／(04)7772406　傳眞／(04)7785942

初版／中華民國92年8月

定價／新臺幣350元整

ISBN／957-28932-1-1 (平裝)

國家圖書館出版品預行編目資料

健康補給站／陳世傑，曾菊英合著. -- 初版.
　-- 臺中市 : 文興出版，民92
　　面 ;　公分. -- (醫藥資訊網 ; 1)

　ISBN 957-28932-1-1(平裝)

　1. 營養　　2. 健康食品

411.3　　　　　　92014585

本書圖片感謝

CCVISION creativ collection Verlag GmbH、丹尼斯國際 、**NOVA** DEVELOPMENT 提供